泌尿外科
诊疗技术与
临床实践

MINIAOWAIKE
ZHENLIAO JISHU YU
LINCHUANG SHIJIAN

主 编 刘蕊旺 刘泽涛 龚道静 周青春 沈 兴

科学技术文献出版社
SCIENTIFIC AND TECHNICAL DOCUMENTATION PRESS
·北 京·

图书在版编目（CIP）数据

泌尿外科诊疗技术与临床实践 / 刘蕊旺等主编. — 北京 : 科学技术文献出版社, 2018.10
ISBN 978-7-5189-4857-4

Ⅰ. ①泌… Ⅱ. ①刘… Ⅲ. ①泌尿外科学—诊疗 Ⅳ. ①R69

中国版本图书馆CIP数据核字(2018)第227843号

泌尿外科诊疗技术与临床实践

策划编辑：曹沧晔	责任编辑：曹沧晔	责任校对：赵 瑷	责任出版：张志平

出 版 者	科学技术文献出版社
地 址	北京市复兴路15号　邮编 100038
编 务 部	(010) 58882938，58882087（传真）
发 行 部	(010) 58882868，58882870（传真）
邮 购 部	(010) 58882873
官方网址	www.stdp.com.cn
发 行 者	科学技术文献出版社发行　全国各地新华书店经销
印 刷 者	济南大地图文快印有限公司
版 次	2018年10月第1版　2018年10月第1次印刷
开 本	880×1230　1/16
字 数	402千
印 张	13
书 号	ISBN 978-7-5189-4857-4
定 价	148.00元

版权所有　违法必究

购买本社图书，凡字迹不清、缺页、倒页、脱页者，本社发行部负责调换

前　言

近年来，随着医学的飞速发展，泌尿外科学不断拓展和延伸，新的治疗技术和措施不断更新和完善，同时随着人们生活水平的提高，泌尿外科疾病发病率逐年提高，严重影响国人的生活质量，引起了社会的广泛关注。

泌尿外科疾病的正确诊断，要求每一位泌尿外科医师既要有扎实的理论基础，又要有丰富的临床经验，只有不断学习，才能提高诊断水平，更好地诊治疾病，减轻患者痛苦，减少社会、家庭负担。

本书重点介绍了泌尿外科常见疾病的诊治方法及并发症处置，内容比较翔实，选材较新颖，图表清晰，详细而不繁杂，实用性较强，对于泌尿外科医务工作者处理相关问题具有一定的参考价值，也可作为各基层医生和医学生学习之用。

在编写过程中，由于作者较多，写作方式和文笔风格不一，再加上时间、经验有限，难免存在疏漏和不足之处，望广大读者提出宝贵意见和建议，以便日臻完善，深表感谢。

编　者

2018 年 10 月

目　　录

第一章

泌尿系统解剖

第一节 肾脏的解剖

一、肾脏解剖学结构

（一）大体描述

肾脏是实质性器官，左右各一，红褐色，紧贴腹后壁。作为泌尿系统的器官，肾不仅在体内水分、电解质和酸碱平衡方面有非常重要的作用，同时还具有分泌功能，能产生红细胞生成素、肾素以及能调节维生素 D 衍生物代谢的羟胆钙化醇。其血运丰富，正常情况下约占心排血量的1/5。脆弱的肾实质表面有一层薄而坚韧的纤维囊包裹，正常情况下，纤维囊与肾实质连接疏松，易于剥离或易于被血肿鼓起。正常成年男性肾约重150g，女性略轻，约重135g。肾长 10 ~ 12cm，宽 5 ~ 7cm，厚约 3cm。女性略小，但是肾的大小更与整个身体大小有关，身体小的肾也小，身体大的肾也大。左、右肾大小也不一样，右肾宽而短，左肾窄而长，这是由于右侧肝脏的原因。和肾上腺一样，儿童的肾较大，刚出生时肾轮廓由于胎叶不规则，1 岁后这些胎叶消失，成年后肾两侧为光滑凸面并形成上下两极，也有可能有的人一直到成年后肾还是胎叶状，或者任一肾的外侧部上有局部隆起，称单驼峰。这也有可能是脾或肝的原因，通常左肾比右肾明显。

（二）显微结构

从肾的冠状切面看，肾实质分为表层的皮质和深层的髓质，皮质呈红褐色，髓质色淡红。髓质内可见许多呈圆锥形、底朝皮质、尖向肾窦的肾锥体，肾锥体尖端突入肾小盏称肾乳头，肾小盏呈漏斗形包绕肾乳头，承接排出的尿液。伸入肾锥体之间的皮质称肾柱。每个肾锥体及其周围的皮质组成一个肾叶。显微镜下观察，肾实质主要由毛细血管组成的肾小体和许多弯曲的肾小管组成，正常情况下这些小管与尿液形成有关，小管之间为结缔组织。

二、肾脏位置与毗邻

（一）位置

肾位于脊柱的两侧，贴附于腹后壁。两肾的纵轴不互相平行，上端多向内侧倾斜，下端则稍向外展开。受肝的影响，右肾稍低于左肾，以椎骨为标志，右肾上端平 T_{12}，下端平 L_3；左肾上端平 T_{11}，下端平 L_2，肾与肋骨的关系，左侧第 12 肋斜过左肾后面的中部，第 11 肋斜过后面的上部；右侧第 12 肋斜过右肾后面的上部。两肾门的体表投影，在腹前壁位于第 9 肋前端，在腹后壁位于第 12 肋下缘和竖脊肌外缘的交角处，此角称肾角或脊肋角。肾有病变时，在此角处常有压痛或叩击痛。肾可随呼吸而上下移动，其下移的范围正常不超过一个椎体，当深吸气时肾的位置下移，此时做腰腹双合诊可触及肾的下端。

（二）体表投影

在后正中线两侧2.5cm和7.5~8.5cm处各做两条垂线，通过第11胸椎和第3腰椎棘突，再做两条水平线，在上述纵横标线所组成的两个四边形范围内，即相当于两肾的体表投影。此范围内如有疼痛等异常表现时，多提示肾有病变。

肾的位置可有变异，在盆腔或髂窝者为低位肾；若横过中线移至对侧，则为交叉异位肾。肾的位置异常比较少见，但在腹部肿块的诊断中，应注意与肿瘤相鉴别。

（三）毗邻

肾的上方附有肾上腺，共同由肾筋膜所包绕，邻属关系密切，但在二者之间隔以疏松结缔组织，当肾下垂时，肾上腺并不随其下降。

两肾的内下方为肾盂和输尿管腹部的上端，左肾的内侧有腹主动脉，右肾的内侧有下腔静脉，两肾的内后方分别有左、右腰交感干。由于右肾与下腔静脉的距离很近，右肾的肿瘤或炎症性病变常侵及下腔静脉，因此在右肾切除术时，须注意保护下腔静脉，以免损伤造成难以控制的大出血。

在肾前方的毗邻，左、右侧不同。左肾前上部有胃后壁，前下部有结肠左曲，中部有胰腺横过肾门前方；右肾前上部为肝右叶，前下部为结肠右曲，内侧为十二指肠降部。左肾手术时应注意勿伤及胰体、尾部；右肾手术时要注意保护十二指肠降部，因它比较固定，易被撕裂。

在两肾后面第12肋以上部分，仅借膈与胸膜相邻。肾手术需切除第12肋时，要注意保护胸膜，以免损伤造成气胸。在第12肋以下部分，除有肋下血管、神经外，自内向外有腰大肌、腰方肌和腹横肌。在腰方肌前面有髂腹下神经和髂腹股沟神经向外下方走行，腰大肌前面有生殖股神经下行。肾周围炎或脓肿时，腰大肌受刺激可发生痉挛，引起患侧下肢屈曲。

三、被膜

肾的被膜有3层，由内向外依次为纤维囊、脂肪囊以及肾筋膜。

（一）纤维囊

又称纤维膜，为肾的固有膜，由致密结缔组织所构成，薄而坚韧，被覆于肾表面，与肾容易分离，有保护肾的作用。肾部分切除或肾外伤须保留肾时，应缝合纤维膜以防肾实质的撕裂。

（二）脂肪囊

又称肾床，为脂肪组织层，成人其厚度可达2cm，尤其在肾的边缘、后面和下端的脂肪组织更为发达。脂肪囊有支持和保护肾的作用。经腹膜外肾手术时，在脂肪囊内易于游离肾脏。肾囊封闭时，药液即注入此囊内。脂肪组织容易透过X线，在X线片上可见肾的轮廓，对肾疾病的诊断有一定的意义。

（三）肾筋膜

肾和肾上腺及其周围的脂肪被一层疏松结缔组织覆盖，称肾筋膜。其前、后两层分别位于肾的前、后两面且从肾上方，内、外侧三面固定肾，肾筋膜上方在膈肌下面愈合，在肾的内侧，肾前筋膜被覆肾血管的表面，并与腹主动脉和下腔静脉表面的结缔组织及对侧的肾前筋膜相移行。肾筋膜在肾的下方则相互分离，其间有输尿管和睾丸血管/卵巢血管通过。肾筋膜周围是腹膜后脂肪，这不同于肾脂肪囊，肾脂肪囊紧邻肾且包裹在肾筋膜内。

肾筋膜在肾周围形成一个屏障，这一屏障对肾起保护支持作用，对其恶性肿瘤的扩散也起到限制作用。同时肾的全切术也可使肿瘤完全切除。肾筋膜前面与腹膜和结肠相邻，后面与腹横筋膜紧邻。肾筋膜对肾及肾周的炎症如脓肿、囊肿、血肿也起到限制作用，由于肾筋膜与腹主动脉和下腔静脉表面的结缔组织相移行，所以一侧肾及肾周的炎症不会扩散到对侧，但可沿肾筋膜向下蔓延，达髂窝或大腿根部。随着炎症或肿瘤的进一步发展，病变可以突破肾筋膜侵袭其周围器官和后腹壁肌肉。

肾筋膜发出许多结缔组织小梁穿过脂肪囊与纤维囊相连，尤其肾下端的结缔组织小梁较为坚韧，对肾有固定作用。当肾周围脂肪减少，结缔组织小梁松弛时，肾的移动性增大，可形成肾下垂或游走肾。

肾前筋膜的前方有腹膜覆盖，肾后筋膜的后面有大量脂肪组织，称肾旁脂体，为腹膜外脂肪的一部分，在肾下端和外侧较多，对肾有一定的支持和保护作用。

四、肾门、肾窦及肾蒂

（一）肾门

位于肾内缘中部凹陷处，是肾血管、肾盂、神经和淋巴管出入的部位，肾门多为四边形，它的边缘为肾唇。其中前、后唇有一定的弹性，手术需分离肾门时，牵开前或后唇，可扩大肾门显露肾窦。

（二）肾窦

是肾实质所围成的腔隙，开口为肾门，内有肾动、静脉的分支，肾盂，肾大、小盏，神经，淋巴管和脂肪组织。

（三）肾蒂

由出入肾门的肾血管、肾盂、神经和淋巴管共同组成。肾蒂主要结构的排列关系有一定的规律：由前向后依次为肾静脉、肾动脉和肾盂；由上向下依次为肾动脉、肾静脉和肾盂。有的肾动脉在肾静脉平面以下起自腹主动脉，肾静脉血流受阻，静脉压增高，动脉血供亦相对减少，尤其在直立位时，动脉压迫肾静脉则更明显，这可能是直立性高血压的病因之一。

五、管腔系统

从人体解剖学和器官发生学来看，肾脏分为两部分：分泌部和导管部。分泌部是指肾实质的皮质，包括分泌结构的肾小球、近曲小管、Helen襻、远曲小管。导管部是指肾实质的髓质，包括排泄结构的集合管、肾乳头、肾小盏、肾大盏和肾盂。肾内一般有 4~18 个肾乳头，其中以 7~9 个最常见。肾小盏呈漏斗状，其边缘包绕肾乳头，承接由集合管排出的终尿。大体观，肾的管腔是由肾小盏、肾大盏、肾盂组成。肾锥体和前后肾小盏构成典型的二维结构，由于肾的自然旋转，前面的肾小盏向外侧延伸形成冠状平面，而后面的肾小盏向后侧延伸形成矢状面。X 线片的解释和穿刺肾管腔时识别这个解剖学结构是非常重要的。通常肾锥体尖端合并成肾乳头，在肾的上下极常见，其他部位也可见。2~3 个肾小盏并发成一个肾大盏，2~3 个肾大盏并发成一个肾盂，肾盂走行于肾窦出肾门后与输尿管相移行，事实上肾的管腔部分如肾小盏、肾大盏、肾盂是一个连续的结构，只是人为分开罢了。虽然如此，临床上还是接受这种命名法来进行描述和讨论。

对于经皮肾穿刺取石术，详细了解肾盂、肾盏结构排列，对经皮肾穿刺位置的选择、皮肾通道的设计是十分重要的。

肾盂为一漏斗状结构，位于肾动脉后，分肾内型肾盂和肾外型肾盂，容量一般为 8~15mL，超过 15mL 为积水。而积水较大的肾盂，对穿刺、金属导丝置入和扩张皮肾通道是有利的。较大的肾外型肾盂，穿刺针易直接进入肾盂而不通过肾实质，因肾盂壁薄，容易产生尿漏、造瘘管脱落。

通常肾小盏集合成肾上、中、下 3 个大盏，肾大盏再汇集成肾盂，出肾门后移行为输尿管。上、下盏通常呈单个向上、下极投射，其余肾盏分为前、后两排（前组肾盏和后组肾盏），从静脉尿路造影术（IVU）和 CT 扫描断层片上可见前排肾盏靠外，呈杯口状，后排肾盏靠内，呈环形断面观。根据 Kaye、Reinke 和 Hodson 的研究报告，肾盏的排列分为两种类型，一种为多见和典型的 Brodel 型肾，后排肾盏结构拉长，向外与肾冠状切面呈 20°角，前排肾盏较短，与肾冠状切面呈 70°角。另一种少见的肾盏排列为 Hodson 型，其前后盏排列与 Brodel 型肾相反。

前后肾盏并不直接相对，经皮穿刺前排肾盏不易进入后排肾盏，穿刺最好选择在后排肾盏，尤以中、下后肾盏较安全，但术前弄清楚前后肾盏有困难，需做 IVU、CT 片对比，在手术前逆行插管，术中（俯卧位）沿导管注入空气和造影剂，有空气为后组肾盏，有造影剂为前组肾盏。

六、肾脏血管与肾段

（一）肾动脉和肾段

肾动脉平第 1~2 腰椎间盘高度起自主动脉腹部，横行向外，行于肾静脉的后上方，经肾门入肾。由于主动脉腹部位置偏左，故右侧的肾动脉比左侧的稍长，并经下腔静脉的后面向右行入肾。据统计，肾动脉的支数多为 1 支（85.8%），2 支（12.57%）或 3~5 支（1.63%）者均属少见。

肾动脉（一级支）进入肾门之前，多分为前、后两干（二级支），干又分出段动脉（三级支）。前干走行在肾盂的前方，分出上段动脉、上前段动脉、下前段动脉和下段动脉。后干较细，走行在肾盂的后方，延续为后段动脉。上段动脉分布至肾上端，上前段动脉至肾前面中上部及后面外缘，下前段动脉至肾前面中下部及后面外缘，下段动脉至肾下端，后段动脉至肾后面的中间部分。每一段动脉分布的肾实质区域，称为肾段。肾段有 5 个，上段、上前段、下前段、下段和后段。各肾段动脉之间彼此没有吻合，若某一段动脉发生阻塞，由它供血的肾实质将发生缺血、坏死。肾段的划分，为肾局限性病变的定位及肾段或肾部分切除术提供了解剖学基础。

肾动脉的变异比较常见。将不经肾门而在肾上或下端的动脉分别称为上极动脉或下极动脉。据统计，左右上、下极动脉的出现率约为 28.7%，其中上极动脉比下极动脉多见，上或下极动脉可直接起自肾动脉（63%）、腹主动脉（30.6%）或腹主动脉与肾动脉起点的交角处（6%）。上、下极动脉与上、下段动脉相比较，二者在肾内的供血区域一致，只是起点、走行和入肾部位不同。肾手术时，对上或下极动脉应予以足够重视，否则易致其损伤，不仅可致出血，且可能导致肾上或下端的缺血、坏死。

（二）肾静脉

在肾窦内汇成 2 支或 3 支，出肾门后则合为 1 干，走行于肾动脉的前方，以直角汇入下腔静脉。据统计，肾静脉多为 1 支（87.84%），少数有 2 支（10.99%）或 3 支（1.06%），并多见于右侧。由于下腔静脉的位置偏右，故右肾静脉短，左肾静脉长，左侧比右侧长 2~3 倍。

两侧肾静脉的属支不同。右肾静脉通常无属支汇入；左肾静脉收纳左肾上腺静脉和左睾丸（卵巢）静脉，其属支还与周围的静脉有吻合。门静脉高压症时，利用此点行大网膜包肾术，可建立门腔静脉间的侧支循环，从而降低门静脉压力。左肾静脉约有半数以上还与左侧腰升静脉相连，经过腰静脉与椎内静脉丛及颅内静脉窦相通。因此，左侧肾和睾丸的恶性肿瘤，可经此途径向颅内转移。

肾内静脉与肾内动脉不同，肾内静脉无节段性，具有广泛的吻合，故结扎肾外静脉的一个小属支，可能不致影响肾内静脉血的回流。

（三）肾血管畸形

肾动静脉主干的畸形占 25%~40%，最常见的是肾动脉个数的增加，增加的肾动脉由腹主动脉向两侧发出入肾门或直接入肾的上、下极，上极的比下极常见，右肾下极动脉跨过下腔静脉的前面。左右肾下极动脉都走行于泌尿收集系统的前面，这可能是肾盂输尿管移行部阻塞的外部因素。肾动脉个数增加在异位肾中更常见，且少数由腹腔动脉、肠系膜上动脉或髂动脉发出。多条肾静脉不常见，一般以两个分支离开肾门。左肾静脉以前后分支离开肾门走行于腹主动脉前面汇入下腔静脉，罕见情况下有腹主动脉后分支。

（四）外科手术注意事项

丰富的静脉回流和少量的终末动脉分布是手术时应该考虑的，肾被膜下静脉丛和肾周静脉有丰富的吻合支，这样肾就不会因为肾静脉的阻塞而引起病变，特别是缓慢阻塞时。左侧肾静脉和肾上腺静脉、腰静脉、睾丸（卵巢）静脉之间也有侧支循环，所以当急诊外科结扎手术时左肾内的血液可通过侧支循环回流。而肾动脉的损伤可以导致所供应的肾实质梗死，切除肾实质时应考虑其动脉分布，肾后外侧位于肾动脉前后支之间的纵行断面无血管分布，泌尿系统手术可以考虑做此纵向切口。同样地，后段动脉与前支发出的上下段动脉之间的横行切口也可以考虑。横切口向前延伸形成肾部分切除，肿瘤切除。不同个体肾段动脉走行变化较大，应通过术前血管造影或术中动脉注射亚甲蓝进行血管定位。

七、肾脏淋巴系统

肾淋巴回流丰富，从肾实质、肾柱到肾窦淋巴干，出肾门后汇入肾被膜和肾周淋巴干。除此之外，肾盂和上输尿管淋巴也汇入肾淋巴干。肾门通常有两三个淋巴结，紧靠肾静脉，形成肾肿瘤转移的第一站。

左肾淋巴干最先汇入腹主动脉旁淋巴结，包括腹主动脉前后侧淋巴结，位于肠系膜下动脉上方和膈肌之间。一些左肾淋巴结回流入腰淋巴结或直接入胸导管。左肾淋巴一般不回流入腹主动脉与下腔静脉之间的淋巴结，除非重病时。右肾淋巴干最先汇入下腔静脉右侧淋巴结和腹主动脉与下腔静脉之间的淋巴结，包括下腔静脉前后淋巴结，位于右髂血管与膈肌之间。同样地，右肾淋巴回流入腰淋巴结或直接入胸导管。右肾淋巴一般不汇入腹主动脉左外侧淋巴结。

乳糜池以上的淋巴管梗阻时，肾蒂周围的淋巴管可增粗、曲张，甚至破入肾盂，产生乳糜尿。

八、肾脏神经支配

肾接受交感神经和副交感神经双重支配，即 $T_8 \sim L_1$ 脊髓节段发出的交感神经节前纤维和迷走神经发出的副交感神经，二者形成肾的自主神经丛，并伴随血管分布，使血管舒缩。交感神经收缩血管，副交感神经舒张血管。手术切除神经后对肾功能没有太大影响。

（刘蕊旺）

第二节　输尿管的解剖

作为肾管腔系统的延续，输尿管起自肾盂输尿管移行处，终于膀胱。成年人输尿管长 22～30cm。输尿管管腔结构分为 3 层，由内向外依次为黏膜、肌层和外膜。黏膜常形成许多纵行皱襞，其上皮为移行上皮，有 4～5 层细胞，固有层为细密结缔组织。在输尿管下1/3 段，肌层为内纵、中斜和外环 3 层平滑肌组成。平滑肌的蠕动，使尿液不断地流入膀胱。外膜为疏松结缔组织，其内有血管丛和淋巴系统穿行。

一、输尿管分段和命名

为了方便外科学或影像学描述，把输尿管人为地分为几段，输尿管自肾盂到髂血管处称腹段；从髂血管到膀胱称盆段；膀胱内称为壁内段。为了影像学描述，还可以把输尿管分为上、中、下 3 段，上段从肾盂到骶骨上缘；中段从骶骨上缘到骶骨下缘，大致为髂血管水平；下段从骶骨下缘到膀胱。

二、输尿管毗邻

输尿管走行于腰肌前面，到骨盆上口时跨越髂总血管分叉的前方进入盆腔，输尿管变异比较少见，下腔静脉后输尿管容易发生输尿管梗阻，有时需要手术将其移至正常位置。另有双肾盂、双输尿管，其行程及开口有变异，如双输尿管均开口于膀胱，可不引起生理功能障碍，但有的其中一条输尿管可开口于膀胱之外，特别是在女性可开口于尿道外口附近或阴道内，称此为异位输尿管口，因没有括约肌的控制，可致持续性尿漏。正中线腹膜后团块包括淋巴结病或腹主动脉瘤把输尿管往外侧推，睾丸（卵巢）血管与输尿管平行走行，入盆腔前从前面斜跨过输尿管走行于其外侧。右输尿管前面为回肠末端、盲肠、阑尾和升结肠及其系膜，左输尿管前面有降结肠、乙状结肠及其肠系膜。由于这些结构，施行结肠切除术时应注意勿损伤输尿管。回肠末端、阑尾、左右结肠和乙状结肠的恶性肿瘤和炎症有可能扩散到同侧输尿管，引起镜下血尿、瘘甚至完全梗阻。在女性骨盆内，输尿管经子宫颈外侧呈十字交叉走行于子宫动脉后面，子宫切除术时注意勿损伤输尿管。输卵管和卵巢的病变也可能侵及骨盆边缘的输尿管。

三、输尿管三处生理狭窄

输尿管全程有 3 处狭窄：

1. 肾盂输尿管移行处　肾盂逐渐变细与输尿管相移行，其实由于输尿管平滑肌紧张度增加，二者之间有一缢痕。正常时顺行或逆行插入适当的导尿管或内镜都能通过此狭窄。

2. 与髂血管交叉处　这一狭窄是由于髂血管的压迫和输尿管成一定角度跨过髂血管引起的，并不是真正的狭窄。

3. 壁内段　输尿管自膀胱底的外上角，向内下斜穿膀胱壁，于输尿管口开口于膀胱，此段称壁内段，为真正的狭窄。这 3 个狭窄在临床上有非常重要的意义，如尿结石时可能在狭窄处引起梗阻。此外，后两个狭窄处由于存在一定角度，内镜、导尿管的使用会受一定的限制。这些角度和输尿管走行的准确把握对外科手术来说至关重要。

四、输尿管血液分布和淋巴回流

输尿管腹部的血液供应来自肾动脉、腹主动脉、睾丸（或卵巢）动脉、髂总动脉和髂外动脉等。这些输尿管动脉到达输尿管的边缘 0.2~0.3cm 处，分为升支和降支进入管壁，上下相邻的分支相互吻合，在输尿管的外膜层形成动脉网，并有小分支穿过肌层，在输尿管黏膜层形成毛细血管丛。输尿管腹部的不同部位有不同的血液来源，因其血液来源不恒定，有少数输尿管动脉的吻合支细小，输尿管手术时若游离范围过大，可影响输尿管的血运，有局部发生缺血，坏死的危险。供血到输尿管腹部的动脉多来自内侧，手术时在输尿管的外侧游离，可减少血供的破坏。

输尿管静脉和淋巴回流与动脉伴行，盆腔内，输尿管远端淋巴回流入输尿管内、外淋巴结和髂总淋巴结。腹部内，左输尿管淋巴回流第一站是腹主动脉旁左侧淋巴结，右输尿管淋巴回流第一站是下腔静脉旁右侧淋巴结和下腔静脉和腹主动脉之间的淋巴结。输尿管上部和肾盂淋巴回流入同侧肾淋巴系统。

五、输尿管神经分布

输尿管接受 T_{10}~L_2 脊髓节段发出的交感神经节前纤维，肾自主神经丛发出的节后纤维支配。副交感神经由 S_2~S_4 脊髓节段发出。输尿管的平滑肌可自动收缩做节律性的蠕动，其上的自主神经可对其蠕动做适当调整。

（刘蕊旺）

第三节　膀胱的解剖

一、膀胱的位置与毗邻

膀胱的位置随年龄及盈虚状态而不同。空虚时呈锥体状，位于盆腔前部，可分尖、体、底、颈四部，但各部间无明显分界。充盈时可升至耻骨联合上缘以上，此时腹膜反折处亦随之上移，膀胱前外侧壁则直接邻贴腹前壁。临床常利用这种解剖关系，在耻骨联合上缘之上进行膀胱穿刺或做手术切口，可不伤及腹膜。儿童的膀胱位置较高，位于腹腔内，到 6 岁左右逐渐降至盆腔。

空虚的膀胱，前方与耻骨联合相邻，其间为耻骨后隙；膀胱下外侧面邻肛提肌、闭孔内肌及其筋膜，其间充满疏松结缔组织等，称膀胱旁组织，内有输尿管盆部，男性还有输精管壶腹穿行。膀胱后方借直肠膀胱隔与精囊、输精管壶腹及其后方的直肠相邻；女性还与子宫相邻。膀胱的后下部即膀胱颈，下接尿道。男性邻贴前列腺，女性与尿生殖膈相邻。

二、膀胱的结构

膀胱内面为移行上皮细胞，空虚时形成许多皱襞，充盈时皱襞消失。膀胱上皮有六层细胞和一层薄基底膜，固有层为一厚层纤维结缔组织，内有血管穿行，使膀胱膨胀。固有层以下为膀胱壁平滑肌，为内纵、中环和外纵。膀胱逼尿肌使充盈的膀胱排空。

　　膀胱颈附近，膀胱逼尿肌被分为前面介绍的三层，其平滑肌在形态学和病理学上不同于膀胱平滑肌，膀胱颈的结构男女不同，在男性，放射状的内纵纤维通过内口与尿道平滑肌的内纵层相续。中层形成环行前列腺括约肌，尿道内口后面的膀胱壁和前列腺前面的纤维肌性间质在膀胱颈处形成一环形结构，这一结构在尿道括约肌受损的男性可以维护其括约肌的功效。这一肌肉受肾上腺素能神经支配，当兴奋时，膀胱颈收缩。糖尿病或睾丸癌腹膜后淋巴结清除术中，损伤膀胱交感神经易引起逆行射精。外纵纤维在膀胱底是最厚的，在正中线，插入前列腺平滑肌内形成三角形支架，向侧面形成膀胱颈环。在膀胱的前侧面，纵纤维发育不是很好，前面的一些纤维在男性形成耻骨前列腺韧带，女性形成耻骨尿道韧带。这些纤维在排尿时促进平滑肌扩张。女性膀胱颈，如前面描述的，内纵纤维放射状集中于尿道内纵层，中环层不像男性那样粗壮。外部纤维斜纵地经过尿道下形成平滑肌的内纵层。在50%的女性中，咳嗽时尿流入尿道。

　　输尿管膀胱连接点：在接近输尿管的膀胱处，其螺旋形平滑肌纤维变成纵行，离膀胱2～3cm，纤维肌性鞘延伸到输尿管上并随其到三角区，输尿管斜着插入膀胱壁，走行1.5～2cm，停止于输尿管口，此段称为膀胱的壁内段，膀胱充盈时，壁内段压扁。输尿管结石易滞留此处。若壁内段过短或其周围的肌组织发育不良时，可出现尿反流现象。膀胱出口受阻引起的膀胱内压慢性增加易导致输尿管憩室和尿液反流。

　　膀胱空虚时，其内黏膜面呈现许多皱襞，唯其底部有一个三角形的平滑区，称膀胱三角，其两侧角即左、右输尿管口，两口之间有呈横向隆起的输尿管间襞，三角的前下角为尿道内口。膀胱三角是膀胱镜检时的重要标志，也是结核与结石等的好发部位。两个输尿管口纤维和尿道内口纤维相连形成三角形区域，两个输尿管口间的肌肉与输尿管口和尿道内口间的肌肉都增厚。这些增厚的肌肉分为3层：①浅层，起自输尿管的内纵肌，插入精阜。②深层，起自Waldeyer鞘，嵌入膀胱颈。③返压层，由膀胱壁的外纵和中环平滑肌组成，尽管其和输尿管相连，但表面停留在输尿管和膀胱之间，在输尿管移植术中，分开这些肌可以看到Waldeyer鞘和输尿管之间的腔隙和其内的疏松纤维和肌性连接。这些解剖学结构在膀胱充盈时可以防止尿液反流。

三、膀胱血管、淋巴及神经

　　膀胱上动脉起自髂内动脉前近侧部，向内下方走行，分布于膀胱上部。膀胱下动脉起自髂内动脉前干，行于闭孔动脉后方，沿盆侧壁行向内下，分布于膀胱下部、精囊、前列腺及输尿管盆部等。膀胱的静脉在膀胱下面形成膀胱静脉丛，最后汇集成与动脉同名的静脉，再汇入髂内静脉。

　　膀胱前部的淋巴输出管注入髂内淋巴结，膀胱后部及膀胱三角区的淋巴输出管，分别向上、向外走行，多数注入髂外淋巴结，少数注入髂内淋巴结、髂总淋巴结或骶淋巴结。

　　膀胱的神经为内脏神经，其中交感神经起自$T_{11\sim12}$神经节和$L_{1\sim2}$神经节，经盆丛的纤维随血管至膀胱壁，使膀胱平滑肌松弛，尿道内括约肌收缩而储尿。副交感神经使膀胱平滑肌收缩，尿道括约肌松弛而排尿。男性膀胱颈接受大量交感神经支配，表达肾上腺素能受体，而女性膀胱颈接受少量肾上腺素能神经支配，排尿时神经元内一氧化氮合酶释放。交感神经和副交感神经的传出纤维在胸腰段和骶骨水平进入神经元后根，所以骶前神经切除术并不能缓解膀胱痛。

（刘蕊旺）

第四节　尿道的解剖

一、男性尿道的解剖

　　男性尿道是具有排尿功能和射精功能的管状器官，起自膀胱颈的尿道内口，止于阴茎头顶端的尿道外口，全长 16～22cm，直径 0.5～0.6cm。尿道内腔平时闭合呈裂隙状，排尿和射精时扩张。尿道分为前尿道和后尿道，前尿道包括尿道壁内部、前列腺部尿道和膜部尿道；后尿道即海绵体部尿道，包括尿道球部和尿道阴茎部。

（一）男性尿道的分部、形态和结构

1. **尿道壁内部**　起自尿道内口，为尿道穿过膀胱壁的部分，长约 0.5cm。周围有来自膀胱壁平滑肌环绕而成的尿道内口平滑肌。

2. **前列腺部（prostatic part）**　为尿道贯穿前列腺的部分，周围被前列腺包绕。上接尿道内口，自前列腺底部进入前列腺，由前列腺尖部穿出，移行至尿道膜部。前列腺部尿道长约 2.5cm，与前列腺的长径一致，老年男性随着前列腺的增生，此段尿道也相应延长。前列腺部尿道的中部是全部尿道中管径最宽的部分。在前列腺部尿道的后壁上有一纵行隆起，称为尿道嵴，尿道嵴的中部突成圆丘状，称为精阜，精阜长约 1.5cm，高、宽 0.3～0.5cm。精阜的中央有一凹陷，称为前列腺小囊，为副中肾管远侧部退化的残留物，无生理功能，类似于女性的阴道和子宫，故又名男性阴道或男性子宫。前列腺小囊开口的两侧各有一小孔，为射精管开口。尿道嵴两侧凹陷称为前列腺窦。精阜及前列腺窦底部的黏膜上有许多小口，为前列腺排泄管开口。

3. **膜部（membranous part）**　膜部很短，长约 1.2cm，位于尿生殖膈上、下筋膜之间，是尿道穿过尿生殖膈的部分，被尿道括约肌环绕。尿道膜部是尿道最狭窄的部分，但其扩张性很大。尿道膜部前方有阴部静脉丛和阴茎背深静脉，两侧有尿道球腺。尿道膜部的壁很薄，并有耻骨前列腺韧带和尿道旁筋膜等与周围器官固定，因此在骨盆骨折时是最容易损伤的部分。

4. **海绵体部（cavernosa part）**　海绵体部尿道是尿道中最长的部分，起始于尿道膜部末端，终于尿道外口，全长 15cm，贯穿整个尿道海绵体。尿道海绵体部与尿道膜部交界处的前壁是尿道薄弱的部位，尿道器械检查是常在此产生假道。尿道的黏膜下层有许多黏液腺，其排泄管开口于尿道黏膜。

（1）海绵体部尿道的起始部位于尿道球内，称尿道球部。尿道球部内径较宽，也称尿道壶腹部，有尿道球腺排泄管开口。尿道球部位于会阴部坐位时的受力部位，因此骑跨伤时常损伤被伤及。

（2）尿道海绵体部的中部内径较窄，直径约 0.6cm，横断面呈裂隙状。

（3）尿道海绵体部的末端位于阴茎头内，管腔扩大形成舟状窝，舟状窝的前壁有一瓣膜状黏膜皱襞，称舟状窝瓣，常造成尿管或器械置入困难。从舟状窝向外至尿道外口，尿道逐渐缩小，形成尿道的狭窄部之一。

5. **男性尿道的生理狭窄和弯曲**　男性尿道内腔直径粗细不一，有三个生理性狭窄、三个扩大部和两个生理性弯曲。

（1）生理性狭窄：三个生理性狭窄为尿道内口、尿道膜部和尿道外口。其中尿道膜部最狭窄，其次是尿道外口和尿道内口。尿道外口为矢状位裂口，长约 0.6cm，其两侧隆起呈唇状。

（2）扩大部：三个扩大不为尿道前列腺部、尿道球部（尿道壶腹部）和舟状窝。

（3）生理性弯曲：阴茎非勃起状态下尿道有两个的生理性弯曲。一个是耻骨下弯，位于耻骨联合的下方，由尿道内口至耻骨前列腺韧带附着处，该段弯曲包括尿道前列腺部、尿道膜部和尿道海绵体部的起始段，形成凹向前方的弯曲。此弯曲的最低点距离耻骨联合下缘 2cm，首先走向前下方，后转向前上方，绕过耻骨联合下缘，至耻骨联合的前面。由于尿生殖膈筋膜和耻骨前列腺韧带的固定，无论勃起和非勃起状态，该段尿道位置都是较为固定的，弯曲不改变。第二个弯曲是耻骨前弯，由尿道海绵体部构成，位于阴茎固定部和可移动部分的移行处，为凹向后下方的弯曲。将阴茎上提时，该弯曲可变直，故又称阴茎可移动部。临床上利用耻骨前弯的这一特点，将阴茎上提，使整个尿道称为一个大弯曲，便于置入器械。

6. **尿道括约肌**　如下所述。

（1）膀胱括约肌：又称尿道内括约肌，由膀胱壁的平滑肌纤维延续环绕膀胱颈和尿道前列腺部的上端而成。膀胱颈的平滑肌、括约肌受交感神经和副交感神经双重支配，交感神经兴奋时括约肌收缩，副交感神经兴奋时括约肌舒张。

（2）尿道外括约肌：又称尿道膜部括约肌，在会阴深横肌的前方，由深浅两层肌束环绕尿道膜部而成。浅层肌起自耻骨下支、骨盆横韧带及其临近的筋膜；深层肌起自坐骨支，向内包绕尿道膜部及前列腺下部周围。括约肌为随意肌，肌细胞直径较大，混有慢反应纤维和快反应纤维，通常处于收缩状态，具有括约尿道膜部和压迫尿道球腺的作用。尿道膜部括约肌的神经来自 $S_{2\sim4}$ 神经节并经阴部神经的分支支配。

（二）男性尿道的血管、神经和淋巴

1. 动脉　男性尿道的动脉供应来自膀胱下动脉、直肠下动脉及阴部内动脉的分支（尿道球动脉和尿道动脉），这些动脉之间存在广泛的交通支。

2. 静脉　尿道的静脉主要汇入膀胱静脉丛和阴部静脉丛，最后注入髂内静脉。

3. 神经　尿道的神经支配主要来自阴部神经，包括会阴神经、交感神经和副交感神经的分支。

4. 淋巴　尿道的淋巴回流注入髂内淋巴结或腹股沟淋巴结。

（三）男性尿道的异常

尿道的异常有以下几种情况：①尿道瓣膜，有后尿道瓣膜和前尿道瓣膜。后尿道瓣膜是男童先天性下尿路梗阻中最常见的，形成于胚胎早期，可引起泌尿系统其他的异常及功能障碍；前尿道瓣膜可伴发尿道憩室。尿道瓣膜的主要病理生理改变是尿路梗阻。②尿道重复，可分为上下位和矢状位尿道重复及左右并列尿道重复，可完全性尿道重复或不完全性尿道重复。③巨尿道，即先天性无梗阻的尿道扩张。④尿道下裂，较常见，是前尿道发育不全面致尿道口位于正常尿道口的近端至会阴部的途径上。由于胚胎时期内分泌异常或其他原因导致尿道沟闭合不全而形成。尿道沟是从近端向远端闭合，所以尿道口位于远端的前型尿道下裂更常见。⑤一穴肛，即尿道、阴道、直肠共有一个开口。

二、女性尿道的解剖

（一）女性尿道的形态、结构、位置和毗邻

成年女性尿道长 3.5～5cm，直径较男性尿道宽，约为 0.6cm，尿道外口最细，在排尿时尿道内口扩张，尿道呈圆锥形。尿道起自耻骨联合下缘水平的尿道内口，几乎呈直线走行，朝向前下方，穿过尿生殖膈终于位于阴道前庭的尿道外口。女性尿道可分为上、中、下三段，彼此相互延续。在尿生殖膈以上的部分，尿道的前方与耻骨联合相毗邻，期间有阴部静脉丛；尿道的后方借疏松结缔组织与阴道壁紧密接触。尿道与阴道之间的结缔组织称为尿道阴道隔。尿生殖膈以下的部分的前方与两侧阴蒂脚的汇合处相邻。尿道的横断面呈横裂状，扩张时呈圆形。尿道内层为黏膜，尿道外口为复层扁平上皮，其余部分为复层柱状上皮。尿道黏膜及黏膜下层形成多数皱襞及陷窝，后壁上部正中线上有一明显的纵襞，称为尿道嵴，其上方与膀胱垂相连。尿道黏膜下有许多小的尿道腺，相当于男性的前列腺，开口于黏膜表面。尿道远端的黏膜下有一些小的腺体，称为尿道旁腺，开口于尿道外口后方的两侧。尿道肌层主要由平滑肌构成。膀胱颈及尿道内口周围为膀胱平滑肌下延并环绕形成的膀胱括约肌，也称尿道内括约肌，对控制排尿起主要作用；尿道中段有尿道阴道括约肌环绕，对尿道和阴道有括约作用；尿道外口为矢状裂口，周围隆起呈乳头状，位于阴道前庭阴道口的前方和阴蒂的后方。

（二）女性尿道的血管、神经和淋巴

女性尿道的动脉供应主要来自膀胱下动脉、子宫动脉和阴部内动脉（阴道前庭球动脉和尿道动脉）的分支。这些分支彼此有广泛的交通。尿道的静脉汇入膀胱静脉丛和阴部静脉丛，最后注入髂内静脉。女性尿道的神经来自会阴神经、交感神经和副交感神经。女性尿道的淋巴管十分丰富，下段尿道淋巴管注入腹股沟浅淋巴结，进而至腹股沟深淋巴结及髂外淋巴结，中上段淋巴经尿道旁淋巴管进入盆腔，注入髂外淋巴结、闭孔淋巴结和盆腔淋巴结。所以女性尿道癌在腹股沟淋巴结尚未转移时，盆腔淋巴结可能已有转移。

（刘蕊旺）

第二章

泌尿系统生理

第一节　肾脏的结构

　　肾单位是肾的基本功能单位，它与集合管一起共同完成尿生成的功能。肾单位由肾小体和肾小管两部分组成。肾小体又可分为肾小球和肾小囊两部分。肾动脉不断分支一直到入球小动脉，继续分支形成毛细血管襻，即肾小球，而毛细血管襻又汇合成出球小动脉。包裹在肾小球外的带盲端的单层上皮细胞构成的包囊为肾小囊，紧贴着肾小球毛细血管襻的是脏层上皮细胞，该层上皮继续延伸形成囊腔，最后与肾小管壁相连，即为壁层上皮。肾小囊的囊腔又名为 Bowman 囊腔。

　　肾小管始于 Bowman 囊腔，止于集合管，是一弯曲细管，由近曲小管、髓襻（又名 Helen 襻，包括髓襻降支粗段、髓襻降支细段、髓襻升支细段、髓襻升支粗段）、远曲小管组成。多条远曲小管汇集而成的集合管，是尿浓缩的重要场所。

　　肾单位可分为浅表肾单位和髓旁肾单位两种类型。浅表肾单位的肾小体主要分布于肾的外皮质层和中皮质层，肾小球体积较小，入球小动脉的口径比出球小动脉的粗。出球小动脉离开肾小体后主要在皮质的肾小管周围形成毛细血管网。这类肾单位的髓襻不发达。髓旁肾单位的肾小体分布于靠近肾髓质的内皮质层，肾小囊体积大，出球小动脉不仅分支形成肾小管周围的毛细血管网，而且还形成细而长的 U 形直小血管一直深入到髓质。髓旁肾单位的髓襻可深入到内髓质层，有的甚至到达乳头部。这些特点是肾脏完成尿的浓缩与稀释功能的结构基础。

　　肾单位中含有一个特殊结构即近球小体（图 2-1），由近球细胞、系膜细胞、致密斑细胞构成。近球细胞位于入球小动脉中膜内，是由平滑肌细胞演变而来的肌上皮样细胞，细胞内含有肾素颗粒。系膜细胞是位于肾小球毛细血管襻之间的一群细胞。致密斑位于远曲小管的起始部分，局部呈斑状隆起，该细胞呈高柱状，可感受小管液中 Na^+ 含量的变化，参与肾素释放的调节。近球小体主要分布在浅表肾单位。

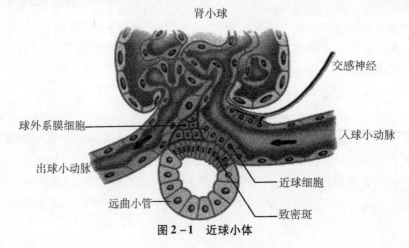

图 2-1　近球小体

（刘蕊旺）

第二节　肾脏的血液循环及其调节

在静息状态，肾脏的血流约占心排血量的20%。肾脏每单位重量的血流量是心脏的8倍。血液经入球小动脉进入肾小球的血浆中约20%被滤入肾小管，其余的血浆经出球小动脉离开肾小球。进入肾脏的血液近90%以上进入皮质肾单位，其球后毛细血管紧靠肾小管，参与可溶性物质及水的重吸收。不到10%的血液进入髓旁肾单位，其出球小动脉伸展成U形直小血管，参与尿的浓缩与稀释功能。

肾血流量靠自身调节，也接受神经和体液调节。在生理条件下，血压保持稳定，肾主要依靠自身调节来保持其血流量的相对稳定。在有效循环血量减少的情况下，通过神经、体液调节减少肾血流量，增加脑、心脏等重要器官的血供。

肾血流量的自身调节指的是在没有外来神经支配的条件下，体循环血压或肾灌注压在一定范围内变动时，肾血流量仍然保持相对恒定的现象。当肾灌注压升高时，入球小动脉阻力相应增高，因此，肾小球毛细血管静水压及肾小球滤过率保持不变。反过来，当血压降低时，入球小动脉阻力降低，出球小动脉阻力升高，使肾小球滤过率（GFR）及肾血流量（RBF）维持不变。肾脏自我调节的机制倾向于肌源性的，在去神经的、一氧化氮（NO）合成受抑制的、缺乏完整的球－管反馈系统的离体灌注肾脏仍存在肾血流量的自身调节。

大量实验表明，跨膜压力的增加会引起平滑肌细胞膜的去极化。肾小球入球小动脉平滑肌细胞存在牵张激活的离子通道，当入球小动脉跨壁张力增加，其中的电压依赖性Ca^{2+}通道开放，促使Ca^{2+}进入细胞内；磷脂酶C同时也被激活，使三磷酸肌醇酯产生增加，致使细胞内储存的Ca^{2+}释放到胞质内，两者共同作用的结果，促使平滑肌收缩，这样增高的压力就不能传递到肾小球内。Ca^{2+}的内流决定了肌源性反应的发生，同时可见到细胞膜的去极化。大量实验表明跨膜压力的增加会引起平滑肌细胞膜的去极化，但是膜的去极化可能并不是一个必要的条件。应用膜片钳技术可以发现在对兔脑动脉使用Ca^{2+}通道阻滞剂后，跨膜压的升高不再诱发肌源性反应，但平滑肌细胞膜的去极化并没有受到影响。

肾血流量还受到管球反馈的调节。管球反馈（tubuloglomerular feedback，TGF）是指肾小管致密斑感受器感受到肾小管腔内液体钠浓度变化后，通过调节肾小管入球小动脉舒缩，使该肾单位的肾小球滤过率发生一个相反方向的改变。即肾小管腔内液体钠浓度增高可导致肾小球滤过率降低。管球反馈在肾小球滤过与肾小管重吸收之间起平衡作用。不少动物实验表明管球反馈主要由腺苷介导。当流经肾小管髓襻升支远端的致密斑细胞的小管液里的钠浓度增加时，钠通过钠钾二氯同向转运子重吸收，这个过程需要细胞基膜面的$Na^+－K^+－ATP$酶配合泵出细胞内的钠来完成，而消耗的三磷腺苷最终经5'－核苷酸酶代谢产生腺苷。腺苷离开致密斑细胞基膜面，与肾小球旁器球外系膜细胞上的腺苷受体结合，引起该细胞内钙的释放，增高的细胞内钙通过该细胞上的缝连接进入到与之相连的入球小动脉平滑肌细胞与含肾素的颗粒细胞内，导致入球小动脉收缩，并抑制肾素释放。局部血管紧张素Ⅱ、神经元性一氧化氮合成酶可以调节这一过程。而阻止腺苷的生成，或阻断腺苷受体，管球反馈现象将消失。

慢性肾脏病常见的肾内局部肾素－血管紧张素系统（RAS）兴奋可以促进近端肾小管对钠的重吸收。这样流到远端肾小管的尿钠浓度就会降低，致密斑细胞重吸收钠减少，腺苷生成少，入球小动脉扩张，出现肾小球高滤过。

慢性肾脏病可由多种途径引起抗利尿激素（ADH）分泌增加。血浆ADH升高引起髓襻升支粗段NaCl重吸收增加以及自由水清除率下降。而髓襻升支粗段NaCl重吸收增加，会导致流向下游致密斑处的小管液里的NaCl浓度下降，致密斑细胞可重吸收的钠减少，消耗的ATP少，因而腺苷生成少，肾小球入球小动脉扩张，出现肾小球高滤过。

糖尿病肾病的肾小球高滤过也是由异常的管球反馈介导的。研究发现，高血糖时的肾小球滤过液高糖刺激近端肾小管钠－葡萄糖共同转运增加，导致流经肾小管髓襻升支远端的小管液内钠浓度降低，引起的管球反馈（图2－2）就使该肾单位的肾小球滤过率增加。

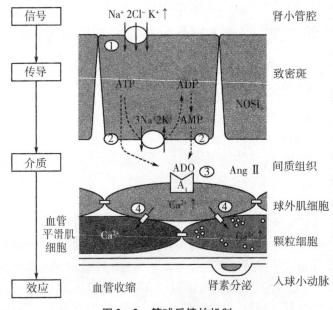

图 2-2　管球反馈的机制

（刘泽涛）

第三节　肾小球滤过率

肾小球超滤是尿液形成的第一步。肾小球滤过率（GFR）受制于肾小球滤过膜静水通透性（Kf）和有效滤过压（Puf）。三者关系可以用下面公式表示：

$$GFR = Kf \times Puf$$

Kf 又为肾小球滤过膜的超滤系数。肾小球滤过膜依次由肾小球毛细血管内皮窗孔、肾小球基底膜及上皮细胞足突裂孔三层组成，在总 Kf 中，内皮细胞窗孔占 2%，基底膜约占 50%，足突裂孔占 48%，其中足突裂孔的静水通透性主要由裂孔膜决定。在许多病理情况下，例如急性肾功能损伤、梗阻性肾病等，由于病理过程破坏了肾小球毛细血管，或者影响了调节有效滤过面积或有效静水通透性的神经、体液因素，Kf 值可以明显减少。

有效滤过压取决于肾小球滤过膜两侧的静水压和胶体渗透压的差，可用下面公式表示：

$$Puf = (\triangle P - \triangle \pi) = (PGC - PT) - (\pi GC - \pi T)$$

PGC 和 PT 分别为肾小球毛细血管静水压和肾小囊中的静水压；πGC 和 πT 分别为肾小球毛细血管胶渗压和肾小囊内的胶渗压。由于超滤液中基本上无蛋白质成分，因此 πT 近于零。随着肾小球毛细血管血浆成分的滤出，πGC 急剧增高，而 PGC 和 PT 维持相对恒定，肾小球毛细血管 Puf 逐渐降低，从约 2kPa（15mmHg）（入球小动脉处）到零（出球小动脉处）。滤过停止点被称为滤过压平衡。

肾小球滤过率很大程度是依赖肾血流量的调节来完成。如果肾血浆流量（RPF）降低，液体经肾小球毛细血管转运的时间延长，导致 πGC 快速增高，使 Puf 在更接近入球小动脉端消失，GFR 降低。因此，当 RPF 低时，GFR 是流量依赖性的，与血浆流量成比例地改变。

由于肾小球位于入球和出球小动脉之间，应用血管活性物质选择性地改变这些动脉的阻力，可以明显改变肾小球血流动力学。入球小动脉收缩使 GFR 及肾血浆流量降低。当入球小动脉扩张时，肾小球动脉灌注压增高，GFR 增加。选择性增加出球小动脉的阻力减少了肾小球血浆流量，但是增加了肾小球压力，因此 GFR 增高。当入球小动脉收缩时，GFR 及 RPF 出现平行性降低，因此 GFR/RPF 比率，即滤过分数（FF）无改变。相对应的，当出球小动脉收缩时，GFR 及 RPF 出现彼此相反的改变，导致 GFR/RPF 比率明显增高。总之，滤过分数的改变提示出球小动脉的收缩，而不是入球小动脉。

肾脏对某种物质的清除率被定义为单位时间内肾脏对一定体积的血浆中的某种物质以尿中排泄的方式的完全清除，可用下面公式计算：

$$C = U \times V \div P$$

U 及 P 分别为某种物质在尿液及血浆中的浓度，V 是尿流量，C 是肾脏对该物质的清除率。

如某种物质仅被肾小球滤过清除，既不被重吸收也不被小管分泌，那么该物质的经肾脏的清除率就等于肾小球滤过率。菊粉就是这样一种物质，是一种 5 200Da 的来自于植物的多聚果糖，仅被肾小球滤过清除，不被肾小管重吸收也不被其分泌。测定菊粉清除率就可得知肾小球滤过率。

肌酐是肌肉的肌酸及磷酸肌酸的非酶性转化物，是一种小分子物质（113Da），可被肾小球自由滤过，不被肾脏代谢，但可被近端小管有机阳离子转运载体分泌，因此，肌酐清除率（Ccr）是肾小球滤过清除率与肾小管分泌清除率之和。当 GFR 范围在 $40 \sim 80 mL/$（$min \cdot 1.73 m^2$）时，Ccr/GFR 的比率为 $1.5 \sim 2.0$。当 GFR 低于这个范围时，Ccr/GFR 的比率可进一步升高。当用传统的比色法检测肌酐的水平时，由于正常体液中的一些物质（如葡萄糖、蛋白、尿酸盐、丙酮酸）的交叉反应，血清、血浆及尿液中肌酐的水平假性升高约 20%。另外，其他的非肌酐色素原（如头孢霉素）可以假性提高血清肌酐水平。现在广泛应用的自动分析法及酰亚胺水解酶法，是经过改良的方法以去除多数的影响因素。

尿素的主要来源是食物蛋白的代谢。尿素主要在肝脏中合成。肾脏约排泄 75% 的尿素，其余的 25% 在胃肠道内代谢为 CO_2 及 NH_3，NH_3 被肝脏再循环合成尿素。血尿素氮水平受多个其他因素的影响，包括年龄、饮食蛋白的摄入及蛋白分解率。尿素是一个小分子物质（分子质量约为 60Da），可被肾小球自由滤过。$40\% \sim 50\%$ 滤出的尿素被近端肾小管重吸收。当抗利尿时，尿素分泌进入 Helen 襻，因此，进入早期远端肾单位的尿素的量可能超过滤出量。相当部分的尿素被髓质集合管重新吸收，当抗利尿时，只有 $30\% \sim 40\%$ 滤过的尿素被排泄。而在利尿时，近端肾单位既不分泌也不重吸收，因此尿素的清除率为 GFR 的 $55\% \sim 60\%$。辅助尿素转运的膜蛋白 UT1 受血管加压素的调控，存在于末端集合管上皮细胞的膜顶部。UT2 是 Helen 襻降支粗段远端的尿素载体，位于膜顶部及基部，因此促进尿素自 Helen 襻升支至降支粗段的扩散。UT3 存在于红细胞及集合管旁直小血管的血管内皮细胞。尿素载体在肾小管、血管及红细胞的存在促进尿素的肾髓内再循环。

（刘泽涛）

第四节　尿液的浓缩和稀释

逆流倍增系统是目前公认的形成肾浓缩稀释功能的基本原理。髓襻的形态和功能特性，肾小管各段对水、NaCl 及尿素等的通透性不同，由于髓襻粗支升段对 NaCl 的主动重吸收等因素，造成肾髓质从表浅到深部渗透梯度逐渐增加，逆流交换使该梯度得以建立和维持。

尿液的浓缩与稀释是与血浆渗透压相比较而言。机体缺水时尿的渗透浓度高于血浆，称为高渗尿。若饮水过多，尿的渗透浓度低于血浆，称为低渗尿。如果机体水分过剩或缺水，尿渗透浓度均与血浆相等，为等渗尿，表明肾浓缩和稀释的能力遭到破坏。尿液的浓缩和稀释过程是肾调节体内水的平衡和维持血浆渗透压的重要途径。因此，测定尿液渗透浓度可较准确地反映肾的浓缩与稀释功能。

尿液的稀释与浓缩过程主要在肾髓质的髓襻、远曲小管和集合管中进行，与水的重吸收密切相关。

一、尿液的稀释

在有些情况下，可发生尿液的稀释，例如在大量饮清水后，血浆渗透压降低，使血管升压素释放减少，引起水利尿。尿液稀释开始于髓襻升支粗段，因升支粗段上皮细胞对 NaCl 主动重吸收，而对水则无通透性，致使小管液渗透压随之降低为低渗液。当低渗液流经远曲小管和集合管过程中，如果体内水过剩，抗利尿激素释放减少，远曲小管和集合管对水通透性下降，而 NaCl 与其他溶质继续重吸收，造成小管液渗透压随之进一步降低形成低渗液，排出稀释尿。

二、尿液的浓缩

在失水、禁水等情况下，血浆渗透压升高，使血管升压素释放增加，引起抗利尿效应，发生尿液的浓缩。尿液的浓缩与肾髓质梯度的建立、抗利尿激素的分泌有密切关系。在血管升压素的作用下，小管液从外髓集合管流向内髓集合管时，水分不断地重吸收，使小管液不断浓缩而变成高渗液。直至小管液与肾髓质的渗透浓度相近似为止，最终形成浓缩尿，其渗透浓度可高达 1 200mmol/L。

由此可见，尿液浓缩的基本条件是肾髓质渗透梯度的建立和血管升压素的存在。而髓襻是渗透梯度形成的主要结构基础，髓襻愈长则浓缩功能愈强。而尿液浓缩的程度则与血管升压素的分泌量有关。

1. 肾髓质渗透浓度梯度的形成　近髓肾单位的髓襻与直小血管是一个并行排列使液体逆向流动的 U 形管道，而各段肾小管对溶质和水有选择性通透性，构成了逆流系统，为肾髓质的渗透梯度的形成提供了条件。

2. 逆流倍增与逆流交换现象　逆流是一个物理学概念，是指两个并列的管道中流动着方向相反的液体。如果甲乙两管间存在着浓度差或温差，而且两者具有通透性或导热性。则液体在逆流过程中，其溶质或热量可在两管间进行交换，构成逆流交换系统。逆流交换系统升支中的液体溶质或热能不断进入降支，使降支中的液体溶质浓度或温度逐渐升高，升支中的液体溶质浓度或温度逐渐降低，导致两管从顶端至底端之间形成明显的浓度或温度梯度，这一现象称为逆流倍增（countercurrent multiplier）。

3. 外髓质渗透浓度梯度的形成　外髓质部是逆流倍增过程的起始部位，由于髓襻升支粗段位于外髓质部，能主动重吸收 NaCl，对水则不易通透，因此升支粗段内的小管液在流向远球小管时，渗透浓度逐渐降低；由于主动转运的 NaCl 滞留在小管周围组织中，故髓质组织液渗透三升高。所以外髓质部的高渗梯度主要由升支粗段 NaCl 重吸收形成的。

4. 内髓质渗透浓度梯度的形成　内髓质部渗透浓度梯度形成与尿素再循环和髓襻升支细段 NaCl 由管内向管外组织间液顺梯度扩散有关。

（1）尿素再循环：髓襻升支细段管壁对尿素具有中等程度的通透性，内髓质部组织液中尿素可顺浓度梯度进入髓襻升支细段，小管液相继流经升支粗段、远曲小管、皮质部、外髓质部集合管至内髓质集合管处，尿素再顺浓度梯度扩散到组织液，形成尿素再循环，促进内髓质部高渗梯度的形成。

（2）NaCl 对渗透梯度形成的作用：在髓襻降支细段对 NaCl 不易通透，但对水有通透性，降支细段小管液 NaCl 浓度愈来愈高，到髓襻顶端转折处达最高值。小管液转入升支细段后，管壁对 NaCl 有较高通透性，对水则不易通透，NaCl 可顺浓度梯度扩散入内髓质部组织液，提高内髓质部渗透梯度。

总结：①髓襻升支粗段 Na^+ 和 Cl^- 主动重吸收是形成外髓质部高渗梯度的原动力。②内髓质部的高渗梯度主要是由 NaCl 和尿素共同形成的。

总之，髓质高渗梯度是依赖于髓襻的逆流倍增作用建立的，尿素的再循环增强了髓质高渗梯度，而髓质高渗梯度的维持还有赖于直小血管的逆流交换作用。

三、直小血管在保持肾髓质高渗中的作用

肾髓质渗透浓度梯度的保持依赖于直小血管的逆流交换作用。直小血管由近髓肾单位出球小动脉延伸而来，也呈 U 形，平行于髓襻，其升、降支构成一个逆流系统。①NaCl 与尿素在直小血管降支、升支和局部组织液之间进行循环流转。②直小血管血流速度很慢，能充分进行逆流交换。因此，当直小血管升支离开外髓质部时，只把多余的溶质与水从髓质组织液中随血流 Na^+ 返回体循环。

直小血管的逆流交换作用，保留了髓质组织液中的溶质，带走了多余的水，因而肾髓质高渗梯度得以保持。

（刘泽涛）

第五节 尿生成的调节

一、肾内自身调节

（一）小管液中溶质的浓度

小管液中溶质所形成的渗透浓度，是对抗肾小管和集合管重吸收水的力量。若小管液中溶质浓度增大，渗透浓度随之升高，就会阻碍肾小管对水的重吸收，排出尿量增多，这种利尿现象称为渗透性利尿（osmotic diuresis），如糖尿病患者多尿且尿中含有糖。临床上常用甘露醇或山梨醇等，以增加小管液中溶质浓度来提高小管液的渗透浓度，对抗水的重吸收，达到渗透性利尿目的。

（二）球－管平衡

近端小管对溶质和水的重吸收量不是固定不变的，而是随肾小球滤过率的变动而发生变化。当肾小球滤过率增大，滤液中的 Na^+ 和水的总含量增加。近端小管对 Na^+ 和水的重吸收率也提高；反之，肾小球滤过率减小，滤液中的 Na^+ 和水的总含量也减少，近端小管的 Na^+ 和水的重吸收率也相应地降低。实验说明，不论肾小球滤过率或增或减，近端小管是恒定比率重吸收（constant fraction reabsorption）的，即近端小管的重吸收率始终占肾小球滤过率的65%~70%（即重吸收百分率为65%~70%）。这种现象称为球－管平衡（glomerulotubular balance）。

球－管平衡的生理意义在于使尿中排出的溶质和水不至于因肾小管滤过率的增减而出现大幅度的变动。例如，在正常情况下，肾小球滤过率为125mL/min，近端小管的重吸收率为87.5mL/min（占70%）。流到肾小管远侧部分的量为37.5mL/min。如果滤过率增加到150mL/min，则近端小管的重吸收率变为105mL/min（仍占70%），而流到肾小管远侧部分的量为45mL/min。这几个数字表明，此时滤过率虽然增加了25mL/min，但流到肾小管远侧部分的量仅增加7.5mL/min。而且在这种情况下，远侧部分的重吸收也有增加，因此尿量的变化是不大的。同样，滤过率减少到100mL/min，近端小管的重吸收率为70mL/min（仍占70%），流到肾小管远侧部分的量为30mL/min。此时的滤过率虽然减少了25mL/min，但流到肾小管远侧部分的量仅减少了7.5mL/min；而且在这种情况下远侧部分的重吸收也要减少，因此尿量的变化仍然不大。近端小管对 Na^+ 也是恒定比率重吸收，即重吸收量为滤过量的65%~70%。如果近端小管对 Na^+ 重吸收的总量是固定不变的话，根据测算，肾小球滤过率仅增加2mL/min，Na^+ 的排出量就会比原来的增加约2倍；肾小球滤过率减少2mL/min，尿中就不含 Na^+，可见球－管平衡具有重要的生理意义。

恒定比率重吸收的机制与管周毛细血管血压和胶体渗透压改变有关。比如，在肾血流量不变的前提下，当肾小球滤过率增加时，进入近端小管旁毛细血管的血液量就会减少，血浆蛋白的浓度相对地增高，此时毛细血管内血压下降而胶体渗透压升高。在这种情况下，小管旁组织间液就加速进入毛细血管，组织间液内静水压因之下降，组织间液内静水压下降使得小管细胞间隙内的 Na^+ 和水加速通过基底膜而进入小管旁的组织间隙；并且通过紧密连接回流至肾小管腔内，最后导致 Na^+ 和水重吸收量增加。这样，重吸收仍可达到肾小球滤过率的65%~70%。肾小球滤过率如果减少，便发生相反的变化，重吸收百分率仍能保持65%~70%。

球－管平衡在某些情况下可能被打乱。例如，渗透性利尿时，近端小管重吸收率减少，而肾小球滤过率不受影响，这时重吸收百分率就会小于65%，尿量和尿中的NaCl排出量明显增多。

目前认为球－管平衡障碍与临床上见到的某些水肿的形成机制有关。例如在充血性心力衰竭时，肾灌注压和血流量可明显下降，但由于出球小动脉发生代偿性收缩，所以肾小球滤过率仍能保持一定水平。此时近端小管旁毛细血管血压下降而血浆胶体渗透压增高。如上所述，这将导致 Na^+ 和水的重吸收增加，重吸收百分率将超过70%，因体内钠盐潴留和细胞外液量增多而发生水肿。

二、神经和体液调节

(一) 肾交感神经

肾交感神经主要释放去甲肾上腺素。肾交感神经兴奋通过下列作用影响尿生成：①入球小动脉和出球小动脉收缩，而前者血管收缩比后者更明显，因此，肾小球毛细血管的血浆流量减少和肾小球毛细血管的血压下降，肾小球的有效滤过压下降，肾小球滤过率减少。②直接刺激近球小体中的颗粒细胞释放肾素，导致循环中的血管紧张素 II 和醛固酮含量增加，使肾小管和集合管对 Na^+、水重吸收增加，尿量减少。③直接增加近球小管和髓襻上皮细胞对 Na^+、Cl^- 和水的重吸收。微穿刺表明，低频率低强度电刺激肾交感神经，在不改变肾小球滤过率的情况下，可增加近球小管和髓襻对 Na^+、Cl^- 和水的重吸收，这种作用可被 α_1 肾上腺素受体拮抗剂所阻断。这些结果表明，肾交感神经兴奋时其末梢释放去甲肾上腺素，作用于近球小管和髓襻细胞膜上的 α_1 肾上腺素受体，增加 Na^+、Cl^- 和水的重吸收，抑制肾交感神经活动则有相反的作用。

(二) 血管升压素

血管升压素（vasopressin，VP），也称抗利尿激素（antidiuretic hormone，ADH），其主要作用是增加远曲小管和集合管对水的通透性，使水重吸收增多，排出尿量减少。当 VP 缺乏时，集合管上皮对水的通透性很低，集合管内的水的重吸收很少，故尿量增多。此外，血管升压素也能增加髓襻升支粗段对 NaCl 的主动重吸收和内髓部集合管对尿素的通透性，从而增加髓质组织间液的溶质浓度，提高髓质组织间液的渗透浓度，有利于尿液浓缩。

VP 是由下丘脑视上核和视旁核等部位的一些神经元合成的。它在细胞体中合成，经下丘脑 – 垂体束被运输到神经垂体然后释放出来。VP 的受体有两种，即 V_1 和 V_2 受体。V_1 受体分布在血管平滑肌，激活后引起血管平滑肌收缩效应；在脑内室周器的一些部位也存在 V_1 受体。V_2 受体分布在肾集合管，被激动后可通过介导的第二信号传导途径，激活细胞内的特殊蛋白颗粒，使胞质内的水孔蛋白 AQP – 2 插入至管腔膜，形成水通道，使水的通透性增强。

影响血管升压素分泌的主要因素是体液渗透压和血容量。

1. **体液渗透压** 血浆晶体渗透压是在生理条件下调节 VP 合成、释放的最重要刺激因素。血浆晶体渗透压升高时，刺激下丘脑视上核及其附近区域渗透压感受器（osmoreceptor），引起血管升压素合成与释放增加。

当机体大量出汗、严重呕吐或腹泻等造成体内水分不足时，血浆晶体渗透压则升高，对渗透压感受器的刺激增强，引起血管升压素合成与释放增加，促进远曲小管和集合管对水的通透性增强，使水重吸收增多，排出尿量减少，从而使血浆晶体渗透压恢复。反之，大量饮水后，降低了血浆晶体渗透压，对渗透压感受器的刺激作用减弱，从而抑制了 VP 的合成和释放，引起尿量增多，这一现象称为水利尿。它是临床上用来检测肾稀释能力的一种常用的试验。

2. **血容量** 当体内血容量减少时，心肺感受器刺激减弱，经迷走神经传入下丘脑的信号减少，对血管升压素释放的抑制作用减弱或取消，血管升压素释放增多，促进水的重吸收，以利于循环血量的回升，维持循环血量的相对稳定。反之，当循环血量增多，可刺激心肺感受器，抑制血管升压素释放。

3. **动脉血压升高** 可通过压力感受性反射抑制血管升压素释放。

4. **其他因素** 恶心是引起血管升压素释放的有效刺激因素；疼痛、应激刺激、低血糖也可刺激血管升压素释放，而心房钠尿肽、乙醇等则抑制 VP 的释放。

(三) 醛固酮

是肾上腺皮质球状带分泌的激素，其作用是促进远曲小管和集合管主动重吸收 Na^+ 和 K^+ 的分泌。在重吸收 Na^+ 的同时 Cl^- 和水相继被重吸收，因此，醛固酮（aldosterone）具有保 Na^+、排 K^+、保水、增加血容量的作用。

肾素 – 血管紧张素 – 醛固酮系统是调节醛固酮分泌的主要因素，醛固酮的分泌也受到血 Na^+ 浓度降

低和血 K^+ 浓度升高影响。肾素主要是由近球小体中的颗粒细胞分泌的。它是一种蛋白水解酶，能催化血浆中的血管紧张素原使之生成血管紧张素 I（10 肽，Ang I）。血液和组织中，特别是肺组织中有血管紧张素转换酶，转换酶可使 Ang I 脱 2 个氨基酸，生成血管紧张素 II（8 肽，Ang II）。Ang II 可刺激肾上腺皮质球状带合成和分泌醛固酮。Ang II 在血管紧张素酶 A 的作用下。在氨基末端脱去一个氨基酸，生成血管紧张素 III（9 肽，Ang III）。Ang II 是三种 Ang 中生物活性最强的一种。

1. 血管紧张素 II 的作用　如下所述。

（1）血流动力学作用：Ang II 可明显促进肾小球入、出球小动脉的收缩（一般情况下，对出球小动脉的作用大于入球小动脉），使有效滤过压增加，GFR 增加。但在细胞外液明显减少、交感神经高度兴奋、外源性 Ang II 过高时，入球小动脉的收缩可超过出球小动脉，引起肾血流量减少，肾小球滤过率降低。

（2）非血流动力学作用：Ang II 可使肾小球毛细血管基底膜对大分子的屏障作用减弱，使大分子物质容易滤过。Ang II 的该作用主要通过改变滤过膜上的孔径，此外 Ang II 可引起肾小囊内高压也是促使大分子物质滤过的原因之一。

Ang II 可促使系膜细胞对大分子物质进行吞噬，包括一些免疫球蛋白，并吸引炎症细胞在肾小球毛细血管壁附着增加。Ang II 可促使近球小管重吸收 Na^+。但 Ang II 对肾小管重吸收的效应较为复杂，取决于其对肾小管上皮细胞的直接作用和改变肾血流动力学等间接作用。Ang II 还与许多血管活性物质相互作用，包括前列腺素系统、交感神经系统、心房钠尿肽、生长因子等，对细胞的发育和代谢等起一定的作用。

2. 肾素释放的调节　对肾素释放的调节机制主要有三方面。

（1）肾内机制：指在肾内可完成的调节机制，主要有两种：①入球小动脉的牵张程度：当肾动脉灌注压降低时，入球小动脉管壁受到的牵张程度降低，可刺激肾素的释放；反之，当肾动脉灌注压升高时，入球小动脉管壁受到的牵张程度增高，可抑制肾素的释放。②致密斑：当小管液的 Na^+ 量减少时，通过致密斑 Na^+ 量也减少，肾素的释放增加；反之，当小管液的 Na^+ 量增加时，通过致密斑 Na^+ 量也增加，肾素的释放减少。

（2）神经机制：肾交感神经兴奋使释放的去甲肾上腺素作用于近球细胞的肾上腺素受体，可促使肾素释放。

（3）体液机制：许多体液因素能影响近球细胞释放肾素，其中最重要的是前列腺素。肾内合成的 PGE_2 和 PGI_2 能促进肾素的释放。循环血液中的肾上腺素和去甲肾上腺素也能刺激肾腺素的释放。

3. 醛固酮的作用机制　醛固酮单纯扩散小管上皮细胞，进入胞质内形成激素。受体复合物，激素 – 受体复合物穿过核膜进入核内，调节特异 mRNA 转录，合成醛固酮诱导蛋白，醛固酮诱导蛋白可能是：①管腔膜的 Na^+ 通道蛋白，从而增加管腔的 Na^+ 通道数量。②线粒体中合成的 ATP 的酶，增加 ATP 的生成，为上皮细胞活动（Na^+ 泵）提供更多的能量。③基侧膜的 Na^+ 泵，增加 Na^+ 泵的活性，促进细胞内的 Na^+ 泵回血液和 K^+ 进入细胞，提高细胞内的 K^+ 浓度，有利于 K^+ 分泌；由于 Na^+ 重吸收增加，造成了小管腔内的负电位，因此有利于 K^+ 的分泌和 Cl^- 的重吸收。结果，在醛固酮的作用下，远曲小管和集合管对 Na^+ 的重吸收增强的同时，Cl^- 和水的重吸收增加，导致细胞外液量增多；K^+ 的分泌量增加。

（四）心房钠尿肽

心房钠尿肽（atrial natriuretic peptide，ANP）是由心房肌细胞合成和释放的一种多肽激素。它的主要生理作用是引起肾对水和电解质排出增加。其机制可能是使肾小球滤过增加，对抗血管升压素和肾素 – 血管紧张素 – 醛固酮系统的作用，从而导致排水和排 Na^+ 增加。当体内的血容量增加时，心房壁受到的牵张程度增大，可导致 ANP 的释放。ANP 对肾的作用主要有以下几个方面：

1. 肾小管　ANP 通过其第二信使 cGMP 使血管平滑肌胞质浓度降低，使肾入球小动脉扩张，GFR↑，故 Na^+ 的滤过率也增加。

2. 集合管　ANP 通过其第二信使 cGMP 使髓质部集合管上皮细胞顶端膜上的钠通道关闭，从而抑制 NaCl 的重吸收，水的重吸收也减少。

3. 近球细胞　ANP 抑制近球细胞肾素的分泌，故 Ang Ⅱ 的生成减少。

4. 肾上腺　ANP 可抑制肾上腺球状带细胞分泌醛固酮，从而间接地抑制 Na^+ 的重吸收。

5. 脑　在脑内，ANP 可抑制 ADH 的分泌，导致肾排水增加。

（刘泽涛）

第六节　尿的排放

肾连续不断地生成尿液，而尿的排放则是间断进行的。尿液不断经肾盂、输尿管、送入膀胱贮存，当膀胱充盈达到一定容量时，将引起排尿反射，尿液经尿道排出体外。

一、膀胱与尿道的神经支配

支配膀胱和尿道的神经有盆神经、腹下神经和阴部神经，其中含有传入和传出纤维。传入神经传导膀胱与尿道的不同感觉，传出神经则引起排尿。

膀胱逼尿肌和内括约肌（膀胱括约肌）受交感神经和副交感神经的双重支配。尿道外括约肌受躯体神经（阴部神经）支配。

二、排尿反射

1. 感受器　当膀胱内容量充盈到一定程度时，便刺激了膀胱壁牵张感受器。

2. 传入神经与中枢　冲动沿盆神经传入骶髓的排尿反射初级中枢，同时上传到大脑皮质的排尿反射高级中枢而产生排尿欲。

3. 传出神经与效应器　冲动沿盆神经传出，引起逼尿肌收缩，内括约肌松弛，压迫尿液进入后尿道，并刺激后尿道的感受器，反射性抑制阴部神经，尿道外括约肌舒张，尿液在膀胱内压作用下被驱出。排尿时尿液不断地刺激尿道感受器，可反射性地加强排尿中枢活动，引起逼尿肌进一步收缩，这一正反馈活动，直至膀胱排空为止。

（刘泽涛）

第七节　肾小管与集合管的转运功能

血浆在肾小球处发生超滤是生成尿液的第一步；肾小管内的液体即小管液还要经过重吸收和分泌的过程，最后生成尿液。重吸收是指肾小管与集合管上皮细胞将小管液中的水分和各种溶质重新转运回血液；分泌是指血液中的某些溶质被转运入小管液。

一、肾小管与集合管的物质转运方式

肾小管与集合管的物质转运功能包括重吸收和分泌。肾小管与集合管的物质转运方式分为被动转运和主动转运。被动转运包括扩散、渗透和易化扩散。主动转运包括原发性主动转运（primary active transport）和继发性主动转运（secondary active transport）。原发性主动转运是指细胞直接利用代谢产物的能量物质（通常是带电离子）逆浓度梯度或电位梯度进行跨膜转运的过程。肾脏中最重要的原发性主动转运是钠泵（即 $Na^+ - K^+$ 泵，又称为 $Na^+ - K^+$ 依赖性 ATP 酶）对 Na^+ 和 K^+ 的逆电化学梯度转运，另外还有氢泵（$H^+ - ATP$ ase, proton pump）和钙泵（$Ca^{2+} - ATP$ ase）。

继发性主动转运钠泵活动形成的势能贮备，可以用于其他物质的逆浓度差跨膜转运，这种依赖于 Na^+ 顺浓度梯度所进行的跨膜转运，间接利用 ATP 能量的主动转运过程称为继发性主动转运。如果几种物质向同一方向由膜的一侧移至膜的另一侧，称为同向转运，如 Na^+ 和葡萄糖、Na^+ 和氨基酸、Na^+，Cl^-、K^+ 等的同向转运。反之，如果不同物质向相反方向发生跨膜转运，称为逆向转运，如 $Na^+ - H^+$，$Na^+ - K^+$ 等。

肾小管与集合管的物质转运途径可分为跨细胞转运途径和细胞旁转运途径两种。如图2-3所示，在近球小管上皮的顶端膜有钠和其他物质的联合转运机制，小管液内的 Na^+ 可通过跨上皮细胞途径被重吸收。这一途径包括两个过程，即小管液中 Na^+ 经顶端膜进入上皮细胞内；上皮细胞内的 Na^+ 被基膜上的 Na^+-K^+ 依赖性，ATP酶逆电化学梯度转运至细胞外，并进入管周毛细血管。细胞旁途径是指小管液内的水分子和 Na^+，Cl^- 可以通过上皮的紧密连接直接进入上皮的细胞间隙而被重吸收。

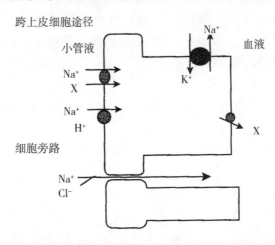

图2-3　近端小管重吸收 Na^+ 与 Cl^-

二、肾小管和集合管中各种物质的重吸收与分泌

原尿流经肾小管和集合管时，其中的水和某些溶质被管壁上皮细胞全部或部分地重吸收回血液。例如，葡萄糖和氨基酸完全被重吸收；水和一些盐类中的钠、钾、钙、氯等成分绝大部分被重吸收；尿素、尿酸等则重吸收较少；肌酐完全不被重吸收。上述被重吸收的物质大部分由近端小管重吸收，而其他各段重吸收量较少。

（一）近端小管

近端小管是重吸收能力最强的部位，绝大部分水和溶质在此重吸收，且为恒定比率重吸收，小管液的渗透浓度不变。如：葡萄糖、氨基酸几乎在此完全重吸收，HCO_3^- 有80%~90%在此重吸收，H_2O，NaCl，K^+ 有67%在此重吸收。

1. Na^+ 和 Cl^- 重吸收　各段肾小管对 Na^+ 重吸收率不同，在近端小管约重吸收70%；其中约2/3经跨细胞转运途径，只要发生在近端小管的前半段；约1/3经细胞旁途径被重吸收，主要发生在近端小管的后半段。

（1）近肾小管前半段：Na^+ 的重吸收能力较强，其主动重吸收主要与 H^+ 的分泌、葡萄糖、氨基酸、HCO_3^- 重吸收相偶联。近端小管上皮细胞内的 Na^+ 浓度为40mmol/L，远低于管腔内的浓度（145mmol/L）。此外，细胞内与管腔之间还存在 +20mV 的电位差（细胞内为负），两者构成了促使 Na^+ 从管腔中主动转运至上皮细胞内的电化学浓度差。该电化学浓度差上皮细胞基底侧膜上的钠泵（即 Na^+-K^+ 泵，又称为 Na^+-K^+ 依赖性 ATP 酶）的活动有关。它的基本作用是：当细胞内 Na^+ 浓度增高或细胞外 K^+ 浓度增高都会激活此酶，分解从 ATP 中取的能量用以逆浓度差，将细胞内的 Na^+ 泵出细胞外，使细胞内 Na^+ 保持较低的水平。小管液中的 Na^+ 和细胞内 H^+ 由管腔膜的 Na^+-H^+ 交换体进行逆向交换，H^+ 被分泌到小管腔中，而小管液中 Na^+ 则顺电化学浓度差进入上皮细胞内。小管液中的 Na^+ 还可由管腔膜上的 Na^+-葡萄糖同向转运体和 Na^+-氨基酸同向转运体与葡萄糖、氨基酸共同转运。

此外，钠泵把细胞外的 K^+ 泵入细胞内，使细胞内 K^+ 浓度远远高于细胞外，导致 K^+ 沿浓度梯度差重新逸出细胞外，使细胞内呈电负性。

（2）近端小管后半段：由于 Cl^- 在近端小管前半段不被重吸收，使进入近端小管后半段小管液中的 Cl^- 浓度高于管周组织液中的浓度，Cl^- 顺浓度梯度经紧密连接进入细胞间隙被动重吸收，造成小管腔内带正电荷，管外带负电荷，于是 Na^+ 顺电位梯度同样经紧密连接而被重吸收。

可见在近端小管前半段 Na^+ 的重吸收是主动的，而 HCO_3^-、Cl^-、水的重吸收是被动的，在近端小管后半段 Na^+ 与 Cl^- 的重吸收则都是被动的。近端小管液中水伴随着溶质的重吸收而被吸收，因此小管液与血浆渗透压相同，是等渗重吸收。

2. 葡萄糖的重吸收　正常情况下，终尿中几乎不含葡萄糖，这说明小管液中的葡萄糖全部被重吸收。近曲小管对葡萄糖重吸收有一定限度，当葡萄糖滤过量超过 225mg/min，即血浆葡萄糖浓度在（160~180）mg/100mL 时，由于一部分小管对葡萄糖的吸收已达到极限，未被重吸收的葡萄糖随尿排出形成糖尿。将不出现糖尿的最高血糖浓度［（160~180）mg/100mL］称为肾糖阈。人肾对葡萄糖重吸收的极限量，若以葡萄糖滤过量计算，成年男性约 375mg/min，女性为 300mg/min。肾小管对葡萄糖重吸收的极限量可能是因近曲小管膜上 Na^+ - 葡萄糖同向转运体的数量有限。病理情况下，近曲小管对 Na^+ 重吸收减弱，葡萄糖重吸收极限量也随之下降。

3. HCO_3^- 的重吸收　HCO_3^- 重吸收与小管上皮细胞分泌 H^+ 有关。HCO_3^- 的重吸收是以 CO_2 形式扩散的，这种重吸收形式先于 Cl^- 的重吸收。当滤液中的 HCO_3^- 超过分泌 H^+ 时，由于 HCO_3^- 不易通过管腔膜，过多的 HCO_3^- 随尿排出。HCO_3^- 的重吸收与 Na^+ - H^+ 的交换为血液提供了碱储备，对于维持机体酸碱平衡相对恒定起着重要作用。

HCO_3^- 重吸收的特点：①不是以 HCO_3^- 的形式而是以 CO_2 的形式重吸收的。②因为 CO_2 是脂溶性的，HCO_3^- 的重吸收优先于 Cl^- 的重吸收。③HCO_3^- 的重吸收与 Na^+ - H^+ 逆向交换呈正相关（H^+ 分泌↑→重吸收 HCO_3^-↑）。

4. K^+ 的重吸收　肾对钾的排出量取决于肾小球滤过率、肾小管对钾的重吸收量和肾小管对钾的分泌量，但决定尿钾排出量的最重要因素是远曲小管和集合管钾的分泌。

滤液中的 K^+ 大部分在近曲小管和髓襻重吸收，小部分 K^+ 在远曲小管和集合管继续重吸收，尿中的 K^+ 则是远曲小管和集合管分泌的。近曲小管 K^+ 的重吸收是逆着 K^+ 的浓度梯度和电位梯度主动转运的。

5. 水的重吸收　滤液中的水 99% 被重吸收，水的重吸收都是通过渗透作用而被动重吸收的。决定于小管内外渗透梯度和管壁对水的通透性。水的重吸收部位：①在近端小管的重吸收呈等渗性，与机体水的平衡调节无关。②水在远曲小管和集合管的重吸收受血管升压素（antidiuretic hormone，ADH）的调节，血管升压素的分泌量可改变小管壁对水的通透性。这部分水的重吸收是调节性重吸收，对于维持机体内的水平衡起重要作用，正常人 24h 尿量为 1.5L，如重吸收降低 1%，尿量即成倍增长。

（二）髓襻

在肾小球处滤过的 NaCl 约有 20% 在髓襻被重吸收，且主要在升支粗段中进行。

1. 髓襻升支细段和粗段　此段与 NaCl 的重吸收与尿的浓缩、稀释密切相关。小管液流经髓襻升支细段时由于管腔内 NaCl 浓度很高，管壁对 NaCl 有通透性，NaCl 顺浓度梯度扩散至髓部组织间液，这样小管内 NaCl 浓度逐渐降低，而内髓组织液 NaCl 浓度升高，形成渗透梯度。

2. 髓襻升支粗段顶端膜　对 NaCl 的重吸收以 $1Na^+$：$2Cl^-$：$1K^+$ 同向转运模式进行，细胞内的 Na^+ 是被基侧膜上的 Na^+ 泵主动转运到管周组织液，由于髓襻升支细段与粗段对水通透性很低，小管液中水不被重吸收导致渗透压逐渐下降。而 NaCl 不断至组织间液，因此，组织间液渗透压则逐渐升高，这一水盐重吸收分离的现象是尿的浓缩与稀释的有利条件。呋塞米与利尿酸等利尿药能抑制 $1Na^+$：$2Cl^-$：$1K^+$ 同向转运体的功能，抑制 NaCl 的重吸收，内髓组织间液渗透梯度难以形成，达到利尿效应。

3. 水的重吸收　髓襻中水的重吸收机制与 NaCl 等不同，水主要在髓襻降支薄壁段以渗透方式被重吸收。薄壁段降支上皮细胞的水孔蛋白也是 AQP - 1。肾小球滤过的水，约有 15% 在该段被重吸收。髓襻升支对水不通透，故随着小管液中 Na^+、Cl^- 等溶质被重吸收，髓襻升支中小管液的渗透压降低。

（三）远曲小管

在肾小球处滤过的 NaCl 约有 7% 在远球小管被重吸收，在集合管被重吸收的约有 3%。因此，尿中排出的 NaCl 不足肾小球滤过量的 1%。

在远曲小管和集合管的 Na^+ 被基侧膜上的 Na^+ 泵由细胞内主动转运到管周组织液。在远曲小管初段，Na^+ 与 Cl^- 由 $Na^+ - Cl^-$ 同向转运体经顶端膜从小管液进入细胞内，再经 Na^+ 泵将 Na^+ 送至细胞间隙，Cl^- 被动扩散至组织间液，再重吸收入血液。阿米洛利可抑制远球小管和集合管顶端膜的钠通道，从而抑制 Na^+ 的重吸收；由于 Na^+ 的重吸收减少，小管液的负电位较小，所以 Cl^- 的重吸收也减少。

（四）肾小管和集合管的分泌

1. H^+ 的分泌　肾调节内环境的酸碱平衡功能最终是通过调节 H^+ 的排泄。H^+ 的排泄主要是由肾小管分泌。

H^+ 的分泌在近端小管上皮细胞是通过顶端膜上的 $Na^+ - H^+$ 交换进行的，远曲小管和集合管的闰细胞也可由顶端膜上的质子泵分泌 H^+，它分泌的 H^+ 与小管液中的 HPO_4^{2-} 结合形成 $H_2PO_4^-$。H^+ 也可与小管液中的 NH_3 结合，形成 NH_4^+，最后以铵盐形式随尿排出。

在肾小管和集合管中，H^+ 分泌的量也与小管液的酸碱度有关。当小管液的 pH 降低时，H^+ 分泌减少。当小管液的 pH 降低至 4.5 时，H^+ 的分泌的停止。由于小管液中存在缓冲物质，所以游离的 H^+ 可与缓冲剂反应而被带走，因此小管上皮细胞可不断分泌 H^+。小管液中的 H^+ 发生的反应有三种形式，即与 HCO_3^- 反应生成 CO_2 和 H_2O；与 HPO_4^{2-} 反应生成 $H_2PO_4^-$；与 NH_3 反应生成 NH_4^+。

2. K^+ 的分泌　K^+ 的分泌终尿中的 K^+ 主要由远曲小管和集合管的主细胞分泌 K^+ 的分泌与远球小管和集合管基底膜上钠泵活动密切相关。钠泵活动将细胞内的 Na^+ 泵出细胞，同时将细胞外液中的 K^+ 泵入细胞，细胞内 K^+ 浓度较高，管腔膜对 K^+ 有通透性，K^+ 可顺化学梯度通过 K^+ 通道进入小管液。

刺激远曲小管和集合管的主细胞分泌钾的因素包括：细胞外液钾浓度升高，醛固酮分泌增加和小管液流量增高；而 H^+ 浓度升高（酸中毒），细胞外液钾浓度降低，小管液流量降低。

3. NH_3 的分泌　NH_3 的分泌过程与肾内生成的 HCO_3^- 有关。尿中 NH_4^+ 主要由肾代谢产生，而不是通过肾小球滤过。NH_3 主要由谷氨酰胺脱氨基生成，NH_3 是脂溶性物质，容易通过细胞膜扩散，其扩散方向朝着 pH 低的一侧进行，H^+ 的分泌降低了小管液 pH，NH_3 向小管腔中扩散，并在小管内与 H^+ 结合生成 NH_4^+。$Na^+ - H^+$ 交换加强，促进 $NaHCO_3$ 的重吸收。因此，肾小管上皮细胞 NH_3 的分泌，不仅以铵盐的生成促进排酸，而且还可维持血浆中 $NaHCO_3$ 浓度。

（龚道静）

第三章

泌尿外科的常规检查

第一节　病史采集

完整而准确的病史资料采集对泌尿生殖系疾病的诊断和治疗是至关重要的。然而，临床中经常会出现一些特殊情况，妨碍医生获得准确的病史。例如不少患者由于紧张、语言障碍或文化背景等不同，常难以清楚描述病情。因此，泌尿外科临床医师应给予患者足够的时间描述不适，在耐心倾听的同时，通过适当的提问引导患者回答，从而获得准确的信息。

在医疗实践中，有一些技巧可以帮助我们减少病史采集中遇到的困难。开始接触患者时，就要让患者感到自然和舒适，医生要给患者留下关切、值得信赖的印象，这是建立医患双方进一步相互交流的基础。医生应该迅速对患者是否存在听力障碍、心理障碍或语言障碍做出判断，这些问题可以通过患者家属或翻译的帮助予以解决。

一份完整的病史包括4个主要部分：主诉、现病史、既往史、家族史。每一组成部分都可能提供对疾病诊断有意义的内容，有助于对患者的整体评价和治疗。

一、主诉

主诉应包括患者本次就诊的主要症状和持续时间。例如：发现无痛性全程肉眼血尿2天；排尿不畅3年，症状加重3个月；等等。近年来，保健体检越来越受到人们的重视，体检时的超声或CT检查发现泌尿系病灶的患者在增加，特别是肾脏肿瘤多被发现，这些患者可能无任何症状，其主诉为：体检B超发现肾（左、右或双肾）实质性占位一天。主诉不仅表明患者就诊的直接原因，同时也能提供鉴别诊断的最初线索。

二、现病史

在采集现病史时，症状持续的时间、严重程度、迁延性、周期性、特征性以及致残程度都是需要给予重点考虑的内容。患者描述的每个细节都不应放过，对其严重程度也应有所估计。下面列出一些患者就医时典型的起始症状。

1. 疼痛　由泌尿生殖系疾病所导致的疼痛，程度一般比较剧烈。相反，即使很大的结石，却未产生梗阻，就不会表现出明显的症状。因此，一颗位于输尿管膀胱交界处，直径为2mm的结石，也可引起剧烈疼痛，而肾盂内较大鹿角形结石或膀胱结石可无临床表现。前列腺梗阻性尿潴留时疼痛也较严重，但此时诊断多可明确。

当泌尿生殖系统的感染累及到相关器官实质时，症状就会加重，这是因为组织水肿导致器官被膜的张力增加，从而引起疼痛。如肾盂肾炎、前列腺炎和急性附睾炎都表现出明显的疼痛症状。中空器官黏膜炎症（如膀胱或尿道）时多表现为局部不适，疼痛多不剧烈。

泌尿生殖系统肿瘤常无明显疼痛，除非肿瘤引起管腔梗阻或神经受到侵犯。换言之，疼痛出现多提示肿瘤进展至晚期。

（1）肾性疼痛：肾脏疾患引起的疼痛，其部位常位于患侧肋脊角处，可放射至上腹部、脐区或同侧睾丸。因此，对睾丸区不适而阴囊检查正常的患者，鉴别诊断时应考虑到肾脏或腹膜后病变可能。疼痛常在炎症或梗阻导致肾包膜急性扩张时出现。炎症性疼痛常呈持续性，而梗阻性疼痛程度多有波动性。例如，输尿管梗阻引起典型的绞痛，强度随着输尿管的蠕动节律而变化，当间歇性的蠕动波推动尿液流过梗阻部位时，造成腔内压力升高，从而引起疼痛加重。

由于解剖部位邻近（肝、胰、十二指肠、胆囊和结肠）和腹腔神经节受到反射性刺激，肾性疼痛常伴有胃肠道症状，因而也常与腹腔内疼痛相混淆，通过询问病史和仔细体检多可明确诊断。腹腔内病变较少引起绞痛，不似梗阻性肾绞痛。而且，由于膈肌和膈神经受刺激，腹腔内疼痛常放射至肩部。这些都与肾脏引起的疼痛表现不同。因腹腔内脏器官病变引起的疼痛就诊的患者，常常会采取躺着不动来减轻疼痛，而因肾脏病变引起的疼痛就诊的患者活动较自如，并以手压着患侧腹部。肾性疼痛也可与肋间神经痛（尤其是 $T_{10} \sim T_{12}$）相混淆。神经根炎时常因周围神经受到刺激而引起支配部位的皮肤感觉过敏。两种疼痛分布区域相似，但后者为非绞痛性，而且体位变化时疼痛发生改变。累及 $T_{11} \sim L_2$ 神经的带状疱疹于出疱前也可引起与肾性疼痛类似的表现。

（2）输尿管性疼痛：输尿管性疼痛常继发于急性梗阻。疼痛的发生机制是输尿管扩张，为了缓解梗阻而产生的蠕动增强，导致输尿管平滑肌痉挛。引起输尿管梗阻的常见原因是结石或血块。通常可根据疼痛的位置判断输尿管梗阻的部位。右侧中段输尿管梗阻疼痛常位于右侧下腹部，与阑尾炎疼痛部位（麦氏点处）相似。左侧输尿管疼痛常位于左侧下腹部。另外，疼痛也可放射至男性阴囊或女性阴唇。下段输尿管梗阻常引起膀胱刺激症状，包括尿频、尿急和耻骨上不适。男性患者疼痛可沿尿道放射至阴茎头部。当输尿管病变进展缓慢时或仅引起轻度梗阻时很少出现疼痛。因此，伴有轻微梗阻的输尿管肿瘤和结石患者罕见疼痛发作。

（3）膀胱疼痛：膀胱疼痛常见于急性尿潴留而致膀胱过度扩张或炎症。与尿潴留无关的持续性耻骨上区疼痛很少由泌尿系统病变引起。另外，缓慢进展的排尿梗阻和膀胱扩张（如糖尿病时神经源性膀胱），即使残余尿量超过 1L，也可无疼痛表现。

膀胱炎症时常引起间歇性耻骨上区不适。因此，细菌性膀胱炎和间质性膀胱炎在膀胱充盈时疼痛最为严重，而排尿后多可缓解。部分膀胱炎患者出现痛性尿淋漓。有时疼痛放射至远端尿道，且常伴有排尿刺激症状。

膀胱结石嵌于膀胱颈口或后尿道时引起排尿困难和尿潴留，产生膀胱区疼痛，尤其在男童和青年患者，疼痛十分剧烈，并向阴茎头部放射。

（4）前列腺：前列腺痛常继发于炎症水肿和前列腺包膜紧张。急性前列腺炎或前列腺脓肿多表现为会阴部剧烈胀痛，可伴有发热等全身症状。慢性前列腺炎可引起会阴部、肛周、大腿内侧、腹股沟区、腰骶部或下腹部胀痛不适，部分患者表现为会阴部湿热感、痒感，偶有短时发作的痉挛性疼痛。前列腺痛可时轻时重。

（5）阴茎痛：阴茎非勃起性疼痛常继发于膀胱或尿道炎症，是一种尿道口最明显的放射性疼痛。包皮嵌顿也可引起阴茎痛，这是由于未环切包皮被强行上翻，又未及时复原，使狭小的包皮口紧箍在阴茎冠状沟上方，引起远端包皮和阴茎头部血循环回流障碍而发生局部水肿、瘀血。勃起状态下阴茎的疼痛常是由于阴茎海绵体硬结症或阴茎异常勃起所致。

（6）阴囊疼痛：阴囊疼痛可为原发性，也可为放射性。原发性疼痛源于阴囊内容物病变，常见的是急性附睾炎和睾丸扭转。这两种疾病经常不易鉴别，可用多普勒超声和放射性核素睾丸血流扫描图来区分，睾丸缺血、无血流为睾丸扭转，血流丰富则是炎症。另外，阴囊疼痛还可能是由于阴囊壁自身的炎症所引起，如单纯的毛囊炎或皮脂腺囊肿，也可继发于阴囊暴发性坏疽病，该病发展迅速，如不及时诊治可危及患者生命。慢性阴囊痛常由非炎症性病变如鞘膜积液或精索静脉曲张导致，以钝痛或坠胀感为特征。

2. 血尿　血尿即尿液中出现红细胞，且镜检下每高倍镜视野均存在 3 个以上红细胞才有诊断意义。患者一旦出现肉眼血尿，一般都很紧张，经常就诊于急诊，害怕自己有大量的失血。任何程度的血尿都不应该被轻易放过，尤其是成年人和老年人，都应该考虑恶性肿瘤的可能。

血尿是泌尿外科疾病中非常重要而常见的症状，其病因也可以相当复杂。采集病史时应详细询问以下几种情况，对诊断和鉴别诊断有很大帮助。

是肉眼血尿还是镜下血尿？

排尿过程中，何时出现血尿，即初始血尿、终末血尿还是全程血尿？

在血尿时是否伴随有疼痛？

血尿是鲜红的还是暗红的（如酱油色）？

血尿中有否血块？如有血块排出，是什么形状，是长条形、三角形还是不规则形？

（1）肉眼血尿与镜下血尿：区别肉眼血尿与镜下血尿的意义是，一般情况下可以根据血尿的程度来判断病变的严重程度。仅在显微镜检查尿液时发现红细胞数量超过正常范围，但尿液颜色无明显异常称为镜下血尿。出血量较多致尿色变红，肉眼也能观察到为肉眼血尿。洗肉水样尿液为中等量出血。颜色鲜红伴有大量凝血块提示为大量新鲜出血。颜色鲜红自尿道口滴出或流出多为尿道出血。暗红色或酱油色尿液为陈旧性出血，多来自上尿路。肉眼血尿患者的病因常较容易找到，而轻微镜下血尿的患者常无法找到病因。

（2）血尿出现的时间：临床上常可以通过血尿出现的时间来判断病变的部位。仅在开始排尿时即有出血的为初始血尿，血液可自尿道口流出或内裤染有血渍，多见于前尿道损伤、肿瘤或炎症。排尿开始颜色正常，仅在近结束时有出血为终末血尿，出血部位多在后尿道、膀胱颈部或膀胱三角区。尿液自始至终均有程度相近的出血为全程血尿，多见于膀胱、输尿管或肾脏病变。

（3）伴随症状：当上尿路病变产生的血尿，一旦血块堵塞输尿管或通过输尿管时，会引起疼痛，类似结石引起的疼痛症状。血尿伴发于绞痛发作之后者多为尿路结石。伴有尿频、尿急、尿痛时多为尿路感染。伴有水肿、高血压、全身乏力时应考虑肾炎可能。伴有皮下瘀点或瘀斑时提示凝血功能障碍。

（4）血块特点：鲜红色血块提示出血速度较快未与尿液充分混合或出血量较大。暗红色血块为陈旧性出血。血块呈蚯蚓状，尤其是伴有胁部疼痛时，表明病变位于上尿路，这是由于出血在输尿管内凝结为蚯蚓状。少量细小血块多为尿道或膀胱颈部病变导致。血块形成一般表明患者凝血机制尚佳。

在这里必须强调肉眼血尿，尤其是成人肉眼血尿，提示泌尿系恶性肿瘤的可能，需要立即实施进一步的泌尿系检查。如尿路平片＋静脉尿路造影、尿路超声检查、尿路 CT 检查以明确诊断。存在肉眼血尿的患者，原则上应该尽快行膀胱镜检查，病变部位可以很快被明确。膀胱镜检查可以判断血尿是来自尿道、膀胱、还是上尿路，如果病变来自上尿路，可以在膀胱镜下见到红色尿液从输尿管管口处喷出。此时，为了明确血尿病因，应该进行输尿管插管，逆行肾盂输尿管造影或输尿管镜检查。

（5）诱发因素：患者除血尿外无其他不适表现称为无症状血尿。无症状血尿是泌尿系统肿瘤常见表现。因此，出现无症状血尿的患者应该接受完善的泌尿外科检查。另外，有的患者出现无症状血尿，由于出血量很大，每次出血甚至可发生休克，而常规的泌尿外科检查如尿路超声检查、静脉尿路造影、尿路 CT 检查均未见尿路异常，这种大量血尿的病因可能由肾脏实质内动静脉瘘或肾盏穹隆部血管瘤破裂引起，及时施行肾动脉造影可显示出血部位，并予以栓塞止血。活动后发生的血尿可能存在肾下垂、肾结石或单纯运动性血尿。有外伤史者应警惕泌尿系统损伤。放射性膀胱炎可引起膀胱弥漫性出血。

3. 下尿路综合征（LUTS）　如下所述。

（1）刺激症状

1）尿频：尿频是泌尿系最常见的临床症状之一。正常人每天的排尿次数为 5～6 次，每次尿量约 300mL。尿频是由于尿量增加或膀胱容量降低。如果尿频患者每次的排尿量都很多，则该患者可诊断为多尿症，应该检查其是否患有糖尿病或尿崩症。膀胱容量降低则可导致患者排尿次数增多但每次排尿量减少。造成膀胱容量降低的原因包括：膀胱出口梗阻引起的膀胱顺应性降低、残尿量增加；膀胱刺激导致的功能性容量降低，可由前列腺增生、膀胱炎症、膀胱容量缩小、浸润性膀胱肿瘤、精神紧张等原因引起。尿频的次数因病变不同和病情轻重而有差别。膀胱病变严重时（如膀胱结核），每日排尿次数可达数十次甚至上百次。

夜尿时的尿频指夜间尿频。正常成人夜间排尿次数为 0～1 次，不超过 2 次。夜尿可能继发于尿量增多或膀胱容量缩小。白天尿频而无夜间尿频者常由心理因素所致。单纯夜间尿频而无白天尿频，可见于存在周围性水肿的充血性心力衰竭患者，这是因为平卧位后肾血流量增加，尿量也相应增加。肾浓缩功能随年龄增加而降低，因此当老年人夜间平躺后肾血流量增加，导致尿量的产生增加。夜尿也可见于夜间大量进饮者，尤其是饮用具强烈利尿作用的咖啡因和酒精饮料。如果排除上述因素后出现的夜间尿频，则提示膀胱出口梗阻和（或）膀胱顺应性下降。

急性尿频病程较短，一般经数天可治愈。慢性尿频往往迁延难愈，久时可达数月甚至数年。复发性尿频病程中有或长或短的恢复至正常排尿的间歇期，而慢性迁延性病变所致的尿频经治疗可时轻时重，但轻时亦仅是好转，并未恢复至正常。因此，了解尿频次数及变化情况有助于鉴别诊断和疗效评价。

2）尿急：指尿意突发而强烈。常见于膀胱炎症时膀胱敏感性增强；高反射性神经源性膀胱导致膀胱顺应性降低；或严重排尿梗阻致使膀胱功能性容量减少和顺应性降低。尿急也可出现于无尿路病变的焦虑患者。

3）尿痛：尿痛指排尿时疼痛，排尿起始时尿道烧灼样疼痛提示尿道存在炎症。排尿终末时出现疼痛提示病变位于膀胱颈部或膀胱三角区。尿路结石、结核等病变时尿痛明显。尿频、尿急、尿痛常同时存在，合称为膀胱刺激征。

（2）梗阻症状

1）排尿费力：排尿无力多继发于膀胱出口梗阻，最常见于男性良性前列腺增生（BPH）或尿道狭窄的患者，表现为排尿时尿线变细、尿线无力且较正常时费力。排尿用力是指患者需要借助腹压作用协助排尿。正常情况下，除非在排尿终末，不需要采用 Valsalva 动作进行排尿。而排尿费力时患者常动用腹肌以利排尿，这是膀胱出口梗阻的典型症状。实际上，除非梗阻程度严重，大多数患者对排尿改变并未多加注意。通常情况下这种改变是缓慢和逐渐出现的。下面一些梗阻症状较易引起患者注意，常继发于前列腺增生所致的膀胱出口梗阻（BOO）。

2）排尿踌躇：指排尿开始时间延迟。正常情况下在尿道外括约肌松弛后 1 秒内开始排尿。伴有膀胱出口梗阻的患者可出现排尿犹豫、等待，排尿开始时间会被延长。

3）尿线中断：尿线中断指不自主的出现排尿时尿线中断，然后又继续排尿，如此反复出现的症状。主要见于良性前列腺增生的患者，由于前列腺侧叶增大引起的间歇性尿道梗阻。

4）尿末滴沥：排尿接近结束时尿液淋漓不尽，呈点滴状排出。是由于后尿道或前列腺部尿道少量残余尿导致，正常情况下排尿终末时这些尿液被挤回膀胱。通常是良性前列腺增生导致尿道梗阻的早期症状。单纯排尿终末滴沥常无须进一步治疗。

鉴别刺激性和梗阻性下尿路症状有重要意义，尤其对最常见的良性前列腺增生患者。尽管良性前列腺增生导致原发性梗阻，但常可引起膀胱顺应性改变，从而出现刺激症状。事实上，临床上良性前列腺增生患者刺激症状多于梗阻症状，且以夜尿最为常见。由于刺激症状也可见于神经源性膀胱等其他疾病，除非有明确的梗阻证据，切不要把刺激症状统归于良性前列腺增生。

4. 尿失禁　尿失禁是指尿液不自主地流出。详细询问病史常有助于明确病因。习惯上将输尿管开口异位和尿瘘等产生的尿液外流称为尿道外尿失禁。尿失禁可分为以下四种类型。

（1）持续性尿失禁：常见于绕过尿道括约肌而形成的泌尿道瘘，在任何时间和体位时均存在不自主漏尿。导致尿失禁最常见的瘘管类型是膀胱阴道瘘，可继发于妇科手术、放射治疗或产伤。输尿管阴道瘘则较为少见。

引起持续性尿失禁的第二位病因是存在开口于尿道或女性生殖道的异位输尿管。异位输尿管多与发育不良的肾上极相连，漏出的尿量可能很少，其发病原因为先天性输尿管发育异常所致。该类患者大部分的尿液正常排出，但一直有持续的少量漏尿，有的患者可多年被误诊为阴道分泌物。由于男性异位输尿管总是开口于膀胱颈部或靠近外括约肌的前列腺部尿道，所以男性异位输尿管从不引起尿失禁。

尿道括约肌完全损毁可造成持续性尿失禁，原因是严重创伤所致的骨盆骨折损伤尿道括约肌。前列腺癌根治术、前列腺增生电切、后尿道狭窄内切开时可能损伤膜部尿道括约肌，一旦膜部尿道括约肌完全损伤，前列腺已被切除或破坏，就会出现持续性尿失禁。因此，在作前列腺手术或后尿道切开时应仔细操作，避免损伤膜部尿道括约肌，以防止医源性尿失禁的产生。

（2）压力性尿失禁：指患者在咳嗽、打喷嚏、运动或其他增加腹内压的动作时出现的尿液流出。其发生机制是腹内压暂时性超过尿道阻力，从而引起尿液的流出。压力性尿失禁最常发生于失去阴道前壁支撑作用的经产妇或绝经后妇女，也可见于前列腺手术后尿道外括约肌受损的男性。压力性尿失禁的药物治疗效果不理想，最好采用手术治疗。

（3）急迫性尿失禁：指患者有尿意时不能控制，来不及上厕所就开始排尿。常为膀胱炎症、神经源性膀胱、重度膀胱出口梗阻伴有膀胱顺应性降低患者的表现。鉴别急迫性尿失禁和压力性尿失禁非常重要。首先，急迫性尿失禁有明确的病因，可以通过治疗原发病如感染来解决。其次，急迫性尿失禁通常不宜手术治疗，而以增加膀胱顺应性和（或）增加尿道阻力的药物治疗更为合适。

（4）充溢性尿失禁：充溢性尿失禁又称之为假性尿失禁或矛盾性尿失禁，严重尿潴留和大量残余尿时可出现充溢性尿失禁。膀胱出口梗阻情况下患者膀胱逐渐扩大，常不能完全排空，当膀胱过度充盈时可有少量尿液滴出。这种症状夜间多见，因为夜间患者入睡后不能完全抑制漏尿。单纯依据病史和体格检查结果常难以明确诊断充溢性尿失禁，尤其是当患者肥胖叩诊膀胱不满意时。一般充溢性尿失禁的发生需要相当长的过程，患者可全然不知膀胱不能完全排空。因此，任何类型尿失禁患者都应于排尿后行膀胱残余尿测定。膀胱出口梗阻情况解除后，充溢性尿失禁可以治愈。

5. 遗尿　除正常自主性排尿外，睡眠过程中出现的不自主排尿称为遗尿。新生儿及婴幼儿因自主神经发育尚不完全及排尿习惯未建立可出现遗尿。但是大约有 15% 的 5 岁幼儿和 1% 的 15 岁少儿可持续存在遗尿症状。尽管大多数可无尿路异常发现，但是超过 6 岁仍有遗尿发生时应接受泌尿系统检查。

6. 性功能障碍　男性性功能障碍经常与勃起功能障碍（又称阳痿）的概念相等同，我们通常所说的勃起功能障碍是指在性交时，阴茎硬度不足以插入阴道或不能维持至射精。当患者以勃起功能障碍就诊时，医生必须仔细询问病史，以排除其他男性性功能疾病，如性欲低下、射精功能障碍、缺少性高潮以及最常见的早泄。

（1）性欲低下：由于睾酮是影响男性性欲的主要因素，所以性欲低下常提示可能存在雄性激素分泌不足，可能是因为垂体和睾丸功能障碍所导致。直接检测血清睾酮可以明确。如结果异常，应进一步检测血清促性腺激素和催乳素。由于维持性欲的睾酮量常低于刺激前列腺和精囊的需要量，因此性腺发育不全患者可出现射精减弱或不射精；相反，如果精子数量正常，性欲低下则不可能由内分泌因素导致。性欲低下也可能是由于抑郁或药物不良反应等影响全身健康状况的因素所致。

（2）勃起功能障碍：指阴茎不能勃起或虽能勃起但硬度不足不能插入阴道进行性交者。按照病因可分为器质性和功能性勃起功能障碍；按照临床表现可分为原发性和继发性勃起功能障碍。其发病常涉及多种因素，诊治过程中应从神经病学、血管外科学、内分泌学和心理学等多角度进行全面系统的分析和评价。

（3）不射精：不射精有几种原因：①雄激素不足，导致前列腺和精囊分泌物减少，引起精液量减少；②去交感神经、交感神经切除术或广泛腹膜后手术，尤其是睾丸癌患者行腹膜后淋巴结清扫术，可影响前列腺和精囊的自主神经支配，导致平滑肌无收缩和性高潮时精囊无射精；③不少药物尤其是 α - 肾上腺素能受体拮抗剂可干扰性高潮时膀胱颈部关闭，导致逆向射精；④膀胱颈部和前列腺手术（最常见于经尿道前列腺切除术）可引起逆向射精。逆向射精也可见于糖尿病患者。

（4）性高潮缺乏：性高潮缺乏通常由心理因素或某些精神病药物导致，也可由背神经受损后阴茎感觉下降引起。这种情况最常见于糖尿病伴有周围神经病变患者。

（5）早泄：早泄是一种非常主观的症状，因此对这类患者应详细询问有关情况。实际上，许多抱怨早泄的患者性功能并无异常而是期望值过高。真正早泄的患者在性交 1 分钟内即达到高潮，通常总是受到心理因素影响。因此，心理治疗为早泄的主要治疗措施。

（6）血精：血精病因较为复杂，最常见的是尿道、前列腺和（或）精囊的非特异性炎症。前列腺穿刺活检术后可出现血精。血精也可为结核杆菌、巨细胞病毒和血吸虫感染所致，但很少继发于恶性肿瘤。绝大多数血精患者较年轻（平均年龄 37 岁），且可在数周之内自行缓解。对长期持续血精的患者应进行详细检查。

7. 气尿　排尿时伴有气体排出，称为气尿，提示膀胱与肠道间有瘘管存在。常见病因包括憩室炎、乙状结肠癌和节段性结肠炎（Crohn 病）。糖尿病患者伴有产气杆菌感染时也可出现气尿，是由于尿液中高浓度糖发酵时能产生二氧化碳。

8. 尿道分泌物　尿道分泌物是感染性病时最常见的症状。大量稠厚黄色至灰色脓性分泌物是淋菌性尿道炎的典型表现。非特异性尿道炎多为少量水样分泌物。血性分泌物常提示尿道癌可能。

9. 发热和寒战　泌尿生殖道任何部位感染均可出现发热和寒战，但以肾盂肾炎、前列腺炎或附睾炎常见。伴有尿路梗阻时的发热和寒战提示并发败血症，需急诊处理以疏通梗阻。

三、既往史

患者既往史非常重要，常可为疾病诊断提供有价值的线索。既往史的采集应该遵循有序和连续的原则。

（1）疾病史：我们都知道有很多种疾病可以累及泌尿生殖系器官，所以了解患者的既往病史对于诊断和治疗泌尿生殖系疾病来说非常重要。例如经常会有糖尿病患者出现自发的排尿和性功能损害。糖尿病可影响自主神经功能，导致排尿和性功能障碍。结核病史对肾功能下降、输尿管梗阻或慢性顽固性尿路感染患者非常重要。高血压病史较长时可伴有外周血管病变，增加性功能障碍的发病率，许多降压药物也可引起勃起功能障碍。神经系统疾病如多发性结节样硬化也常影响排尿和性功能。对具有膀胱出口梗阻的患者，一定要注意有无神经病变影响。手术治疗伴有膀胱逼尿肌高反射性的膀胱出口梗阻可增加术后尿失禁的危险性。

（2）药物史：准确而完整地了解目前的服药史也非常重要，许多药物可影响排尿和性功能，如大多数抗高血压药物影响患者的勃起功能，更换有关药物可在一定程度上改善性功能。同样，许多抗精神病药物影响射精和性高潮。因此，应记录每一种药物并设法明确目前症状与药物不良反应的关系。

（3）手术史：了解患者既往的手术史非常重要，既往手术史对将接受手术治疗的患者尤其重要。如果本次手术的区域与上次手术相似，有必要查阅上次手术记录，这会在许多情况下使手术者受益。

（4）吸烟和饮酒史：已经明确吸烟和饮酒与一系列疾病有关。吸烟可增加尿路上皮癌尤其是膀胱癌的危险性，也可增加外周血管疾病和勃起功能障碍发生率。慢性酒精中毒会诱发周围神经病变，损害排尿和性功能，也会影响肝脏对雌激素的代谢，从而导致血清睾酮水平降低、睾丸萎缩和性功能下降。长期吸烟者最好手术前戒烟至少 8 周以改善肺功能，否则也应于术前 48 小时戒烟，这样对心功能改善有利。慢性酒精中毒会影响肝功能，患者术后易发生急性戒断症状。

（5）过敏史：应在病历显著位置标明过敏药物种类，以避免治疗过程中应用过敏性药物而出现相应并发症。

（龚道静）

第二节　体格检查

泌尿男性生殖器官的解剖位置有一定特殊性，检查有一定困难。认真有序的体格检查不仅可以避免遗漏，而且可使医师准确地选择随后进行的实验室及影像学检查，为疾病的诊断提供依据。

一、一般检查

除泌尿外科专科检查外，系统的全身体格检查是必要的。因某些全身性疾病可引起泌尿系统症状，而某些泌尿系统疾病又有特殊的全身表现。如阴茎癌和尿道癌可引起腹股沟淋巴结肿大；肾癌可出现皮肤转移灶；皮质醇增多症患者可表现为多毛、向心性肥胖、腹部紫纹等。

二、肾脏的检查

患者先站立后仰卧，观察肾区及两上腹有无肿块，脊柱有无侧弯。较大的肾脏肿瘤、肾积水、肾囊肿可在患侧上腹部、腰部见到圆形隆起，急性肾周围炎时可见腰部凸向健侧。

触诊时患者取平卧位，双下肢屈曲，检查者一手在肋脊角处将肾区托起，一手在同侧的肋缘下作双合诊。因肾脏位置深在，一般不易触及，当触及肿大肾脏时，应考虑肾积水、囊肿、肿瘤、肾周围疾病等。如疑有肾下垂，应分别取卧位及坐位检查，以测得肾脏的移动度。小儿肾脏肿块以肾积水和恶性肿瘤（Wilms瘤和神经母细胞瘤）多见，可根据有无囊性感及透光试验做出初步鉴别。

叩诊手法是左手置于肋脊角处，右手握拳轻叩左手的手背，有叩痛时表示该侧肾脏或肾周围有炎症。肾、输尿管结石在绞痛发作时患侧肾区也有轻度叩击痛。

上腹两侧及背部听到血管收缩期杂音时，应考虑为肾动脉狭窄或肾动脉瘤，此时音质较粗糙。肾动脉狭窄明显者，杂音期较短、音调较高、不向周围传导。

三、输尿管的检查

输尿管在腹膜后脊柱两侧，一般不能触及，当其有病变时可于腹直肌外缘触及有深压痛，包块质硬，索条状。输尿管压痛点为：①上输尿管点：位于腹直肌外缘平脐水平；②中输尿管点：位于髂前上棘与脐连线中外1/3交界处之下内1.5cm处；③下输尿管点：直肠指诊时于直肠前壁、前列腺外上方处；女性行阴道双合诊，位于阴道前壁穹窿部侧上方。

四、膀胱的检查

膀胱是储存尿液的器官，膀胱形态随膀胱内尿液多少及邻近脏器的状态不同而变化。膀胱空虚时，整个膀胱均位于盆腔内，不能触及。膀胱充盈时，特别是容量 >500mL 时可见耻骨联合上区局部膨隆，触及球形包块，具有囊性感，叩诊呈浊音。排尿后包块消失为正常，排尿后不消失为慢性尿潴留表现。视诊如脐部有间歇性漏尿，经膀胱注入亚甲蓝液后漏尿为蓝色，为开放性脐尿管瘘。膀胱区有压痛，说明膀胱有刺激症状，多为结石、结核、膀胱炎所致。对较大的膀胱结石、膀胱肿瘤向周围浸润时，可行双合诊检查。双合诊方法是检查考一手放于膀胱区，另一手示指经直肠或阴道行触诊。先天性膀胱外翻时，在下腹正中可见腹前壁及膀胱前壁缺损，并可看到双输尿管口间歇性喷尿，尿道上裂及阴茎畸形。

五、外阴部检查

1. 阴茎　注意阴毛分布、阴茎大小、有无畸形、有无包块或包皮过长。龟头有无肿块、溃烂。尿道口位置是否正常，有无狭窄，尿道口有无分泌物。触诊阴茎有无硬结、肿块，尿道走行区有无结石或条索状改变。

2. 女性外阴　观察阴毛分布、外阴发育情况、阴蒂大小。注意尿道外口与阴道口间距离，尿道口有无肉阜、黏膜脱垂、处女膜伞。女性尿道憩室，在阴道前壁可触及囊性肿物，按压时尿道口可见脓性分泌物溢出。正常排尿外有持续漏尿的患者，应在尿道口旁或前庭处检查有无异位输尿管开口。

3. 阴囊及内容物　注意两侧阴囊的大小、形态，皮肤有无炎症、水肿、增厚或瘘管、溃疡、肿块等。阴囊肿大者，平卧后是否消失。阴囊内容物触诊时要注意两侧睾丸大小、位置、形状、重量、有无肿块；附睾头、体、尾有无肿大、结节及触痛；输精管是否存在、有无结节；精索有无精索静脉曲张，精索内有无结节。对阴囊内肿块均应做透光试验，透光试验阳性表示有睾丸鞘膜积液。对精索或睾丸鞘膜积液及精索静脉曲张的患者，应立位及卧位检查，平卧后积液消失者为交通性鞘膜积液；平卧后静脉曲张不消失者提示回流受阻；左侧者应警惕是否有左肾癌引起的左肾静脉癌栓阻碍回流。精索静脉曲张者应行 Valsalva 试验，帮助判别程度。

六、直肠指检

检查前患者排空膀胱，取膝胸位、侧卧位或直立弯腰位。指检时应注意肛门括约肌功能，前列腺大小、形态、质地、表面是否光滑、是否有结节及压痛、中央沟是否存在及变浅。正常前列腺约栗子大小、质地均匀有弹性，表面光滑，边缘清楚，两侧叶对称，中央有浅沟，无结节或压痛。必要时可按摩取前列腺液作检查。前列腺坚韧而增大者为前列腺增生症，轻度时腺体增大，略膨隆，中等硬度，中央沟变浅；重度增生时，腺体高度膨隆，中央沟消失或突出，手指不能触及上缘。若表面有硬结，高低不平，与周围位置固定应仔细鉴别，以排除癌肿，必要时行穿刺活检。急性前列腺炎时腺体肿大，且有明显压痛，如有波动感则提示有脓肿形成。前列腺小管阻塞并发结石时可触到结石的摩擦感。

疑为慢性前列腺炎可行前列腺按摩，由前列腺两侧叶自上向下，由外向内逐渐向中央沟适度用力按压，每侧重复2~3次，最后由中央沟自上向下按压1~2次，使前列腺液由尿道外口滴出，收集送检。若未收集到前列腺液，让患者排尿数滴，与按摩前尿相比，较多脓球亦提示慢性前列腺炎。

前列腺两侧上方为精囊，正常精囊的硬度与周围组织相同，所以不能触知。当有肿瘤、结石、囊肿或炎症时可触及精囊，应注意位置、形态、大小、硬度，必要时结合经直肠B超检查帮助诊断。

（龚道静）

第三节 实验室检查

一、尿液检查

（一）尿标本的收集与储存

清晨首次尿液较浓，不受运动和食物影响，是收集尿液送检的理想时间。也可随时留新鲜尿做尿常规检查。留尿前应清洗尿道口及外阴，留中段尿尽快送检，储尿容器应清洁。

如需作代谢及内分泌等检查，则需留24小时尿，并记录总量，摇匀后取其中一部分尿液送检。尿液需留于干燥清洁容器中，容器应加盖置于4℃冰箱内保存。如在室温下储存，需加防腐剂，目前甲醛和盐酸防腐效果较好。

（二）尿常规检查

尿常规检查包括物理检查、化学检查及显微镜检查。

1. 物理检查 包括尿色、量、比重、透明度。正常尿液淡黄、透明，每天尿量1 000~2 000mL，比重1.010~1.015。尿呈红色者，除血尿外，利福平、苯妥英钠、酚磺酞等药物均可使尿呈红色，并注意与血红蛋白尿、肌红蛋白尿鉴别。乳糜尿为乳白色，脓尿、结晶尿则呈现混浊。

2. 化学检查 如下所述。

（1）pH：正常尿pH为4.5~8，平均5.5~6.5。尿pH在4.5~5.5为酸性尿；6.5~8则为碱性尿。一般情况下，尿pH反映了血清pH，在代谢性酸中毒或呼吸性酸中毒时，尿呈酸性；在代谢性碱中毒或呼吸性碱中毒时尿呈碱性。另外酸性尿见于食肉后及糖尿病、尿酸结石、结核患者；碱性尿除久置外可见于感染尿、食用大量蔬菜及草酸钙结石并发肾小管酸中毒者。餐后尿pH变化是由于进食后大量胃酸分泌造成体液偏碱，形成所谓"碱潮"。而通常尿pH随细胞外液pH的改变而改变，尤其午餐后改变较明显，尿pH可达8.0。若酸血症患者出现碱性尿，常提示肾小管酸中毒；碱血症患者出现酸性尿往往提示低钾。临床上常通过调节尿pH来预防结石、增加某些抗菌药物疗效和促进药物排泄以减轻药物的肾毒性作用。

（2）蛋白：正常人尿中含微量蛋白，24小时尿蛋白排出量<150mg，尿蛋白定性为阴性。尿蛋白定性检查常用+/-表示，±表示蛋白含量<0.1g/L，+为0.1~0.5g/L，2+为0.5~2.0g/L，3+为2.0~5.0g/L，4+为>5.0g/L。泛影葡胺造影剂、大量尿酸盐、青霉素、阿司匹林等会使蛋白定性出现假阳性。出现蛋白尿原因为：肾小球性、肾小管性和过剩性。最常见的为肾小球性疾病，是由于肾小球毛细血管对蛋白的通透性增加，特别是清蛋白，24小时尿蛋白>1g应怀疑肾小球疾病，>3g时可确诊。肾小管性蛋白尿是由于肾小管不能重吸收正常滤过的低分子蛋白，一般肾小管性蛋白尿很少超过

2~3g/24h，且常伴有近端肾小管的其他功能障碍而产生糖尿、氨基酸尿、磷酸盐尿和尿酸尿。过剩性蛋白尿是由于血浆异常免疫球蛋白和其他低分子量蛋白浓度增加，导致肾小球的蛋白滤过量大于肾小管重吸收量，骨髓瘤常产生大量的免疫球蛋白，引起过剩性蛋白尿。短暂性蛋白尿可因高热、剧烈运动等引起，多见于儿童，休息几天后可恢复；在老人可由于充血性心力衰竭所致，常见心力衰竭纠正后尿蛋白检查转为阴性。间歇性蛋白尿通常与体位改变有关，如长期站立可产生轻微蛋白尿，每天尿蛋白量很少超过1g，平卧休息后恢复正常，其原因为站立时肾静脉压力增高，大多可自行恢复。对持续性蛋白尿患者应作进一步检查。

（3）尿糖：通常几乎所有从肾小球滤过的糖均在近曲小管被重吸收，故正常人空腹尿糖为阴性。尿中出现葡萄糖称为糖尿，常见于糖尿病。当滤过的糖超过肾小管重吸收能力时（血清糖的肾阈值大约是10mmol/L），亦可出现尿糖阳性，尿中含大量的维生素C、对氨水杨酸、萘啶酸等可引起假阳性。

（4）酮体：正常尿中无酮体出现，当糖尿病酮症酸中毒、孕妇和过度饥饿的患者由于异常的脂肪分解时尿酮体可出现阳性。

（5）胆红素和尿胆原：正常人尿中无胆红素，只有非常少量的尿胆原。胆红素分直接胆红素和间接胆红素。直接胆红素是由胆红素与葡萄糖醛酸在肝细胞内结合形成，正常情况下经胆管进入小肠，并转化成尿胆原。所以直接胆红素不出现在尿中，除非有肝内疾病和胆管梗阻。尿胆原是直接胆红素的终末代谢产物，通常50%由粪便排出，50%再吸收进入肠肝循环，每天1~4mg的尿胆原分泌在尿中。溶血性疾病和肝细胞疾病可引起尿胆原增加；相反，胆管梗阻和抗生素的使用改变肠内菌群而影响直接胆红素转变成尿胆原，使尿胆原的浓度降低，血清中直接胆红素的浓度升高。

（6）显微镜检查：通常取新鲜尿10mL，离心5分钟后弃去上清液，取尿沉渣进行显微镜检查，正常人尿红细胞0~3个/HP，>3个/HP为血尿；白细胞正常为0~5个/HP，>5个/HP提示有炎症。少量上皮细胞无临床意义。正常人尿中无管型。管型是尿蛋白质在肾小管腔内形成的凝块，黏蛋白是所有管型的基本物质。当管型仅由黏蛋白组成则称为透明管型，多见于高热或剧烈活动后，也可见于肾脏本身病变。红细胞管型是肾小球出血的依据，多见于急性肾小球肾炎。白细胞管型多见于急性肾盂肾炎。颗粒管型、上皮细胞管型、蜡样管型均反映肾实质损害。尿中有结晶，通常意义不大，但如新鲜尿中有多量尿酸结晶和草酸钙结晶，且有红细胞存在，应考虑有结石可能。服用某些药物（如磺胺类药物），尿中也可出现这些药物的结晶。如发现胱氨酸结晶可确诊为胱氨酸尿。在酸性尿中结晶包括草酸钙、尿酸和胱氨酸；在碱性尿中结晶为磷酸钙和三磷酸盐结晶。

（三）尿三杯试验

血尿、脓尿时，可通过尿三杯试验帮助初步定位。方法为：清洗外阴及尿道口后，将一次尿不中断地排入三个清洁容器内，将最初的10~20mL尿留于第一杯中，中段尿留30~40mL于第二杯中，终末5~10mL留于第三杯中，分别送化验。若第一杯尿液异常且程度最重，提示病变可能在前尿道；若第三杯异常且程度最重，则病变可能在后尿道或膀胱颈；若三杯均异常，病变可能在膀胱颈以上。

（四）乳糜尿

将尿液加入等量乙醚中，震荡后取乙醚层（上层）液体一滴放于玻璃片上，加入苏丹Ⅲ染液，镜下观察。如为乳糜尿可见红色脂滴，并可见下层尿液由浊变清。此时应再吸取乳糜尿沉渣寻找微丝蚴。

（五）尿细菌学检查

应在用药前或停药2天后，清洗外阴及尿道口，留中段尿于无菌瓶中，加盖后立即送检。若置于4℃保存不能超过8小时。

细菌培养：常用中段尿行定量培养并作药敏试验。若培养出细菌数>10^5/mL为感染，<10^3/mL则多为污染，如为10^3/mL~10^5/mL则不能排除感染的可能性，必要时需复查。对细菌数>10^5/mL者应常规做药物敏感试验。真菌、衣原体、淋病奈瑟菌、伤寒沙门菌、结核分枝杆菌及厌氧菌等需作特殊培养。

（六）尿脱落细胞检查

尿脱落细胞检查可帮助评价肾实质和尿路疾病，特别是对尿路上皮肿瘤的早期诊断、疗效观察和癌症普查有重要意义。对尿路上皮的原位癌和细胞分化较差的肿瘤有特殊的诊断价值，阳性率有报告达70%以上。

要求尿液新鲜，尿量不少于50mL，最好为早晨第一次尿的中后段尿液。收集尿应及时离心，沉淀物涂片必须在尿液排出后1~2小时内完成。若不能及时完成涂片，可在尿液中加入1/10尿量的浓甲醛溶液或95%乙醇固定，以防尿液腐败，细胞自溶。

恶性肿瘤细胞的形态特征为：细胞核大，核直径>1/2细胞直径，核/浆比例增大。可出现多核，染色质颗粒粗糙，核仁增多增大，核膜明显。细胞质变化，见分化不良细胞的胞质量少，细胞总体积增加，呈多形性。临床上还用荧光素吖啶橙染色法来判断细胞形态及核酸代谢等变化，肿瘤细胞胞质呈橘红荧光，核呈黄绿色或黄色荧光，荧光强度取决于胞质RNA和DNA含量，因此增生活跃的细胞其细胞质和细胞核荧光强度增强。

（七）尿液的生化检查

尿液的生化检查应收集24小时尿。即从第一天确定的某一时间将尿排尽并弃去，然后将所有的尿液排入容器内，直至第二天的同一时间排尿并收入容器中。计算24小时尿量，混匀后留取50mL送检，留尿期间标本宜保存于冰箱内或加入防腐剂。作24小时尿尿素氮、肌酐、肌酸、尿酸、氯化物、钾、钠、钙、磷等物质的测定以甲醛为宜，17-羟皮质类固醇、17-酮皮质类固醇、儿茶酚胺、3-甲氧基-4-羟基苦杏仁酸（VMA）、醛固酮等物质的测定以盐酸为宜。

尿肌酐正常值为（0.7~1.5）g/24h。在急性肾炎或肾功能不全时，尿肌酐排出量降低。

尿素氮正常值为9.5g/24h。增高时表示体内组织分解代谢增加；降低见于肾功能不全、肝实质性病变。

尿酸正常值为（0.4~1.0）g/24h。增高见于痛风，降低见于肾炎。

尿钾正常值为（2~4）g/24h。增高见于肾上腺皮质功能亢进、肾移植术后利尿；降低见于严重失水、失钠而有肾前性氮质血症及失盐综合征、尿毒症及肾上腺皮质功能减退等。

尿钠正常值为（3~6）g/24h。增高见于肾上腺皮质功能减退、急性肾功能衰竭（ARF）及肾移植术后利尿期；降低见于长期禁食钠盐、肾上腺皮质功能亢进等。

尿钙正常值为（0.1~0.3）g/24h，尿磷正常值为（1.1~1.7）g/24h。尿钙、尿磷排出量增高见于甲状旁腺功能亢进症、特发性高尿钙。

（八）尿的激素及代谢产物检查

尿17-羟皮质类固醇（17-OHCS）为肾上腺皮质类固醇的代谢产物，正常值男性为（8~12）mg/24h，女性为（6~10）mg/24h。增高多见于肾上腺皮质功能亢进，如皮质醇增多症等；降低见于肾上腺皮质功能减退。

尿17-酮皮质类固醇（17-KS）正常值男性为（10~20）mg/24h，女性比男性低（2~3）mg/24h。17-KS在女性主要来自肾上腺，在男性则2/3来自肾上腺，1/3来自睾丸，所以此检查在男性反映肾上腺皮质与睾丸功能，在女性反映肾上腺皮质功能。增高见于皮质醇增多症、肾上腺性征异常综合征、睾丸间质细胞瘤、多毛症、肢端肥大症、男性性早熟、内分泌雄激素治疗后。减少见于Addison病、垂体功能减退、睾丸发育不全、睾丸切除后、甲状腺功能减退以及某些慢性病如肝炎、结核、糖尿病等。

尿儿茶酚胺（CA）包括去甲肾上腺素（80%）、肾上腺素、多巴胺三种物质。正常值为（9~108）μg/24h。增高见于嗜铬细胞瘤、肾上腺髓质增生、副神经节瘤等；降低见于营养不良、高位截瘫、家族性脑神经功能异常和帕金森病等。

3-甲氧基-4-羟基苦杏仁酸（VMA）是儿茶酚胺代谢产物，增高见于儿茶酚胺增多症。化验前数日应停止食用香蕉、咖啡、茶、巧克力等含香草的食品，可避免部分假阳性；停服苯胺氧化酶抑制药及甲基多巴可避免假阴性。

尿醛固酮是肾上腺皮质球状带分泌的一种盐皮质激素,调节 K^+、Na^+ 及水的平衡。正常值 $<10\mu g/24h$。增多见于原发性醛固酮增多症、继发性醛固酮增多症、甲状腺功能亢进症、部分高血压、低血钾等;减少见于肾上腺皮质功能减退、糖尿病、Turner 综合征、18 - 羟化酶缺乏、垂体功能减退等。

二、前列腺液检查

(一) 标本采集

首先嘱患者排空尿液并收集部分尿液备用,然后取膝胸位或直立弯腰位。直肠指检时在直肠前壁触及前列腺后,从左右两侧对称向中央沟均匀按摩 2~3 次,再从前列腺底部朝尖部方向按摩 1~2 次,用手指在会阴部挤压球部尿道可见前列腺液从尿道口滴出并收集于玻璃片上,立即送检查。另外根据检验指标不同,收集于相应试管内。

(二) 涂片检查

主要观察卵磷脂小体、巨噬细胞、红细胞及白细胞等。正常前列腺液卵磷脂小体大于3 + 个/HP,白细胞 <10 个/HP,无脓细胞,无或偶见红细胞,上皮细胞少见。慢性前列腺炎时白细胞 >10 个/HP,卵磷脂小体减少,巨噬细胞吞噬多量卵磷脂状颗粒称为颗粒细胞,为前列腺炎特有的表现。由于影响结果的因素较多,单次前列腺液检查常不能准确判断前列腺的炎症情况,在可疑的情况下,建议复查 1~2 次。

(三) 其他检查

pH 值:正常前列腺液 pH 值为 6.4~6.7,并随年龄增加 pH 有增高趋势,逐渐变成偏碱性。研究证明 pH 升高往往早于临床症状的出现。如 pH >8.0,对诊断慢性前列腺炎有帮助。

免疫学检查:慢性前列腺炎患者前列腺液内的免疫球蛋白可明显增高,主要表现为 IgA、IgG 增高,且 IgA/IgG 比值明显高于正常人。

锌离子:慢性前列腺炎时锌离子浓度明显下降。现已证明含锌化合物具有抵御细菌上行感染的作用。

(四) 培养检查

前列腺液细菌培养是鉴别细菌性和非细菌性前列腺炎最简单、准确的方法。为避免尿道炎的干扰,常采用 Meares 和 Stamey 提出的四杯定位细菌培养法。即取四个无菌容器分别标上 VB_1、VB_2、EPS、VB_3。阴茎头清洗后留初始尿 5~10mL 于 VB_1 中,留中段尿 20~30mL 于 VB_2 中,然后按摩前列腺液装入 EPS 中,按摩后再留初始尿 5~10mL 于 VB_3 中,4 份标本均作培养。如 VB_1 细菌数量多,其余标本均低,提示尿道炎存在;如 VB_2、VB_3 细菌数量高,其余标本正常,提示膀胱以上尿路感染;如 EPS 细菌数量高,直接表明前列腺炎;如 VB_3 的菌落数大于 VB_1 菌落数的 10 倍,也表明为细菌性前列腺炎。如疑为支原体、衣原体、淋病奈瑟菌等感染应作特殊培养。

三、精液检查

正常精液是由精浆和精子组成。精浆主要由前列腺、精囊和尿道球腺等附属腺体分泌。精囊液占精液总量 50%~65%,前列腺液量占 30%~34%,睾丸、附睾、输精管分泌液量仅占 3%~5%。精子在睾丸中产生,在附睾中成熟,通过输精管运输到体外。

精液检查(semen analysis)是评价男性生育力的重要依据,也可观察输精管结扎及复通的效果。

射精时精液排出有一定顺序,通过三段分步射精法分析,第一段精液中含有大量精子,后两段逐渐减少。因此精液收集方法在精液检查中是很重要的一步。

1. 精液采集 受检者 3~5 天无射精活动,但有学者认为禁欲至少 48 小时,但不超过 7 天,并主张 25 岁以下禁欲 3 天,25~35 岁禁欲 5 天,35~45 岁禁欲 7 天,效果更好。用手淫法将全部精液收集于清洁容器内,温度应保持 25~35℃,气温低时应置于贴身内衣袋内,1 小时内送检。如需重复检查,应间隔 1~2 周。不可用避孕套收集。

2. 精液常规分析　目前精液自动化分析仪已普及，其准确、快速、方便，便于数据及图像储存。正常精液呈灰白色，液化后则呈乳白色或灰黄色，中等黏稠；30 分钟完全液化，室温下 1 小时不液化为精液不液化症；量正常为 2~6mL，<1.0mL 或 >8mL 均为异常；pH 值为 7.2~8.0；精子密度正常为 (20~200)×10⁶/mL，<20×10⁶/mL 为少精子症，>200×10⁶/mL 为多精子症；正常形态精子应 >60%；精子活力，射精后 30~60 分钟精子存活率应 >60%；精子活动力，射精后 1 小时快速前向运动精子(a+b 级) >50% 或活跃快速前向运动精子（a 级） >25%；白细胞 <5 个/HP，精液果糖浓度 0.87~3.95g/L 或单次射精 >13μmol。

3. 抗精子抗体测定　正常情况下抗精子抗体应为阴性。抗精子抗体可使精子制动或使精子黏附在宫颈黏液上，难以通过子宫颈，也可抑制精子顶体的活性，使精子不易穿透卵丘、放射冠和透明带进入卵细胞，阻碍精子与卵细胞结合。抗精子抗体按其对精子的作用分为凝集性、制动性和结合性三类，其中精子凝集抗体有头对头、尾对尾及混合型 3 种。测定抗精子抗体的方法很多，各家不一，抗精子抗体有血清抗精子抗体和精浆抗精子抗体，但以后者对精子影响最大且最直接。

四、肾功能检查

肾脏主要生理功能有两个方面：①生成尿液，排出体内代谢产物，调节体液容量、渗透压，维持水、电解质和酸碱平衡，从而保持机体内环境的稳定。②分泌一些重要的生理活性物质或激素，调节血压（如肾素和前列腺素），促进红细胞生成（促红细胞生成素）及调节钙磷代谢 $[1, 25 - (OH)_2D_3]$ 等。

由于肾脏具有巨大的储备能力，故目前临床所用的各种肾功能检查方法常常不能查出早期和轻度的肾实质损害。例如一个正常人，因外伤作一侧肾切除，患者仍能正常生活。因此，肾功能检查其目的主要是了解肾脏有无功能不全，评价能否耐受手术，观察其动态变化，以便制定治疗方案。

（一）肾小球滤过功能检查

1. 血清肌酐（Cr）、尿素氮（BUN）测定　Cr 的生成与排泄受肾外因素影响很少，因 Cr 是肌酸的代谢最终产物，且血中浓度与尿中排出量都较为恒定，是反映肾功能的一项可靠指标。它每日生成量为 20mg/kg 或 1mg/min，肾功能丧失约 50% 以后，血清 Cr 才升高。

BUN 是蛋白质分解代谢最终产物，主要在肝内形成，肾脏排出。它受食物中蛋白质摄入量、胃肠道出血、高分解代谢、肝脏代谢能力等肾外因素影响，因此测定血清 BUN 增高判断肾功能不如血清 Cr 升高特异性强，但因检测方便，临床仍广泛应用。

BUN 与 Cr 比值正常为 10:1，比值增大见于高分解代谢、肾前性氮质血症、少尿（尿素再吸收呈管液流率依赖性）、尿路梗阻等。尤其是急性情况下意义更大，慢性肾病时影响因素较多，需仔细分析。

指甲肌酐测定：肌酐可沉积于指甲中，从指甲基底部至甲缘需生长 3 个月时间。故检查甲缘指甲中肌酐含量，可了解 3 个月前血肌酐水平和肾功能状况，对鉴别急、慢性肾功能衰竭常有帮助。

2. 肾小球滤过率（GFR）　是指单位时间内由肾小球滤过的血浆量，是最重要的肾功能试验。可通过菊粉清除率（Cin）、内生肌酐清除率（Ccr）来评估。Cin 正常值为 125mL/min，Ccr 正常值为 80~120mL/min。前者因需导尿和输液，临床应用不方便，故不能作为常规。后者较简单易行，现应用广泛。一般认为 Ccr 降低至正常值的 80% 时，表示肾小球滤过功能已有减退。降至 51~70mL/min 时提示轻度损害；降至 31~50mL/min 时提示中度损害；降至 21~30mL/min 时提示重度损害；10~20mL/min 提示进入肾功能衰竭期；<10mL/min 为尿毒症期。

现今同位素法已在临床广泛应用，用 ⁹⁹ᵐTc-DTPA（⁹⁹ᵐTc-二乙三胺五乙酸）注射后测定肾小球滤过率（GFR），用 ¹³¹I-OIH（¹³¹I-邻碘马尿酸）测定肾有效血浆流量（ERPF），方法简便，结果可靠。

（二）近端肾小管功能检查

近端肾小管主要有分泌和重吸收功能。葡萄糖最大重吸收量（TmG）、对氨马尿酸最大排泌量

（Trm$_{PAH}$）、酚磺酞排泄试验均因方法烦琐、干扰因素多，影响其准确性而很少开展，目前多用尿 β_2 - MG、尿溶菌酶测定来评价。

尿 β_2 - MG 为小分子白蛋白，从肾小球滤出后 99.9% 被近曲小管吸收和降解，故尿 β_2 - MG 含量甚微，正常 <0.2μg/mL，如血中含量正常，尿中含量增多，则说明近曲小管功能下降。当存在蛋白尿时，如尿蛋白与尿 β_2 - MG 比值 >200 提示为肾小球性，<10 则为肾小管性。但要注意排除引起血 β_2 - MG 增高的因素。

尿溶菌酶（Lys）广泛存在于机体各器官组织中，为小分子蛋白酶，易从肾小球滤过，并立即被近曲小管重吸收。正常人尿 Lys 浓度很低（<3μg/mL）或不能检出。当近端肾小管损伤时，尿 Lys 浓度可升高。但要排除白血病、大量化疗使病态白细胞坏死引起高溶菌酶血症的影响，当血中 Lys 浓度高出三倍时，尿中排出的 Lys 可升高。

（三）远端肾小管功能检查

远端肾小管主要是浓缩稀释功能、尿液酸化功能。检查方法主要有尿比重试验、浓缩稀释试验、昼夜尿比重测定、尿渗透压测定、自由水清除率等。

尿浓缩试验：禁饮 10 小时尿渗透压测定，正常值 >700~800mmol/L，表示肾有浓缩功能，其受尿糖增高的影响，而不受蛋白尿的影响。

尿稀释试验：于 30min 内饮水 1 500mL。正常时饮水后 4 小时应排出饮量的 75%，尿比重降至1.003。肾功能不全时尿量少于 500mL，比重大于 1.003，本试验对于严重水肿及心功能不全患者禁用。

由于肾浓缩功能比稀释功能先受到影响，故后者极少应用。

尿比重亦可反映肾小管浓缩功能，正常 24 小时尿比重为 1.015~1.030。单次尿最高与最低比重之差应 >0.008，而且必须有一次尿比重 >1.018。常以晨尿比重 >1.020 作为尿浓缩能力良好的标志。如患者每次尿比重固定在 1.010 左右，则为固定低比重尿，说明肾小管浓缩功能极差。

尿中无大分子物质干扰时，比重 1.001 相当于渗透浓度 30mmol/L，比重 1.010、1.020、1.030，则分别与 300、800、1 200mmol/L 相对应。因此临床多用简单的尿比重测定来代替，尿血渗透浓度比为 (3~4.5)：1，比值下降，表示浓缩功能差。但尿血渗透浓度比不如尿血肌酐比值敏感，大于 40 即说明浓缩功能良好。

（四）尿酸化功能试验

肾是调节酸碱平衡的重要器官，是通过近曲小管回吸收 HCO_3^- 和远曲小管排出 H^+ 及非挥发性固定酸来稳定体内 pH，这一功能往往和肾小管其他功能好坏相平行。目前所用的各项试验（如 NH_4Cl 负荷试验、硫酸钠试验、碱负荷试验等）均作为肾小管酸中毒的诊断及分型用，但操作复杂，故临床上一般不用这些试验来评价肾功能。

五、血液检查

（一）血清电解质测定

1. 钠（Na^+）　正常人血清钠为 136~145mmol/L。血清钠增高多见于皮质醇增多症、原发性醛固酮增多症、垂体肿瘤、高渗性脱水及过多摄入钠盐。血清钠降低多见于肾上腺皮质功能减退、慢性肾小球肾炎、尿毒症、肾髓质囊性变、多囊肾、代谢性酸中毒及低渗性脱水、水中毒。

2. 钾（K^+）　正常血清钾为 3.5~5.5mmol/L。高血钾见于肾功能衰竭、酸中毒、严重创伤、溶血及过量补钾等。低血钾多见于原发性醛固酮增多症、大量使用利尿药、长期摄入不足、碱中毒、肾小管酸中毒、呕吐等。

3. 氯（Cl^-）　正常血清氯为 98~106mmol/L。血清氯增高见于急性肾小球肾炎、代谢性酸中毒、呼吸性碱中毒等。降低多见于严重呕吐、腹泻、大量利尿、糖尿病及长期限盐等。

4. 钙和磷　正常人血清钙为 2.2~2.7mmol/L，血清磷为 1.0~1.6mmol/L。长期肾功能不全、甲状旁腺功能减退可引起血磷升高和血钙降低；甲状旁腺功能亢进可引起血钙升高、血磷降低；多发性骨髓瘤可引起血钙和血磷升高。

（二）血酸碱指标的测定

1. 血清二氧化碳含量（$T-CO_2$）　　正常值 22～31mmol/L。增高见于呼吸性酸中毒、代谢性碱中毒、低血钾；减少见于代谢性酸中毒、呼吸性碱中毒、肾衰竭等。

2. 血 pH　　正常动脉血 pH 7.35～7.45，静脉血 PH 7.32～7.38。小于上述低值为酸中毒，大于上述高值为碱中毒。

（三）血液中激素测定

1. 血浆皮质醇测定　　血浆皮质醇有明显的昼夜节律变化：早晨 6～8 时最高（10～25mg/L），晚 10 时至凌晨 2 时最低（2～5mg/L），其变化呈 U 型曲线。由于皮质醇的脉冲式分泌及昼夜节律变化，故血皮质醇的单次测定意义不大。如皮质醇增加提示肾上腺皮质功能亢进（腺瘤、增生、癌）、甲状腺功能亢进、妊娠，异位 ACTH 肿瘤时升高，此外还有昼夜分泌节律消失；减少见于 Addison 病、急性肾功能衰竭、垂体前叶功能减退、甲状腺功能减退、肝硬化等。

2. 血浆醛固酮测定　　正常人血浆醛固酮为 8.37±2.7μg/L（上午 8 时卧位基础值）及 13.64±7.51μg/L（上午 10 时直立位刺激值）。增高：原发性醛固酮增多时超过正常值的 2.8～4.2 倍，另外有继发性醛固酮增多、甲状腺功能亢进、低血钾、部分恶性高血压等。减少：见于爱迪生病、18-羟化酶缺乏、糖尿病、Turner 综合征、垂体功能减退等。诊断原发性醛固酮增多时，应同时测定血浆肾素，确定血浆醛固酮/血浆肾素的比值，当比值超过 25 时，应进一步证实原发性醛固酮增多。

3. 血浆儿茶酚胺测定　　儿茶酚胺（CA）包括去甲肾上腺素（NE）、肾上腺素（E）、多巴胺（DA）三种，应分别测定其值。①循环中 80% 的 NE 和 E 处于结合状态，而 100% 的 DA 呈结合状态。结合状态的 DA 明显升高常与恶性嗜铬细胞瘤有关。②嗜铬细胞瘤患者血浆 CA 升高，以 NE 升高为多见，其次是 NE 和 E 升高，单纯 E 升高很少见。③测定静息卧位血浆 CA，对嗜铬细胞瘤诊断价值最大。④血 CA 升高还见于神经母细胞瘤、副神经节瘤、心肌梗死等。CA 降低见于自主神经病变和帕金森病。

4. 血浆肾素-血管紧张素测定　　均应测普通卧位及低钠饮食时的卧位及立位值。增高见于继发性醛固酮增多症、肾素瘤、低钾血症、急性肾功能衰竭、Addison 病及 Wilms 瘤等；减少见于原发性醛固酮增多症、肾上腺盐皮质激素合成酶系缺陷、高血钾等。

5. 血浆睾酮测定　　正常值：成年男性 570±156μg/L，女性 59±22μg/L。增高见于特发性男性性早熟、肾上腺皮质增生或肿瘤、睾丸肿瘤、多囊卵巢综合征、卵巢雄性化肿瘤、松果体瘤等。减少见于无睾丸症、原发性睾丸功能减退、大部分克氏综合征、Kallman 综合征等。

6. 促卵泡生成素（FSH）、黄体生成素（LH）、泌乳素（PRL）　　上述激素均由垂体分泌．它和睾酮（T）、雌二醇（E_2）构成垂体-性腺轴。它们关系密切，对精子生成、维持男性性功能和男性生殖器官的发育有重要作用，临床上应综合判断，有助于疾病的诊断。如 T 水平低下，精液检查不正常，而 LH、FSH 水平显著增高，为原发性性腺功能低下；继发性性腺功能低下者精液检查不正常，T 水平低下，而 LH、FSH 水平显著减少；单纯性精曲小管病变时，血浆 FSH 水平增高，而 LH 及 T 水平正常；PRL 值明显升高，并伴有性功能低下、少精及阳痿等为高泌乳素血症，有垂体瘤或垂体微腺瘤可能；如 T、LH、FSH 都正常而精子数目明显减少或无精子，应考虑输精管道阻塞。青春期前儿童 LH、FSH、T 同时升高，提示真性性早熟；如 LH、FSH 不高，T 稍高，但 T 代谢产物和血、尿皮质醇升高者，提示假性性早熟。

（龚道静）

第四节　超声波检查

一、概述

1955 年，Wild 和 Reid 第一次发表了超声波在泌尿系统诊断应用中的价值的文章。1973 年，Holmes

综述了超声检查对泌尿生殖系统疾病的诊断，指出超声波对肾肿瘤、多囊肾、肾积水、肾测量、腹膜后血肿、残余尿量的测量等均很有价值。国内的超声诊断工作开始于1958年，此后不久就应用于泌尿系统疾病的诊断。

20世纪70年代，超声诊断仪器的发展很快，二维声像图在图像上进入灰阶状态，光点逐渐细致，层次逐渐丰富。20世纪80年代是超声发展最迅速的时期，彩色血流图在1983年由日本Aloka公司首先研制，1990年奥地利Kretz公司制成3D扫描器，1991年美国的ATL公司推出世界第一台全数字超声系统，全数字化技术成为20世纪90年代以及目前发展的方向，它使超声诊断系统的水平进入了一个新阶段。随着超声医学工程技术的进步，由原来体外用超声探头发展到各种腔内探头，尤其是将数毫米直径的微型导管探头置于内镜的顶端或直接导入管腔，介入到腔内进行诊断和辅助治疗。实时动态、无创显像是超声诊断独特的优点。

超声物理参数众多，在医学领域中的可用性仍有巨大潜力。20世纪70年代以来，已受临床各科的广泛重视；80年代有了更高层次的发展；到90年代，又开拓了新的领域，超声组织定征、彩色多普勒能量成像、二次谐波成像、超声内镜、超声造影以及高强度超声聚焦治疗均已达到实用阶段；进入21世纪，超声在现代医学中将更加发展拓宽，并占有重要地位。

二、原理与技术

（一）超声波的产生及人体回声

人类对声音频率感受范围为20Hz～20kHz，震动频率在20kHz以上的机械波为超声波，震动频率低于20Hz的机械波为次声波。超声波是一种机械波，这一点十分重要，因为它具有不同于光、电、磁的许多特点。比如，超声波不具有辐射性，无辐射危害，超声波的传播必须依靠介质。超声波本身的物理性质决定了在应用上的低损害和灵活性的优点。

体内声波的反射产生回声，是二维声像图的重要构成条件。人体内的反射分为界面反射和散射。回声的产生基于界面的反射，与介质的性质无关。

彩色多普勒血流显像是使用一种运动目标显示器，检测血细胞的动态信息，并根据血细胞的运动方向、速度、分散情况，调配红、蓝、绿三基色，改变颜色亮度，叠加在二维灰阶图像上的彩色血流图。

当前用于医学诊断的高频率超声，是采用反压电效应的技术原理，把压电晶体或压电陶瓷放置在高频电场中，高频交变电流作用于压电晶体，压电晶体随电流的变化产生晶体形变，即产生震动，此种震动产生相应频率的机械波。

（二）回声的显示方式

1. A型诊断法　幅度调制显示（amplitude modulation display），显示的方式以曲线波的波幅高低反映回声强度的强弱，以横坐标的距离表示回声部位的远近。现已极少应用。

2. M型诊断法　M表示活动（motion）的意思，它是沿声束传播方向上各个目标位移随时间而变化的一种显示方式。主要用于超声心动图。

3. B型诊断法　采用辉度调制显示（brightness modulation display），切面声像图上以回波的幅度调制光点亮度，以一定的灰度级来显示。当前的超声断层切面图像已经相当完美，可以观察内脏活动的实时成像。实时成像可以对体内器官活动进行动态观察，这一点是许多其他医学影像检查不能达到的。

4. 多普勒频谱诊断法　多普勒频谱分析是利用对运动物体所产生多普勒信号的频谱分布进行分析的超声诊断方法。

5. 彩色多普勒血流成像法（color Doppler flow imaging，CDFI）　在二维超声图的基础上，用彩色图像实时显示血流的方向和相对速度的超声诊断技术。

三、设备及特点

超声诊断仪是向被检人体组织发射超声波，并接受人体组织作用产生的回波，检出回波某种物理参量的变化（如幅度、频率等），然后以某种方式在显示器上显示，并用记录仪记录，供医生诊断分析。因此，超声诊断仪最基本的结构包括超声探头、发射电路、接收电路、扫描电路、主控电路、标距电路、显示器和记录器等部分。

超声诊断仪中，同时具有超声发射和接受作用的部件称为超声探头。仪器的性能，如灵敏度、分辨率和伪像的大小都与探头有关，探头是超声诊断仪的关键部件。

声像图的质量由光点的密度和灰阶度的等级程度决定。光点密度取决于仪器的分辨能力。就探头而言，主要为超声的频率，频率越高，分辨率越好，图像越细腻。但频率越高其穿透力越低，不适于深部器官的检查。因此，各部位或脏器都有其相应的超声检查频率，如颅脑为 1 ~ 2.5MHz，肝、脾、胰、肾上腺、肾、膀胱等为 3 ~ 3.5MHz，甲状腺、前列腺、精囊为 5 ~ 7.5MHz，皮肤、眼为 10MHz。

当前计算机对图像后处理技术不断完善，对提高图像质量有很大作用，如边缘的勾绘、强度比例的调整、添加色彩等，而且这一技术发展前景很好。

四、临床应用

（一）正常表现

1. 肾脏　肾轮廓线是由肾周筋膜及其内、外脂肪形成。肾实质回声为肾轮廓线包围，位于肾窦回声与肾轮廓线之间，呈低回声带。

肾实质回声分两个部分。①肾髓质：肾髓质回声又称肾锥体回声，为放射形排列在肾窦周围的卵圆形或圆锥形结构，低于肾皮质回声。②肾皮质：包围在肾髓质回声的外层，并有一部分伸入肾锥体回声之间，称为肾柱。肾皮质回声高于肾髓质回声，但略低于肝和脾的内部回声。

肾窦回声是肾窦内各种结构的回声综合，它包括肾盏、肾盂、血管和脂肪等组织的回声，所以又称为肾中央复合回声或集合系统回声。肾窦回声通常是一片椭圆形的高回声区，与腹膜后大血管周围脂肪组织的回声强度相仿，边界毛糙不整齐。一般肾窦回声的宽度占肾的 1/2 ~ 2/3。

肾血管回声：肾动脉自肾门进入肾脏，在肾内显示五支段动脉，即上极支、下极支、前上支、前下支和后支。由此分出的位于肾柱内的叶间动脉和肾髓质与肾皮质交界处的弓状动脉，肾皮质内的小叶间动脉，相应的肾内静脉和肾静脉主干同时显示。

用脉冲多普勒可得到各段肾动脉的血流频谱，测得各段肾动脉的收缩期峰速（Vs）、舒张末期最低流速（Vd）、平均流速（Vm）、加速度（Ac）、加速度时间（Tac）、阻力指数（RI）和搏动指数（PI）等。正常的肾动脉血流频谱呈迅速上升的收缩期单峰，随之为缓慢下降的舒张期。

2. 输尿管　正常输尿管内径狭小，超声不易显示。对瘦体型或肾外型肾盂者，有时可显示肾盂输尿管连接部。嘱受检者膀胱充盈后检查，以膀胱作为透声窗，可显示输尿管膀胱壁段。声像图上该两处输尿管均呈回声较高的纤细管状结构，其内径一般不超过 5mm，管壁清晰、光滑，内为细条带形无回声区。

3. 膀胱　正常膀胱的形状随尿液充盈程度的不同而不同，膀胱充盈时，纵断面声像图呈圆钝的三角形，膀胱内尿液为透声良好的无回声区。横断面声像图，膀胱呈圆形或椭圆形，膀胱壁回声较高，连续完好，膀胱充盈时，内壁光滑。实时观察可见双侧输尿管口喷尿征象。男性膀胱后方为直肠，后下方为前列腺，女性膀胱后方为子宫。

4. 尿道　在非充盈状态下（静止期）的尿道，声像图难以显示。排尿过程的动态声像图能清楚显示尿道的启闭次序和内径变化。

5. 前列腺、精囊腺　前列腺包膜完整、细亮，内部回声均匀一致，为密集细小的光点，不同区之间没有明显的界线。两侧精囊腺的大小、形态和内部回声基本一致，但回声常低于前列腺，呈长条状。前列腺部尿道显示不清。

6. 睾丸、附睾　睾丸呈卵圆形，大小为 4cm×3cm×2cm，周围有一层白膜，内为均质的中等回声。彩色多普勒超声显像为点状血流信号。附睾头为半月形中低回声，附睾尾位于睾丸下极，为中等回声，用高频探头附睾体可以显示。正常情况下，睾丸鞘膜腔内有少量液体。

7. 精索　精索从附睾尾部移行而来，在阴囊内这一段长约 40mm，粗 6～8mm，平静状态下，未曲张的精索静脉内径多数小于 2～2.5mm。

8. 肾上腺　切面可呈三角形、新月形、V 字形或 Y 字形中等回声区，多小于 3cm。正常肾上腺左侧显示低于右侧。

（二）应用范围

1. 二维超声　如下所述。

（1）弥漫性损害病变：多为炎症或全身性疾病的脏器改变。异常回声常为器官整体的广泛的弥漫分布。

（2）局限性炎症病变：感染性炎症的病变处，早期回声较低，回声分布均匀或不均匀，病变周围界限不清。后期因组织修复，或发生纤维化、钙化，而有相应表现。

（3）局限性囊性占位病变：多为形态规则、界线清楚、边缘整齐、内部为无回声的液性物。

（4）局限性实性占位病变：较小的病变大多形态规则、界线清楚、边缘整齐，内部回声强弱不一，但多为分布均匀，尤其是良性病变时。大的实质性占位病变，可因出血、坏死、液化显示相应的回声表现，图像复杂。良性与恶性的比较上，良性多表现为形态规则、界线清晰、边缘整齐、回声均匀。恶性则因发展快，组织破坏大，结构复杂，而呈形态不规则、界限不清、边缘不齐、内部回声分布不均。

（5）囊实混合性：病灶内实性病变与液性病变混杂排列。多为恶性病变或良性病变发生出血、液化。

2. CDFI 在泌尿系统的应用　如下所述。

（1）肾脏占位性病变：CDFI 用于观察肾脏占位病变的血流分布，区别良、恶性。肾癌一般为多血管性肿瘤、彩超显示肿瘤内部或周边血流较丰富。其血流图有四种表现：抱球型、星点型、丰富血流型、少血流型。多普勒频谱可为高速低阻型、高速高阻型。前者与动静脉短路形成有关，后者与瘤内瘤周血管受压有关。其他良性病变（如血管平滑肌脂肪瘤等）一般内部无血流或点状血流。CDFI 有助于肾癌的分期。肾静脉、下腔静脉有无受侵犯，对于手术有指导意义。

（2）肾动脉狭窄：CDFI 诊断直径大于或等于 50% 的肾动脉狭窄的标准是狭窄处肾动脉收缩期峰值流速大于 180cm/s，段动脉或叶间动脉加速度小于 $3m/s^2$、加速时间延长大于 0.07s。

（3）肾静脉血栓：与肾脏功能紊乱有关，如肾病综合征、创伤、摄入类固醇等。在急性完全性阻塞 24 小时内，肾脏增大；之后，肾开始缩小，皮髓质回声差异消失。CDFI 检查肾静脉、皮质内血流缺失。

（4）移植肾：移植肾位于浅表部位，超声检查时无肠气影响，有利于血流显示。正常移植肾彩超血流分布呈树枝状，无论在心脏收缩期或舒张期，肾段动脉、叶间动脉、弓形动脉和小叶间动脉血流连续，肾段动脉、叶间动脉阻力指数在 0.5～0.7。当移植肾出现排斥反应、肾小管坏死、环孢素中毒等并发症时，彩色多普勒超声表现为肾脏血流分布稀疏，特别是皮质血流灌注减低，肾血管阻力指数增高（RI＞0.7）。彩超亦可发现移植肾肾静脉血栓、肾动脉狭窄及闭塞、动静脉瘘等血管并发症。

（5）膀胱疾病：彩超有助于区别膀胱肿瘤与血块。肿瘤特别是恶性肿瘤有血流，它不随体位移动。血块随体位移动，彩超无血流。

（6）睾丸疾病：正常成人睾丸血流呈条状或点状分布。睾丸肿瘤血流增多，睾丸扭转时血流减少或消失。

（三）患者的准备

肾脏检查一般均不需做检查前准备。但在探测肾血管和需要了解肿瘤有无转移（探测肾静脉、下腔静脉和肾门淋巴结）时，需空腹进行，在探测肾盂、肾盏和输尿管内结石或肿瘤时，检查前饮水使膀胱适度充盈，对中段及盆段输尿管的检查也需做空腹准备，并在检查前饮水使膀胱充盈，必要时可口服或注射呋塞米，加速膀胱充盈。经直肠检查前列腺，须检查前排便。

（四）常见疾病的诊断

1. 肾囊肿　肾囊肿的种类颇多，一般分为孤立性肾囊肿、多发性肾囊肿和多囊肾三类。

（1）孤立性肾囊肿：多数限于一侧肾，不与肾盏或肾盂相通。孤立性单纯性肾囊肿的声像图：囊肿呈回球形或椭圆形，位于肾的实质部，往往向肾的表面隆起、突出，囊肿壁菲薄，囊肿后方回声明显增强，有时囊肿两侧壁的后方会出现细狭声影。

（2）多发性肾囊肿：肾区有多个足够大的肾囊肿，即称为多发性肾囊肿。从各个囊肿来说，与孤立性囊肿是相同的，在无囊肿的肾实质部分回声，完全与正常肾相同。

（3）多囊肾：成人型多囊肾声像图见肾体积明显增大、肾内无数个大小不等囊肿和肾实质回声增强，这是多囊肾的三个主要表现。多囊肾的囊肿累及整个肾脏，声像图找不到正常的肾实质回声。

2. 肾结石　肾结石的声像图与其大小密切相关，足够大的肾结石，其典型的声像图为肾窦强回声光团伴声影。较小肾结石可仅显示点状强回声而无声影，进行多方位不同角度扫查，调节聚焦点并适当降低增益，可突出结石强回声点或显示其后方声影。

3. 肾细胞癌　如下所述。

（1）肾外形改变：较小的肿瘤不足以引起肾外形明显改变，较大的肿瘤常致肾外形失常，表面不平，肾被膜回声中断，甚至突出肾脂肪囊。

（2）肾实质回声异常：肾癌绝大多数表现为肾内实质性回声团块，实质性回声多为类圆形，边界清楚，有球体感。部分可见低回声边缘或因压迫肾实质而形成的假包膜回声。其内部回声较复杂，可为低回声、等回声、高回声或混合回声。回声类型与肿瘤大小、内部结构有关。约5%的肾癌呈囊性，为多囊、单囊或实性，团块回声内大部分为囊性回声，囊壁较厚。

（3）肾窦回声改变：肿瘤压迫或侵及肾盂肾盏时，表现为肾窦回声出现压迹、变形、移位或中断，少数可出现肾盂积水改变。

（4）血管受侵：癌组织常侵犯肾静脉，并向下腔静脉延伸。表现为患侧肾静脉或下腔静脉增宽，内有不规则低回声或等回声团。CDFI显示血管腔内彩色血流信号缺损。

4. 肾母细胞瘤　绝大多数发生于小儿，2~4岁最多见。肾母细胞瘤声像图：肿瘤形大，残余肾组织被挤压在一边，不易被发现，或因肾盂受压，出现某几个肾盏积水的声像图。肿瘤内部往往呈不均匀回声区，有淋巴转移者在肾门附近能见到淋巴结肿大的低回声块物。

5. 膀胱肿瘤　膀胱肿瘤的好发部位是三角区，侧壁和后壁最多，其次为三角区。膀胱肿瘤回声有向膀胱凸起和向膀胱壁浸润两个部分。乳头状瘤、分化良好的移行上皮乳头状癌，瘤体向膀胱腔凸起。分化不良的乳头状癌基底宽广，瘤体的一部分凸向膀胱，另一部分浸润肌层或向外凸起，使肿瘤生着部分膀胱壁回声零乱不清，鳞状上皮癌和腺癌基底也宽广，浸润肌层较早，该处膀胱壁回声往往显示不清楚。

6. 前列腺增生　前列腺增大，正常前列腺的横切面呈栗子形或新月形，增生的前列腺，前后径的增大往往比横径明显，使前列腺的形态变胖、变圆或接近球形，向膀胱内凸出。前列腺增生时，内腺增大，外腺受压，内外腺比例为失调，出现增生结节、前列腺结石。膀胱壁小梁、小房形成，残余尿和尿潴留出现。

7. 前列腺癌　前列腺内部出现边界模糊不整齐的低回声，尤以外腺为多见。少数病例出现点状、斑状或团状形态不规则的强回声，伴有或不伴有后方声影。浸润型腺癌无明显边界。前列腺左右不对称，边界不整齐，高低不平，可浸润邻近组织。前列腺硬度增加，彩色血流图示腺癌内血流较丰富。

8. 睾丸扭转　睾丸肿大，中等回声，其周围出现少量积液。晚期，睾丸肿大、坏死，内部回声欠均匀，睾丸周围液体增多。彩色多普勒超声显示睾丸内血流信号消失。

9. 睾丸肿瘤　各种不同性质及病理类型的睾丸肿瘤有一个共同的声像图特点，即睾丸肿大，而且绝大多数肿瘤为低回声。通常，精原细胞瘤、睾丸淋巴瘤、睾丸白血病等表现为睾丸均匀性肿大。若肿瘤局限于睾丸的一侧则睾丸可呈局部膨隆。胚胎瘤或胚胎癌时，睾丸不规则增大或呈分叶状，表面隆突不平，轮廓不规则。肿瘤内部回声根据不同的病理类型而有所不同，精原细胞瘤的回声通常分布均匀，而非精原细胞瘤则因其内部出血、液化和钙化，表现为回声不均匀、边缘不规则的无回声暗区或呈不规则的强回声光团，伴后方声影。CDFI 主要见血流信号的增多。

10. 精索静脉曲张　本病 95% 发生于左侧精索，用高频探头探查阴囊根部，正常精索静脉宽度为 2mm 或小于 2mm。精索静脉曲张者静脉大于或等于 3mm，静脉数增多，彩色多普勒超声显像发现静脉血流信号增多、丰富。患者立位检查，更易发现。

11. 附睾炎和附睾结核　首先侵犯附睾尾部，内呈中等回声，常不规则；结核常呈低回声肿大，化脓时呈无回声，如显示钙化强回声点或斑块，后方出现声影，附睾结核可能性大。

12. 精囊炎　急性精囊炎时，精囊单侧或双侧轮廓增大或管状结构较明显，其张力增加，可近似椭圆形。厚径可大于 1cm，囊壁增厚、毛糙或模糊不清。囊内回声减低，其中有散在的粗大点状回声。慢性精囊炎精囊增大的程度多较急性精囊炎为轻，呈梭形。囊壁粗糙并增厚，囊内为较密集的细小点状回声。

（龚道静）

第五节　放射学检查

一、放射学检查的主要适应证

随着微创泌尿外科学的发展，放射学检查和诊断越显重要。放射学主要可以应用于以下方面：

（1）确定泌尿系统肿瘤性质，观察其大小。若为良性肿瘤，切除范围可很小。若为较小的恶性肿瘤，则应观察其累及范围和邻近区域有否转移。如肾癌较小（一般认为小于 3cm 或小于 4cm），限于肾外周部，未累及肾盂肾盏，肾被膜未被穿破，肾蒂区域未见淋巴结肿大，未见肾静脉内癌栓形成，可被确定为微小肾癌，适合行肾癌剜除术或肾脏局部切除术等手术方法处理，也可采用腹腔镜辅助下肾脏穿刺射频消融治疗。

（2）对于内窥镜手术，需要了解病变深度。如腹腔镜肾囊肿去顶减压术，术前应了解肾囊肿与肾盂肾盏之间的距离。如果距离太短，腹腔镜手术易于损伤肾盂肾盏而出现术后尿瘘。又如经尿道膀胱肿瘤切除术，术前必须了解肿瘤累及膀胱壁深度，否则也可能出现术后并发症或肿瘤不能完全切除的情况。放射学可以在术前确定相关状况，有助于内窥镜手术的适应证的判断。

（3）采用放射学方法可以确定输尿管、肾动脉干狭窄的部位、范围、程度，为输尿管腔内扩张术、肾动脉腔内扩张术等治疗方案的制定提供依据。

（4）放射学检查可以确定泌尿系结石的数量、部位、大小，对于经皮肾穿刺造瘘肾镜取石碎石术、体外冲击波碎石术、软性输尿管肾镜下碎石术，以及应用于少数患者的开放手术或腹腔镜下手术治疗均有帮助。

（5）经尿道前列腺切除术治疗前列腺增生以及前列腺癌根治性术需要术前的放射学准确定位。

（6）术后观察微创泌尿外科学治疗的疗效。

（7）泌尿系统以外的放射学检查，了解术前身体其他区域情况，有否肿瘤转移等。

二、放射学检查方法

（一）X 线平片

常规泌尿系统 X 线平片即腹部平片，常规采用前后位投照，摄片范围包括肾脏（kidney）、输尿管（ureter）和膀胱（bladder），故临床上习惯将其简称为 KUB 片。借助脂肪结构可以观察到肾脏及充盈尿液的膀胱影像。目前，主要用于观察相关脏器钙化和高密度结石影，并作为尿路造影的对照。

（二）静脉肾盂造影

静脉肾盂造影又称为排泄性尿路造影，是将水溶性有机碘造影剂注入静脉，经肾脏排泄，使泌尿系脏器内腔，如肾盏、肾盂、输尿管及膀胱等显影的检查方法。能在一定程度上反映肾脏的排泄分泌功能。其缺点是不能观察腔外情况。对碘剂过敏及严重肾功能不良的病员应用亦受到限制。

（三）逆行尿路造影

逆行尿路造影借助于内窥镜插管，注入有机碘造影剂显示输尿管、肾盂、肾盏内腔情况，偶也可通过尿管逆行注入有机碘造影剂显示尿道、膀胱内腔情况。此方法病员有一定痛苦，通常是在排泄性尿路造影失败后使用。

（四）肾动脉造影

肾动脉造影系经皮行动脉（最常见的部位是股动脉）穿刺，采用 Seldinger 在 1953 年发表的经皮股动脉穿刺术（后经改良），将导管经髂外动脉、髂总动脉，放置导管于肾动脉发出平面之上的腹主动脉，或直接放置导管至肾动脉内，注入水溶性有机碘造影剂显示肾脏血管。若引入数字化技术，将血管内台造影剂的图像数据与不含造影剂的同一部位图像的数据进行减影，即可获得仅仅显示血管的图像——数字减影血管造影像（digital subtraction angiography，DSA）。可以观察肾动脉及其分支管径、形态及分布，还可观察肾实质血流灌注情况。

（五）X 线计算机断层成像（CT）

CT 即电子计算机 X 线断层扫描（computed tomography）。虽然与传统的 X 线检查一样应用 X 线，且图像的黑白亦反映物体的密度（density），但是，CT 以其极高的密度分辨力（2 000 个等级，以 CT 值表示，单位是 HU，规定纯净的水为 0，空气为 -1 000，骨皮质为 1 000）和横断面成像避免前后组织结构重叠而显示出较之平片明显的优越性，可以适用于观察泌尿系统疾病的形态学表现。

CT 自 20 世纪 70 年代诞生，经历四代逐层横断扫描方式后，1989 年单方向连续旋转型 CT 问世，随后又开发成功螺旋 CT（spiral CT 或 helical CT），将 CT 技术推上了一个新的台阶，大大地提高了 CT 扫描速度。屏一次呼吸即可完成腹部扫描，避免了逐层横断扫描 CT 需多次屏气，致吸气深度不易控制所造成的所获图像与实际断面不符，从而导致病变遗漏的现象。螺旋 CT 与逐层横断扫描 CT 本质的不同，是后者得到的足二维信息，前者得到的是三维信息，故螺旋 CT 扫描又被称作容积扫描（volume scan）。三维信息便于图像后处理，如为 CT 血管成像等创造了条件。

逐层横断扫描 CT 的常用参数包括：层厚，又称为准直宽度，指 X 线线束的厚度，一般采用 10mm。层间距，指相邻扫描断面层厚的中心线之间的距离，通常应用 10mm。如果观察微小病变，可使用层厚、层间距为 5mm 或更小的薄层扫描，提高影像清晰度。扫描时间为完成一层扫描所需的时间，扫描时间短能避免运动伪影，其长短根据 CT 机的性能而定。

螺旋 CT 的层间距是在扫描数据获得后重建图像时根据需要确定。pitch（螺距准直比）是螺旋 CT 扫描的特殊参数，指垂直于检查床的 X 线管旋转 360°时检查床直线移动的距离（螺距）与准直宽度之比。检查肾脏时 pitch 值常采用。

通过静脉注入高密度的水溶性含碘造影剂，以增加密度对比的检查方法称作 CT 增强扫描，常常使泌尿系统病变的显示率增加。由于造影剂随血液流动，增强扫描可以选择不同时相进行，即所谓的肾皮质期（静脉注射造影剂后 20~40 秒）、肾髓质期（40~100 秒）及肾盂肾盏期（100 秒以后一段时间），从而帮助判断病变的性质。但是，对造影剂过敏或患有肾功能不良的病例禁作 CT 增强扫描。不用静脉注射造影剂就直接扫描的检查方法称为 CT 平扫，司以观察泌尿系统器官的大小、新鲜出血、钙化等。

近年在单排螺旋 CT 的基础上，诞生的多排螺旋 CT（multislice computed tomography），具自快速容积覆盖速度和薄的成像厚度的特点。获得容积数据后，在后处理工作站进行图像的二维显示、多断面重建、三维成像等，大大地丰富了 CT 的信息量。

CT 血管成像（CT angiography，CTA）是利用螺旋 CT 进行的一项技术，原则上是按一定的速度和剂量注入水溶性含碘造影剂后分别在动脉期或静脉期行薄层扫描，采集数据，再进行图像重建获得 CTA。可以显示肾动脉主干或肾静脉干。CTA 避免了有创的传统血管造影，具有重要的临床实用价值。

CT 尿路成像（CT urography，CTU）是利用多排螺旋 CT 的功能，在注射水溶性碘造影剂后在肾盂输尿管期扫描，再经重建获得直观的连续的尿路图像。其图像质量可与常规 X 线尿路造影媲美，并且可以转变角度观察，避免了重叠。结合 CT 常规图像观察泌尿系管腔壁和管腔外的生理与病理表现，CTU 是一种具有重要意义的新的检查技术。

（六）磁共振成像（MRI）

MRI 是磁共振成像（magnetic resonance imaging）的英文缩写，是 20 世纪 70 年代后期发展起来的一项无放射线影响的影像学检查技术，利用人体内氢原子核（质子）自旋与进动和能级跃迁的物理现象，经过复杂的数学模型的处理、转换，重建成人体的剖面图像，反映疾病的形态学改变。随着 MRI 技术的不断发展，包括设备硬件的更新、各种处理软件的开发，目前，MRI 已成为诊断腹盆部脏器疾病的重要检查手段。其空间分辨率虽不及 CT，但其参数多样，信息量较大，能敏感地反映细胞内外水的变化，从而揭示疾病这一显著特点，体现了 MRI 的优越性。

横断面和冠状面应作为腹部 MRI 检查的常规切面，必要时辅以矢状面。

最常用的 MRI 检查脉冲序列为自旋回波序列（spin echo，SE），获取 T_1 加权像（T_1WI）。T_2 加权像（T_2WI）可采用快速自旋回波序列（fast spin echo，FSE）。T_1、T_2 是物体固有的特性，其单位是毫秒（ms），不同物体的 T_1、T_2 不同，同一物体在生理与病理状态下 T_1、T_2 也可能不一致，这是 MRI 能显示疾病的基础。与 X 线图像（包括 CT）采用密度、超声采用回声不同，MRI 采用信号（signal）反映影像的黑白灰阶。而且，同一组织在不同的序列图像对比参数下，信号可有高低之分。例如，在 SE 序列 T_1 加权像，静态液（水）T_1 很长，信号很低，呈黑影；脂肪 T_1 很短，信号很高，呈白影；肾、肝、脾、肌肉和纤维组织 T_1 中等长度，信号介于水与脂肪之间，呈灰影（由于含水量不同，这些组织器官信号略有高低差异，如肾皮质信号稍高，肾髓质信号稍低）。在 T_2 加权像，静态液（水）T_2 很长，信号很高，呈白影；脂肪 T_2 较长，信号较高，呈灰白影；肝、脾、肌肉和纤维组织 T_2 较短，信号较低，呈灰黑影。值得注意的是，空气和钙化病灶因缺乏氢质子，在各种 MRI 图像上均无信号或呈低信号。泌尿系钙化或含钙较多的结石在 MRI 常规图像上常被忽略，不如 CT 显示得清楚，这是 MRI 的不足。快速流动的血液在 SE 序列，流动的血液受激励后流走，至采集时无信号回应（流空效应），故血管腔内呈低信号暗影。

梯度回波序列（GRE 或称为 FS）或快速梯度回波序列（FFS）使扫描时间明显缩短，也是常用的序列。与 SE 序列不同，快速流动的血液在 GRE 序列，由于射频脉冲间隔时间短，扫描层面的静态组织（如血管壁等）被反复激励，纵向磁矩不能充分弛豫而处于饱和状态，信号较低，成灰黑影；血管内快速流动的血液，受激励饱和的质子流出扫描层面，而新流入的血液具充分弛豫的质子，纵向磁矩大，产生高信号，呈白影（流入性增强效应）。GRE 的此项特点可用于 MR 血管成像（MR angiography，MRA）技术。MRA 的获得还可采用其他 MR 技术，目前应用较多的是梯度回波序列加上静脉注入少量顺磁造影剂增强扫描，再进行图像后处理成像。MRA 与 CTA 作用相似，但不需注入大量造影剂。

凡对疑有泌尿系统实质组织内占位性病变的病例进行诊断或鉴别诊断时，均需肘静脉注射顺磁性造影剂（目前应用最多的是 Gd-DTPA）行 MRI 增强，每千克体重 0.1～0.2mmol，一次用量以 10～20mL 为宜。扫描可以在静脉注射造影剂后立即进行，以观察病变被造影剂灌注的情况，帮助定性。强化时，因 T_1 明显缩短，信号增高，呈白影。注意，MRI 所用造影剂肾毒性很小，通常亦无造影剂过敏之虞，故对碘剂过敏或肾功能不良不适合行 X 线造影检查的患者均可采用 MRI 增强检查。

MR 尿路成像（MR urography，MRU）：人体内静态水的 T_2 远远长于实体软组织的 T_2。肾盂、肾盏、输尿管及膀胱内尿液均是一种简单水溶液，它的横向弛豫时间 T_2 很长，比体内其他软组织的 T_2 长得多；同时，尿液流动非常缓慢或具有间歇性，因此不会对成像进程造成干扰。利用尿液的这两个特点，作 MR 重 T_2 加权序列成像，使得充满尿液的肾盂、肾盏、输尿管及膀胱等呈高信号，而周围实质性组织为低信号，形成信号的显著差异，再经后处理重建成像或直接成像，获得泌尿系统内腔较直观的影像。

三、正常放射学表现

双侧肾脏位于第 12 胸椎至第 3 腰椎之间的脊柱两侧腹膜后肾周间隙内，通常左肾略高于右肾。前后位平片借助肾周脂肪的比衬可以观察到肾脏轮廓，呈蚕豆形，内缘中部略凹，为肾门所在，其余部分外突，光滑。上下径9~13cm。其密度中等，均匀。平片不能显示正常输尿管，膀胱、前列腺通常亦不能显示。

尿路造影显示双侧肾盂、肾盏。大多数人可以观察到一侧肾内有上中下三组肾盏，肾盏末端呈杯口状，肾盏汇集成稍微膨大的肾盂，在肾门与输尿管相连。但可能有另外两种变异，其一，肾盏较短，且分组不明显，肾盂膨大呈葫芦状，部分突出于肾门，但输尿管末见扩张；其二，肾脏上、中、下三大盏较长，会合处肾盂较小，直接延续为输尿管。输尿管在脊柱两旁下行。充盈造影剂后可见输尿管的三个生理性狭窄：肾盂输尿管交界区、经过骶岬处和穿过膀胱壁处。借助此三个生理性狭窄可将输尿管分为腹段、盆段和膀胱壁段。输尿管腹段、盆段常固输尿管蠕动而可出现局部迂曲和不恒定的管腔粗细变化。膀胱根据充盈程度不同体积变化较大。较空虚叫膀胱缩小，可见微微起皱的膀胱黏膜。充盈较多时膀胱增大，正常膀胱张力较小，成年女性可见其上缘有子宫压迹，中老年男性膀胱下缘可有前列腺压迹。

CT平扫显示双侧肾脏外缘边界清楚，实质密度均匀，CT值为25~50HU。肾盂周围可见低密度脂肪（肾窦），肾盏通常不能清楚显示。正常输尿管除接近肾盂区域可显示外，其余节段难于发现。膀胱充盈尿液密度较低，CT值为0~15HU，膀胱壁外缘圆滑光整。前列腺位于膀胱下方，类圆形，密度中等。CT增强后，视时相不同而强化表现不同。肾皮质期显示腹主动脉、肾皮质明显强化，密度增高。常规扫描肾动脉干可能显示，呈强化表现，也可能因横断扫描未显示。此期肾髓质和肾静脉干不强化，仍呈较低密度。在肾髓质期双肾皮髓质均强化，偶尔髓质强化更甚于皮质。腹主动脉、肾动脉干强化减弱，肾静脉干强化明显。肾盂肾盏期肾实质强化明显减弱，而肾盂肾盏及输尿管强化。在上述增强扫描过程中，膀胱壁和前列腺强化改变较小，偶见前列腺中央区有轻微强化。当输尿管内有含造影剂的尿液进入膀胱时，可呈喷射状，使膀胱腔内密度不均。后期造影剂进入膀胱较多可使膀胱腔呈高密度。在横断面像，膀胱顶壁因受肠道干扰可形成肿块假象，应注意区别。

MRI根据序列不同，泌尿系脏器表现有差异。T_1WI肾皮质信号稍高，肾髓质信号稍低，形成所谓皮髓质分辨。T_2WI肾实质信号明显增高。肾盂、输尿管在T_2WI更易观察，其中尿液呈高信号。膀胱壁在T_1WI、T_2WI均呈稍低信号。膀胱腔在T_1WI呈很低信号，T_2WI呈很高信号。前列腺在T_1WI呈均匀的稍低信号，而在T_2WI，前列腺的组织分区则特点鲜明：中央区纤维成分多呈低信号，周围带腺体成分丰富表现为高信号。

四、常见疾病放射学改变

（一）肾盂、输尿管积水

泌尿系结石、炎症、肿瘤、先天异常均可引起肾盂、输尿管积水。尿路造影是首选检查方法，CTU和MRU也能够确诊肾盂、输尿管积水。早期积水，表现为肾盏盏杯变钝扩大。积水进一步发展可观察到肾盂扩大及输尿管腔扩张。常规CT、MRI不仅能发现肾盂、输尿管积水，而且可能发现梗阻原因和部位。但是，有时，CT、MRI可能把变异扩大的肾外型肾盂误为肾盂积液，鉴别点是观察肾盏的形态、大小有无改变。一般而言，肾积水时肾盏扩大早于肾盂扩大。

（二）泌尿系统结石

腹部平片可以发现约90%含钙较多的泌尿系统结石（阳性结石）。CT平扫可以发现其他约10%的阴性结石，由于CT密度分辨力高，故平片所谓阴性结石，CT大多仍显示为高密度影，CT值可超过100HU。尿路造影、CT和MR均可发现结石所致的近侧泌尿系积水。但是，MRI显示结石呈低信号。当结石较小时可能难以确认。肾盂肾盏结石可呈小颗粒状，部分较大的结石适应肾盂肾盏的形态而呈铸型结石。输尿管结石典型的呈桑葚状，其长径与输尿管走行方向一致。膀胱结石常见于老年男性，偶见于男性幼童，多表现为圆形。在输尿管结石造成急性梗阻时，CT不仅可以发现结石本身，而且可以发现梗阻平面以上输尿管、肾盂肾盏扩张积水，以及继发的患侧肾实质肿胀、肾窦水肿、肾被膜模糊、肾周桥隔增厚，甚至肾周间隙积液等间接征象。

（三）泌尿系统感染性疾病

1. **急性肾盂肾炎和肾脓肿**　急性肾盂肾炎是肾的化脓性感染，细菌经尿路上行感染肾脏或经血行感染肾脏。肾实质内出现灶性分布的急性炎症，内有微小脓肿形成。也可形成较大脓肿，即肾脓肿。早期病例放射学检查可见肾影正常或增大。增强 CT 发现斑片状局灶性强化。MRI 发现局部病灶在 T_1WI 呈稍低信号，T_2WI 呈稍高信号。脓肿形成后，病变中央为液性，CT 显示密度降低，MRI 则在 T_1WI 呈低信号，T_2WI 呈高信号；病变边缘常有强化，密度或信号增高。脓肿穿破肾被膜可进入肾周间隙，偶尔穿破肾筋膜侵犯腹后壁。

2. **慢性肾盂肾炎**　CT 显示双肾缩小，肾表面凹凸不平。双肾实质变薄，局部病变轻微区域肾实质代偿性增厚，导致肾实质厚薄不均。静脉肾盂造影可见肾盂肾盏显影延迟，因瘢痕牵拉，肾盂肾盏形态欠规则。MRI 在 T_1WI 显示肾皮髓质分辨不清。

3. **肾、输尿管结核**　肾结核有经血行、尿路逆行及邻近器官直接蔓延等三种方式感染，其中，通过血行方式感染最多见。输尿管结核可经尿路感染或邻近组织、器官结核直接蔓延。血行感染病灶首先出现在肾皮质，CT 表现为局部密度减低区，边缘模糊，增强后病变边缘可有强化；MRI 显示局部病灶 T_1WI 稍低信号，T_2WI 稍高信号。当肾结核影响肾盂肾盏时，尿路成像可显示肾盂肾盏局部变形，边缘不规则缺损。邻近组织、器官结核累及输尿管，可以出现近侧的输尿管扩张、肾积水。输尿管结核尿路成像还可观察到输尿管呈串珠状改变。较晚期的肾结核肾脏体积缩小。当出现钙化斑点时，腹部平片亦可发现相应高密度征象。

（四）囊肿、憩室

1. **肾囊肿**　肾囊肿在腹部平片不能确认。尿路造影有时可观察到肾囊肿对肾盂肾盏形成的弧形压迹。肾实质内较小的肾囊肿因其与正常肾实质比较密度差异较小，CT 平扫可能漏渗。增强扫描更好观察，表现为不强化的圆形低密度影，CT 值通常为 0～25HU，边缘清楚，囊壁菲薄。肾囊肿 MRI 表现为圆形 T_1WI 低信号，T_2WI 高信号。部分肾囊肿生长位置较表浅，可突出于肾表面，甚至突向肾外，此种肾囊肿可经内窥镜手术摘除。另有部分肾囊肿位于肾盂旁，压迫肾盂，在 CT 或 MRI 图像上可被误为肾盂积水，最好的鉴别点是观察 CT 肾盂肾盏期增强扫描图像，此时肾盂肾盏内充填造影剂，可勾画出被仍然保持低密度的肾盂旁囊肿压迫变形的肾盂肾盏。

2. **膀胱憩室**　膀胱肌层局部薄弱，在膀胱内压增高时形成膀胱憩室。膀胱造影可显示膀胱壁外含造影剂的膀胱憩室影。CT 和 MRI 显示膀胱壁外与膀胱内容物一致密度或信号的囊状影。多可观察到憩室与膀胱腔的通道。

（五）肿瘤

1. **肾血管平滑肌脂肪瘤**　根据成分不同放射学表现不同。含有较多脂肪时，CT 显示肾血管平滑肌脂肪瘤较典型，呈圆形，边界清楚，内部密度不均，最低密度部分 CT 值为负值（通常是 -80～-10HU）。当含脂肪较少时，CT 平扫很难将其与其他肾脏实体性病变鉴别，多期增强扫描具有鉴别意义。肾血管平滑肌脂肪瘤强化有两种形式：其一，强化较弱；其二，强化较强，其特点是在肾皮质期即开始强化，持续至肾髓质期强化依然明显。MRI 表现为 T_1WI 信号较高（说明肿瘤内含脂肪成分，即使 CT 不能发现其脂肪密度，MRI 较 CT 更为敏感），T_2WI 信号相对较低（正常肾实质含水较多而信号增高）。肾血管平滑肌脂肪瘤较大时可突出至肾周间隙内，偶尔可出现出血，CT 显示新鲜出血密度较高。

2. **肾细胞癌**　肾细胞癌最多见的是透明细胞癌。肿瘤较大时腹部平片可见肾影增大。尿路造影可观察到肿瘤压迫和/或侵蚀肾盂肾盏，肾轴偏移等。CT 平扫显示稍低密度病变。增强可见癌肿内血供丰富，肾皮质期迅速强化，肾髓质期强化减弱。MRI 显示病变 T_1WI 信号稍低，T_2WI 信号稍高（但可能低于肾实质信号）。CT 和 MRI 能够观察到肾癌突破肾被膜与否，肾周间隙和肾筋膜有否侵犯，肾蒂区域肾动静脉及相应平面的下腔静脉、淋巴结有否受累，从而帮助临床进行肾癌分期。

多囊性肾细胞癌是肾细胞癌的少见类型。CT 平扫显示圆形或类圆形边界清晰的略低密度影，密度不均，CT 值幅度变化较大，最大幅度 3～98HU，并可见钙化灶。若囊腔内有出血或有凝胶样液体，则呈高密度。增强后，病灶内可见增强之条索分隔，交织成蜂窝状。MRI 在增强前后对比可清楚显示囊壁和分隔，对良恶性的鉴别有意义。有强化，提示恶性。

3. 肾盂输尿管肿瘤　肾盂输尿管肿瘤源于黏膜，主要为移行细胞肿瘤。静脉肾盂造影、逆行尿路造影、MRU 和 CTU 均能够显示肾盂输尿管肿瘤，呈充盈缺损改变（MRU 称作信号缺失）。病变近侧的输尿管、肾盂肾盏继发性扩张积水。值得注意的是，对于较小肿瘤，CT 和 MRI 常规扫描均可能漏诊。肾盂肿瘤，还需要与肾盂凝血块鉴别。

4. 肾淋巴瘤　若淋巴瘤导致肾弥漫性改变，除肾影增大以外，可无放射学发现。当表现为肾脏实体性结节时，需要与肾脏其他实体性肿瘤鉴别。CT 发现肾脏肿块，密度稍低，轻微强化，没有明显的快进快出的血流灌注特点。MRI 改变无特异性，T_1WI 信号稍低，T_2WI 信号稍高。源于输尿管周围淋巴结的淋巴瘤可以压迫输尿管，出现近侧的输尿管、肾盂扩张积液，偶有淋巴瘤向肾窦方向直接浸润。

5. 膀胱癌　CT 和 MRI 能够发现膀胱癌及所处的位置，能够确定其侵犯膀胱壁的程度及膀胱外有否浸润。通常首先发现病变位于膀胱壁并突向膀胱腔内，肿瘤常有明显强化。进一步发展可累及膀胱外膜（浆膜）面，其周围的脂肪组织水肿，膀胱精囊三角模糊，盆内淋巴结肿大等。累及输尿管下口时，其近侧的输尿管扩张积液。

6. 前列腺增生与前列腺癌　前列腺增生是老年男性的常见病，CT 显示前列腺增大，前列腺腺管可有钙化（前列腺结石）。MRI 在 T_1WI 显示前列腺增大，平扫信号较低，增强时强化不叫显。在 T_2WI 可见前列腺中央区膨大，信号较高。较严重的病例，前列腺上突压迫膀胱底，膀胱壁普遍增厚。

前列腺癌通常不造成密度差异，且早期阶段前列腺不造成前列腺形态、大小改变，故 CT 可能没有征象发现，MRI 是前列腺癌的首选检查方法。前列腺癌约 80% 发生在前列腺周围带，另约 20% 发生在前列腺中央区，因此，MRI 最常观察到在 T_2WI 前列腺周围带局部信号降低，进一步发展可出现前列腺纤维膜被穿破，邻近组织浸润或盆内淋巴结转移。T_1WI 增强可发现前列腺癌病变区强化。亦基于此点，前列腺中央区癌肿也在增强时强化。T_1WI 平扫，前列腺癌本身不易显示。但是，值得一提的是，盆骨的肿瘤转移征象主要是在 T_1WI 平扫发现。

（六）血管性疾病

1. 肾梗死　肾动脉梗塞及肾静脉栓塞形成均可造成肾梗死。局限性的梗塞在 CT 和 MRI 均可发现肾实质内三角形梗死区，其底部朝向肾被膜。弥漫性肾梗死可见受累肾脏明显增大，CT 显示肾实质密度降低，强化减弱，肾被膜模糊，肾周间隙水肿；MRI 显示肾脏含水量增多，T_1WI 信号降低，T_2WI 信号增高。弥漫性肾梗死增强扫描后显示的重要特点是肾被膜下区可见强化（肾皮质动脉供血），肾的皮质、髓质结构存在。

2. 肾动脉狭窄　肾动脉狭窄传统使用血管造影确定。近年，MRA 和 CTA 取得了较好的成像效果，可以观察肾动脉狭窄的部位、程度及范围。

（周青春）

第四章

泌尿外科的腔镜检查

第一节 膀胱尿道镜

一、适应证

（1）血尿（显微镜或肉眼），尤其是怀疑下尿路疾患所引起的，或在排泄性尿路造影不能确诊时。

（2）评估下尿路的梗阻或刺激症状，鉴别产生相应症状的原因。

（3）需插管收集两侧肾盂尿做细胞学检查或细菌培养及做分肾功能试验，协助对肾血管狭窄引起的高血压患者的诊断，或做肾盂输尿管刷洗活检（brush – biopsy）诊断。

（4）逆行肾盂输尿管造影时的插管操作。

（5）通过膀胱镜进行治疗，如膀胱内输尿管内碎石或取异物、膀胱肿瘤或前列腺的电切、输尿管支架等。

二、禁忌证

（1）急性全身感染性疾病：如急性上呼吸道感染、败血症、全身化脓性感染。

（2）病情严重、全身出血性疾病或肾功能严重减退者。

（3）泌尿生殖器官急性炎症：如急性尿道炎、急性膀胱炎、急性肾盂肾炎、急性附睾、精索炎。

（4）膀胱容量 <50mL，检查时视野不清，易引起膀胱破裂。

（5）严重尿道狭窄及膀胱病变畸形，无法进行膀胱尿道镜检查。

（6）孕妇及月经期妇女不可做膀胱尿道镜检查。

（7）全身出血性疾病应避免做此项检查。

三、类型

膀胱尿道镜有两种类型——硬性和软性膀胱尿道镜。

（1）硬性膀胱尿道镜：这是目前临床上主要应用的内镜，由镜鞘、闭孔器，桥以及观察镜等构成。根据镜鞘管径的粗细，有 8~25F 等型号。8~12F 为小儿用，16~25F 为成人用（图 4-1）。根据观察部位和范围的需要，较常用的观察镜有 0°直视镜，30°前斜镜，70°侧视镜和 120°逆视镜 4 种。

0°直视镜主要用于观察尿道、前列腺及膀胱颈部及在尿道手术时。30°前斜镜可观察膀胱颈部，前外侧壁、前列腺部尿道、精阜和外括约肌。常用于前列腺、膀胱镜或膀胱肿瘤电切时。70°侧视镜，用于观察膀胱内部，特别是顶部位置的膀胱黏膜。120°逆视镜，可观察前列腺所遮盖的膀胱颈内缘。

（2）软性膀胱镜：软性膀胱镜的特点管径较细（14.7F），通过软镜末端的操作把柄，软镜前端部在膀胱内可弯曲，向上弯曲 220°，向下弯曲 90°（图 4-2），与硬性镜相同，软性膀胱尿道镜除用于诊断外，亦可用于治疗某些疾病。

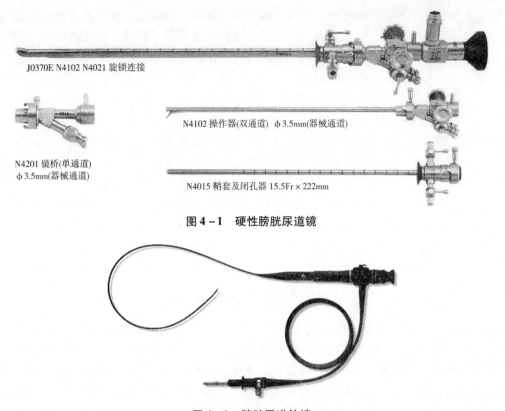

J0370E N4102 N4021 旋锁连接

N4201 镜桥(单通道)
φ3.5mm(器械通道)

N4102 操作器(双通道) φ3.5mm(器械通道)

N4015 鞘套及闭孔器 15.5Fr×222mm

图4-1　硬性膀胱尿道镜

图4-2　膀胱尿道软镜

软性膀胱尿道镜与硬性膀胱尿道镜相比较，各有其优点。硬性膀胱尿道镜的优点是：有较好的视野；有较大的工作隧道，允许泌尿外科医生应用较多的附件设备；较大的水流腔，改善视野；在膀胱内容易操作和定位。

软性膀胱尿道镜的优点是管径较细，检查时对尿道刺激小，患者较易接受；在仰卧的位置也能操作；在膀胱颈部抬高的患者中能顺利进行检查；软镜的头部（前端）由于可以弯曲，因而可以观察到膀胱内任意角度，克服了硬性膀胱镜存在盲区的缺点。缺点是视野较小，工作管腔直径小，镜体易受损。

四、操作方法

患者取膀胱截石位，常规消毒铺巾，经尿道外口注入表面麻醉剂10mL，保留5~10分钟后开始检查。等待过程中可首先观察尿道外口是否存在狭窄的现象，若提示存在狭窄则可根据膀胱镜大小选择合适探条进行尿道外口扩张。选择合适大小的膀胱镜，镜鞘表面涂足量滑润剂，操作者取站立位，左手提起阴茎保持其与腹壁垂直，右手取膀胱镜，由尿道外口缓慢向内推进至尿道球部近尿道外括约肌处，呈90°弯曲，此时，需将膀胱镜向下压，使其头部上抬，克服此角度后将膀胱镜推进膀胱，但切忌使用暴力。进镜过程中出现明显受阻感往往提示存在有前列腺增生或尿道狭窄，需将膀胱镜退出后先作尿道扩张再复行膀胱镜检查。当膀胱尿道镜进入膀胱后更换70°或其他观察镜，接上水源及纤维导光源后行膀胱镜检查。

此外也有采用直视下插入膀胱尿道镜的方法。在插入时镜鞘中不用闭孔器，而直接用观察镜，当进入尿道外口后即开始边冲水边观察，边进入。此法在使用软性膀胱镜较为方便。女性患者的膀胱镜检查时，膀胱尿道镜导入较为容易，对单纯的膀胱尿道镜检查也可不用麻醉。

检查尿道时可选用0°或120°镜，可清晰地看到镜体所在部位尿道腔内的全貌，如采用由外向内、边插边观察的方法，首先看见的是前尿道，一般为光滑的管腔，正常的尿道黏膜呈淡粉红色，而炎症时则表现为充血水肿，黏膜上可见片状或点状出血，黏膜下方往往可见丰富的毛细血管网，有时甚至可有纤维素渗出及脓性分泌。慢性炎性的黏膜呈苍白色，增厚，黏膜弹性差，即使在较高灌洗压下，尿道腔也不易扩张。大部分尿道狭窄的患者可在尿道腔内发现大量絮状物存在，并可见有明显瘢痕组织。值得注意的是，部分尿道狭窄患者在行尿道镜检查时可发现有明显的假道形成，在无法明确分辨真假道的情况下切忌盲目进镜，以免造成进一步的损伤。可通过尿道镜将斑马导丝置入尿道内探查真道，探查明确后再沿斑马导丝进一步进镜。随后观察到的内、外括约肌则呈放射状皱褶环，随后为隆起的精阜及前列腺部尿道。正常前列腺部尿道呈洞状，两侧叶肥大时呈纵行裂隙状，侧叶加中叶肥大则呈"人"字形，提高膀胱颈后即进入膀胱。如膀胱内向外检查则所见内容的次序恰好与前述相反。

膀胱内检查：检查膀胱时要求有顺序地观察，以保证不遗漏任何部位，方法是利用镜体进退、旋转及角度变化达到观察到膀胱内的各个部位。其顺序视每个人的习惯进行。可首先在膀胱未充盈时检查膀胱顶部，随着液体充盈可见顶部存在有一明显的气泡。然后依次转向左、右侧壁、后壁、前壁，最后检查三角区部位和膀胱颈部。膀胱处于半充盈状态时一般可以清晰分辨出三角区的输尿管间嵴，正常人输尿管间嵴呈现为一小嵴状隆起。双侧输尿管口在输尿管间嵴（即三角区部位）的两端位于 4～8 点处，与膀胱颈部 6 点钟尿道内口共同组成一个等边三角形。输尿管口一般呈裂隙状，也有呈点状，如不能确认时可多观察片刻，当输尿管口张开喷尿时即可确认。正常膀胱黏膜光滑，可清晰地看到血管走行。

五、输尿管导管插放方法

插放输尿管导管是泌尿外科医师必须掌握的重要方法，它不仅可分别收集双侧肾的尿液，做逆行上尿路造影，也是做输尿管肾镜前进行输尿管扩张的基本技巧，所以是泌尿外科医师的基本功。

（1）插放前必须看清输尿管口，否则可造成局部黏膜水肿出血，增加寻找输尿管口的困难。

（2）在确定输尿管口的部位和形状后即可通过膀胱镜的插管通道将输尿管导管插入膀胱直至视野中看到导管尖端，再移动镜体使输尿管导管尖端贴近输尿管口，随后开始插管。如插入有困难时，使用调节杆作稍许调动导管的方向，使之易于插进输尿管口。值得注意的是，不能在膀胱镜体远离输尿管口的情况下，完全依靠调节杆来改变导管的方向达到插入的目的，这样不但成功的机会较小，而且易于损坏操作部件或多次插管失败导管局部组织水肿充血，增加插入难度。同时插管时膀胱不能过度充盈，以免改变输尿管走向从而引起插管困难。

（3）根据成年人输尿管长度，一般插入 25～27cm 即可，此时常有尿液从输尿管导管内滴出。

（4）如需逆行造影，最好在透视屏监视下缓慢注入适量的造影剂，而不应用力加速注入，以免发生不必要的不适或发生回流现象。

（5）如需留置输尿管导管时，应注意保护导管不能随膀胱镜体一起拔出，方法是在向外退膀胱镜体的同时向镜体内送导管，其长度应尽可能一致。当膀胱镜全部退出尿道时，应立即用左手在尿道口处固定导管。

六、膀胱尿道镜检术后并发症

进行膀胱尿道镜检查时，如准备不当或违反操作常规或操作不慎，均可引起各种并发症。

（1）损伤及出血：尿道和膀胱黏膜娇嫩，血管十分丰富，稍有不慎，便可导致损伤及出血，轻者尿道血尿 2～3d 可逐渐消失，如因尿路畸形或暴力引起尿道严重损伤，需视损伤情况对症处理。

（2）膀胱损伤：常因操作粗暴或插管取物时损伤，如出血较多要清理膀胱的血块，并保留导尿管引流尿液，连续冲洗，防止导管阻塞。

（3）膀胱穿通伤：常见于膀胱病变严重，容量过小加上操作用力过猛、插镜过深，或膀胱镜取样活检时操作不当，或膀胱肿瘤电切过深、反复穿刺。如疑有穿孔，患者出现绞痛、腹肌紧张，应立即手术探查。

（4）尿路感染：特别在尿路梗阻的患者，经膀胱镜检查及逆行肾盂造影后常出现尿路感染，尿痛、尿频、腰痛、畏寒、发热，严重者可出现菌血症，这类患者在检查前后应用抗生素预防感染，少数患者经上述处理感染仍不能控制，需经皮肾穿刺置管引流后才能控制。

（周青春）

第二节　输尿管肾镜

输尿管肾镜是近几年来泌尿外科内镜检查方面的一个重要突破，为诊断和治疗输尿管和肾脏疾患开辟了新的道路。

输尿管肾镜可分硬镜和软镜两种。硬性输尿管肾镜视野较大，定向较好，对中下段输尿管的观察与治疗较好，而对上段输尿管和肾盂，一般很难插入，即使插入了，由于观察角度的限制，无法观察肾盂内情况的全貌。

软性输尿管肾镜的管腔较细，且可弯曲，不但容易插入输尿管，且在肾盂内可弯曲，直视下插入肾大盏和各个肾小盏。但是由于软性输尿管肾镜管腔较细，不能快速冲洗，所以在上尿路出血较多时，检查较困难，其次是软性输尿管肾镜视野较小，定向较困难。

一、适应证

可分为用于检查目的和治疗两种。

（1）用于检查目的：①诊断排泄尿路造影或逆行造影发现肾盂、输尿管内有充盈缺损病变，如透性结石，乳头状瘤和可疑病灶的活检等；②不明原因输尿管狭窄或梗阻；③来自上尿路的特发性血尿；④肾盂或输尿管肿瘤局部非根治性切除术后随访。

（2）用于治疗目的：①输尿管结石，通过输尿管肾镜取石或碎石；②肾盂、输尿管异物的取出；③输尿管狭窄的扩张；④尿路相关微创手术治疗：出血的电灼止血，肿瘤的微创切除。

二、禁忌证

（1）尿路感染急性期。

（2）膀胱容量过小。

（3）下尿路梗阻（如尿路狭窄或严重前列腺增生者），膀胱镜插入困难者。

（4）各种因素导致输尿管固定、纤维化等困难或有可能造成输尿管穿孔时。

（5）全身出血性疾患。

三、操作技巧

输尿管肾镜检查时一项精细操作，因此操作者必须具有尿路解剖知识和内镜熟练操作技术。

（1）检查前准备工作：术前行尿路造影用以解尿路有无畸形或病变，必要时可行逆行造影。尿培养有无感染，如细菌培养阳性，术前应用敏感的抗生素，待尿培养转阴性后再手术；血液检查了解有无出血性疾病等。

（2）麻醉：采用硬膜外麻醉或全身麻醉，但值得关注的是硬膜外麻醉对输尿管的松弛不及腰麻。

（3）膀胱镜检查：麻醉起效后，患者取截石位，先行膀胱镜检查，观察膀胱内有无病变及输尿管口情况。

（4）输尿管肾镜插入方法：由于输尿管口和壁间段输尿管较狭小，常需作扩张的方法有多种，较常应用的为气囊导管扩张和橄榄头金属扩张器。

A. 金属橄榄头扩张法：首先将扩张探条沿导丝慢慢推入输尿管内，当通过壁间段后常有一种"突破感"，此后，由小到大逐步更换扩张的探条。

B. 气囊导管扩张法：该法主要用于扩张输尿管口及壁间段输尿管，通过膀胱镜及导丝将输尿管气囊置于需扩张的部位。气囊内注入稀释造影剂，以便在 X 线监视下观察其扩张部位及程度。注射前应了解气囊容量及最大承受压力。扩张时间为 30 秒至 3 分钟，扩张时间过长可导致输尿管壁严重损伤。

四、输尿管肾镜的插入

输尿管扩张后插入输尿管肾镜，同时旋转 180°，使窥镜末端斜面向上以利插放。进入输尿管后再将窥镜反转180°，恢复原位，在直视下沿输尿管壁或者输尿管导丝渐渐伸入，边灌水、边插入，切忌盲目进行，以防输尿管损伤。在镜体插入过程中，有几个重要标志：①在输尿管跨进髂总动脉时，其走行发生变化，需下压镜尾，使镜头端上抬，才能看到管腔，同时也见到输尿管壁出现脉冲搏动，这是髂总动脉搏动的结果。②输尿管镜进入输尿管上段时可观察到输尿管随呼吸移动，时而出现角度。③输尿管肾镜退至肾盂输尿管连接处时，可看到有环状隆起。进入肾盂后，可观察肾盂、肾盏。

五、输尿管肾镜插入中的注意点

（1）输尿管肾镜靠近输尿管口时助手可采用适当压力进行注水，这一操作步骤可使输尿管开口轻度扩张，有助于镜子的置入。

（2）输尿管肾镜操作成功的关键之一是视野清晰。当镜子插入输尿管开口后，只有看清管腔后才能将镜体向前推，否则易造成输尿管穿孔等严重并发症。术间可能由于输尿管弯曲或镜体紧靠输尿管壁而看不到管腔，此时可将镜体稍向后退并转换方向或将镜端上下左右稍稍移动，可重新找到管腔。亦可将导丝往上进一步延伸进行探查，明确走向之后再沿导丝进一步进镜。

（3）操作期间也常因出血、血块或结石碎片等影响视野，遇有较大血块或碎石可用异物取出，对因出血影响视野时，也可用注射器通过工作隧道注入生理盐水冲洗，或用4F输尿管导管插入超过镜头端1~2cm引流不断冲洗的生理盐水。但注射过程中生理盐水冲洗的速度及压力不宜过高，以免将结石碎片等推至输尿管上段乃至肾盂内。

（4）在遇有输尿管狭窄时，输尿管壁可能紧紧束缚镜体前端，强行向前推进易造成撕脱、断裂穿孔等，此时最好用气囊扩张导管或金属扩张探子在X线监视下扩张狭窄段后再行检查。

六、并发症

（1）输尿管黏膜损伤，尤其在取石或碎石术时易发生。

（2）输尿管壁穿孔，在输尿管本身有病变时易发生。

（3）输尿管狭窄，多见于输尿管损伤后远期并发症。

（4）感染，多见于术前已伴有感染者。

（周青春）

第五章

泌尿外科疾病常见症状

第一节　排尿异常

一、尿频

排尿次数增多称为尿频，是泌尿系统最常见的症状之一。正常成年人日间排尿次数 4~5 次，夜间排尿次数 0~1 次，不超过 2 次。每次尿量 200~300mL，不同年龄的儿童差异较大。尿频常由于尿液产生过多、功能性膀胱容量降低和膀胱不能完全排空等多种因素引起。

二、尿急

指突然出现的强烈的、不可抑制的排尿愿望。可继发于焦虑、炎症、膀胱异物、神经源性膀胱功能障碍、前列腺增生，以及膀胱出口梗阻等。

三、尿痛

一般指排尿时出现的烧灼样疼痛，与膀胱、尿道、前列腺急性感染有关。在男性位于尿道远端，女性局限于尿道。该疼痛仅在排尿过程中出现，排尿结束后很快消失。疼痛发生在排尿开始时，表明尿道病变；疼痛出现在排尿结束时常提示病变存在于膀胱。尿痛通常作为泌尿系感染的首发症状，与尿频、尿急同时存在。

四、排尿困难

指患者排尿不畅。临床表现轻重不等，轻者排尿延迟、尿线无力、射程短；重者尿线变细或滴沥不成线，每次排尿均需用力，或用手按压小腹而只能排出少量尿液，形成间歇性排尿现象，患者常有排不尽感。主要原因有：①膀胱颈以下机械性梗阻，常见病因有前列腺增生症、尿道或尿道口狭窄、晚期膀胱癌、子宫肌瘤或子宫脱垂压迫膀胱颈。②中枢或周围神经损害造成支配膀胱的神经功能失调，使膀胱逼尿肌张力减弱或尿道括约肌痉挛，常见病因有颅脑或脊髓损害、糖尿病、直肠癌、宫颈癌根治术损伤骨盆神经或阴部神经、脊椎裂、脊髓膨出等。检查会阴部可发现患者感觉减退、肛门括约肌松弛、插尿管无困难等，注意与机械性梗阻相鉴别。

五、尿潴留

膀胱内充满尿液而不能排出。常见于前列腺增生症，尿道损伤和狭窄，神经源性膀胱，急性前列腺炎和脓肿，脊髓和颅脑损伤，糖尿病，痔、肛瘘以及直肠或妇科肿瘤根治手术后。分为急性和慢性尿潴留。急性尿潴留发病突然，膀胱胀满，患者异常痛苦，在耻骨上可触及胀满的膀胱，用手按压患者有明显的尿意；慢性尿潴留是长期排尿困难缓慢发展的结果，患者多无痛苦感觉，常表现为充溢性尿失禁，长期慢性尿潴留可以引起双肾积水，导致肾功能受损。

六、漏尿

指尿液不经尿道外口，而是绕过尿道括约肌由瘘口流出。常见原因有外伤、产伤、手术、感染、局部放疗、肿瘤等，发生的部位常见于膀胱阴道瘘、尿道阴道瘘、尿道直肠瘘以及少见的输尿管阴道瘘和先天性异位输尿管开口。

七、遗尿

指患者睡眠时发生的尿失禁，属不自主行为，每夜 1~2 次，也可几日发生 1 次。3 岁以前的儿童遗尿多属生理性的。15% 的儿童遗尿可持续至 5 岁，到 15 岁仅为 1%。遗尿的常见原因有大脑皮质发育迟缓、睡眠过深、遗传、泌尿系统病变等。

（周青春）

第二节　尿量异常

一、少尿和无尿

24 小时尿量低于 400mL 为少尿，100mL 以下为无尿。发生的原因一般分为肾前性、肾性、肾后性。肾前性主要由于严重脱水、大出血、休克等；肾性主要指肾脏本身疾病；肾后性多由于双侧输尿管梗阻，或一侧肾无功能，另一侧输尿管梗阻。

二、多尿

24 小时尿量超过正常尿量，少则 2 000mL 以上，多达 5 000~6 000mL，甚至超过 10 000mL。最常见于糖尿病、尿崩症、急性肾衰竭多尿期等。

（周青春）

第三节　尿液异常

一、血尿（含肉眼血尿和镜下血尿）

尿液中混有红细胞称为血尿。如肉眼能辨认出血尿，则相当于 1 000mL 尿内至少含 0.5~1mL 血，称为肉眼血尿。出血量少时，尿无血色，仅在显微镜检查时发现异常数量的红细胞，一般每高倍视野下超过 3 个有一定的意义，称为镜下血尿。

二、血红蛋白尿

正常情况下尿内无可测知的游离血红蛋白，当大量的红细胞在血管内溶解破坏时，血浆游离血红蛋白明显增多，超过结合珠蛋白结合能力及近端肾曲管的重吸收能力，使尿中出现大量游离血红蛋白的现象称为血红蛋白尿。其反映了血管内有超出正常的溶血。血红蛋白尿的外观颜色根据含血红蛋白量的多寡而不同，可呈均匀的浓茶色、葡萄酒色、棕色及酱油色。主要病因为各种血液病、药物或毒蛇咬伤、重度烧伤和严重感染等引起急慢性血管内溶血。慢性溶血伴有血红蛋白尿期间或前后，临床表现常有低热、腰痛、腹痛、周身不适等。在急性血管内溶血发作时可表现寒战、高热、明显腰痛、肢体酸痛、胸闷、呼吸急促、乏力、头痛、恶心、呕吐、腹痛、腹泻等症状，随后第 1 次尿液为葡萄酒色、棕褐色甚至酱油色，发作之后巩膜可见黄染。若在全身麻醉状态下发生急性溶血，表现为手术创面严重渗血、血压下降，最后见血红蛋白尿。诊断和鉴别诊断时，取新鲜尿标本离心沉淀，显微镜下检查未见红细胞或只有少数红细胞，而尿液的联苯胺或愈创木酯试验阳性或强阳性，并排除肌红蛋白尿即可诊断为血红蛋白尿。

三、脓尿

脓尿指尿内存在脓细胞。一般分为非特异性感染和特异性感染两种。非特异性感染以大肠埃希菌最为常见，其次为变形杆菌、葡萄球菌、产气杆菌、肠球菌、铜绿假单胞菌等。特异性感染主要指结核分枝杆菌和淋病奈瑟菌。常见疾病有肾盂肾炎、肾脓肿、膀胱炎、前列腺炎或脓肿、尿道炎以及毗邻器官的炎症等。泌尿系肿瘤、结石、损伤、神经源性膀胱、尿道狭窄、异物、憩室以及各种原因形成的梗阻是常见的诱因。

四、细菌尿

正常尿液是无菌的，如尿中有细菌出现，当菌落数 $> 10^5/mL$ 时，即意味泌尿系存在感染，称为细菌尿。非特异性感染的致病菌 70% ~ 80% 为革兰阴性杆菌包括大肠埃希菌、变形杆菌、副大肠埃希菌、产气杆菌与铜绿假单胞菌；其余 20% 致病菌为革兰阳性球菌包括葡萄球菌、链球菌等。

五、乳糜尿

乳糜液或淋巴液出现在尿液，尿液呈现乳白色，称为乳糜尿。多由于乳糜液不能循正常通路进入血循环而发生反流、淋巴液淤滞，淋巴管内压力增高，进而导致淋巴管曲张、破裂，如破裂的部位与泌尿系统相通，乳糜液进入尿内即形成乳糜尿。最常见的病因为丝虫病、腹膜后肿瘤、创伤、结核，以及先天性淋巴管瓣膜功能异常也可以引起乳糜尿。

六、结晶尿

正常尿液中含有许多有机盐和无机盐物质，在饱和状态下，这些物质可因温度、尿酸碱度、代谢紊乱或缺少某些抑制这些物质沉析的因素而发生沉淀和析出，形成结晶即称为结晶尿。尿内结晶常见有草酸盐、磷酸盐、尿酸、尿酸盐等。

七、气尿

有气体随尿液排出体外称为气尿。通常是由于在肠道和膀胱之间有瘘管相通。少见情况为膀胱内存在产气细菌感染，尿液又有高浓度的糖，因发酵而产生二氧化碳，在排尿时产生气体。常见病因有外伤、手术、结核、乙状结肠癌、Crohn 病和放射性肠炎等。

（沈　兴）

第四节　尿失禁

一、真性尿失禁

指因膀胱括约肌受到损伤，或神经功能障碍，膀胱括约肌丧失了控制尿液的能力，无论患者处在何种体位和在何时何地，尿液均不自主持续从尿道流出。常见病因有手术、外伤导致的膀胱括约肌损伤、神经源性膀胱和阴茎耻骨型尿道上裂等。

二、压力性尿失禁

平时尚能控制尿液，而在咳嗽、喷嚏、大笑、奔跑等腹压增加时出现尿液不自主地从尿道溢出，称为压力性尿失禁。常见于中年以上妇女（有过多次怀孕和自然分娩史）。常见原因有盆底组织的薄弱、膀胱底部下垂、膀胱尿道括约肌松弛、尿道不能伸到足够长度、膀胱尿道后角消失，以及尿道倾斜角增大等。

三、急迫性尿失禁

指在有急迫的排尿感觉后，尿液快速溢出，是膀胱过度活动症的严重表现。由部分上运动神经元病变或急性膀胱炎等强烈的局部刺激引起，导致急迫性尿失禁的常见病因有膀胱炎、神经源性膀胱、严重的膀胱出口梗阻导致的膀胱顺应性降低、逼尿肌老化、心脑血管疾病、早期糖尿病等。精神紧张、焦虑也可引起急迫性尿失禁。

四、充盈性尿失禁

充盈性尿失禁是由于下尿路有较严重的机械性或功能性梗阻引起尿潴留，当膀胱内压上升到一定程度并超过尿道阻力时，尿液不断地自尿道中滴出，也称为假性尿失禁。常见病因有前列腺增生症、尿道狭窄、神经源性膀胱功能障碍等。

（沈　兴）

第五节　疼　痛

一、肾区疼痛

常由于肾脏的炎症或梗阻等导致肾被膜受牵拉而引起。典型的肾脏疼痛位于肋脊角（在骶脊肌旁第12肋下），可绕过腰部向前放射至腹上区和脐周，也可放射至会阴、睾丸。炎症引起的疼痛呈现一侧或两侧为腰部酸胀不适持续性钝痛，常见于肾内或肾周感染，也可见于肾挫伤、肾积水、肾结石等。梗阻所致疼痛的特点为阵发性绞痛，常伴有消化道症状。

二、输尿管区疼痛

输尿管疼痛多为急性，常由输尿管急性梗阻引起。典型的疼痛既包括肾包膜膨胀所致的背部疼痛，还包括从肋脊角沿输尿管走行放射至下腹部的剧烈绞痛。在男性可放射至膀胱、同侧阴囊和睾丸；在女性则放射至外阴。如梗阻位于上段输尿管，疼痛可放射至同侧睾丸；梗阻位于右输尿管中部，疼痛放射至麦氏点，易与阑尾炎相混淆，梗阻位于左输尿管中部，可能与憩室炎或降结肠、乙状结肠疾病相混淆；如梗阻位于靠近膀胱输尿管开口处则会表现出膀胱刺激症状。

三、膀胱区疼痛

膀胱区疼痛常因急性尿潴留所致，也可由非特异性炎症、结核、结石、异物及肿瘤等导致。急性尿潴留者由于膀胱过度膨胀而导致耻骨上区剧烈疼痛。膀胱炎所引起的疼痛常表现为耻骨上间断性不适，在憋尿时有膀胱疼痛感觉，排尿后感觉明显轻松。膀胱颈内结石可出现向阴茎头及会阴放射性剧痛。膀胱肿瘤患者出现膀胱区疼痛常表示肿瘤已浸润盆腔周围组织。

四、尿道疼痛

尿道疼痛常因尿道口或尿道内梗阻所引起，如包茎、后尿道瓣膜、尿道狭窄或尿道内结石和肿瘤等，或因邻近器官的炎症蔓延到尿道，如精囊炎、阴道炎和宫颈炎等；有时可因机械或化学性刺激引起尿道炎，如器械检查和留置导尿管等。

五、阴囊部疼痛

阴囊部疼痛由阴囊壁组织或阴囊内容物病变引起，根据病因和程度的不同可分为原发性、继发性和急性、慢性等。原发性急性疼痛常见于急性附睾炎、急性睾丸炎、睾丸、附睾扭转及阴囊急性炎症等情况。原发性慢性疼痛常见于鞘膜积液、精索静脉曲张、慢性附睾炎等。继发疼痛常见于肾脏、腹膜后或腹股沟病变引起的放射痛。

（沈　兴）

第六节 肿 块

一、肾区肿块

正常肾脏位置较高，位于横膈以及低位肋骨之下，受其保护不易损伤。因为肝脏的存在，右肾位置低于左肾。在男性，肾脏一般很难触及，一方面是由于腹壁肌张力的存在，另一方面是因为男性肾脏的位置更加固定，仅能够随姿势改变和呼吸运动发生轻微的移动。偶尔能够触及右肾下极，尤其对于体型偏瘦的患者。左肾一般不会被触及，除非左肾增大或位置异常。故凡在腹部两侧发现的肿块都应与正常肾脏和肾脏病变相鉴别。肾区发现的肿物可能为对侧肾萎缩或缺失后该侧肾脏的代偿性肥大，或肾积水、肿瘤、囊肿或多囊肾，也可能为腹膜后肿物，脾脏、病变的肠管、胆囊疾病或胰腺囊肿。触到肾脏的肿块，应注意肿块的大小、实性或囊性、坚硬度、活动度、有无结节等。肾肿瘤性质多为坚硬，表面光滑或呈分叶状，早期肿瘤活动，晚期肿瘤浸润周围组织而固定。肾积水和肾囊肿表面光滑，有囊性感。多囊肾往往为双侧性，有时可在腹部两侧触及表面有囊性结节的增大的肾脏。肾脏损伤引起的肾周围血肿及尿外渗，在腹部或腰部可触及肿块和疼痛。此外，临床上较少见的肾下垂和游走肾，特点是肿块移动度较大，前者在站立位时较易触到，后者往往在髂窝触到活动的肿块。

二、膀胱区肿块

耻区膀胱区肿块最常见的两种情况为膀胱尿潴留或膀胱肿瘤、盆腔恶性肿瘤及隐睾恶变。正常膀胱一般不会被触及，除非适度充盈状态下。当膀胱过度充盈时触诊下腹正中部可触及圆形、具有压痛的弹性肿物，不能被推移，呈横置的椭圆形或球形，下界隐于耻骨后而触不清楚，按压时有尿意，排空后肿物缩小或消失，这几点可与常见耻骨上包块如卵巢囊肿或妊娠子宫等相鉴别。耻区肿块除经腹部检查外，还应经直肠或阴道行双合诊检查，以确定肿块大小、位置及移动情况。

三、腹股沟部肿块

腹股沟肿物以疝最常见，有时可触摸到下降不全的异位睾丸。精索、输精管的良性和恶性肿瘤均罕见。

四、阴茎肿块

阴茎头肿块是阴茎癌的主要特征。早期肿瘤被包茎所包裹，当肿瘤破溃穿破包皮时才被发现，晚期肿瘤呈菜花样、恶臭，易出血；腹股沟淋巴结转移时，淋巴结变硬，与周围组织粘连。小儿常发现包皮内有扁圆形小硬节，多为包皮垢，翻开包皮或将包皮切开，即可发现乳酪样硬节，与皮肤无粘连。阴茎海绵体肿块多为阴茎硬结症，肿块形状不规则呈片状、坚硬、无触痛，勃起时可引起疼痛及阴茎弯曲。尿道肿块应除外尿道狭窄、结石或肿瘤等。

五、阴囊肿块

阴囊内肿块以斜疝最为多见，其特征为可还纳肿物。其次为睾丸鞘膜积液、精索鞘膜积液、精液囊肿、精索静脉曲张，除精索静脉曲张外，透光试验均为阳性。睾丸肿瘤坚实而沉重。附睾、精索肿瘤极为罕见。

（沈 兴）

第七节 性功能障碍

一、性欲低下或缺失

表现为患者主动性行为要求减少或缺乏。主要原因有精神因素（性知识缺乏、性卫生忧虑、害怕妊娠、非性交行为习惯使性驱动力扭曲、生活工作压力过大、夫妻关系紧张等）；全身性疾病（肝硬化、慢性肾功能不全、心脑血管病变及严重营养代谢性疾病等）；内分泌疾病（性腺功能低下症、甲状腺功能低下或亢进、肾上腺皮质功能不全及垂体病变等）；药物（抗高血压药、抗肿瘤药与抗精神病药以及大麻、海洛因等长期大量吸毒者）。此外，外阴畸形病变致性交困难或不能性交，久之可因心理障碍和恐惧而导致性欲低下或缺失。

性欲低下或缺失由于正常值范围的不确定性，同时不同社会、不同信仰、不同个体间又存在很大差异，即便同一个体有时也会呈现相当大的差异，所以对性欲低下或缺失的诊断必须依赖详细的病史、全面的查体，并在此基础上进行相关的实验室检查才能作出较为准确的诊断。

二、阳痿

长期以来人们把男性在性欲冲动和性刺激下阴茎不能勃起，或阴茎勃起但不能保持足够的硬度并置入阴道或虽置入阴道但旋即疲软致性交不能称为阳痿。国际阳痿学会将其定义为：性交时不能有效勃起致性交不满足。近年来，则普遍使用勃起功能障碍来表达。

阳痿常见原因包括心理性和器质性。心理性因素导致的阳痿，一般都有诱发因素，包括婚姻压力、性伴侣的变换和丧失等，如果患者在受到某种刺激后，无论何种方法，只要出现阴茎勃起，就可以认为他的阳痿属于心理性而非器质性的。常见的器质性因素包括神经源性、内分泌源性、血管源性、医源性以及衰老、全身性疾病和吸烟、饮酒等原因。

三、不射精症与逆行射精

不射精症与逆行射精是指有足够的阴茎硬度可置入阴道性交，但无精液射出或仅有少量精液外溢，导致性不满足（尤其是女方）和不育。但两者又有质的不同，前者在性生活中无性高潮，后者则有。常见的原因有雄激素缺乏、交感神经丧失、某些药物及膀胱颈和前列腺的手术所致。另外，不射精症还有相当部分系心理性或功能性因素所致，如一些患者在性交时候不射，但平时有遗精存在，另一部分患者因性知识缺乏或性交方法不当，甚至在不同的场合、环境和配偶之间会有不同的反应。后者主要为先天性或获得性的膀胱内括约肌器质性病损，如先天性膀胱颈增宽、膀胱颈 Y - V 成形术、后腹膜淋巴清扫和前列腺盆腔手术等所致。两者通过房事后尿液检查可予鉴别，前者由于根本无射精仅为一般的尿液反应，而后者则可在尿液中查见精子和果糖。

四、无性高潮

通常属于心理性因素，或由于服用治疗精神疾患药物所致。有时由于阴部神经功能损伤，出现阴茎感觉减弱，也可导致性高潮缺失。最常见的疾病是糖尿病所致的外周神经病变。

五、早泄

早泄即指过早射精，至今仍缺乏一个明确而完整的定义，一般临床定义的早泄包括两个方面：①射精过早：包括置入阴道前和置入阴道后即刻射精；②性生活显得十分尴尬或狼狈，男女双方均不满意。早泄的病因以精神心理因素为主，包括紧张、焦虑、自卑或性冲动过激失去自控等。器质性病因可能与一些神经性、炎症性病变相关，如脊髓肿瘤、多发性硬化和前列腺炎等有关。

六、血精

含有红细胞的精液称为血精。多见于 25～40 岁的青壮年男性，患者常于手淫或性交后发现。最常见的原因有：①精囊及前列腺疾病：如精囊炎、前列腺炎、前列腺及精囊的结核、血吸虫、结石、损伤、前列腺增生等；②肿瘤：如精囊及前列腺的癌肿，精阜乳头状瘤；③血液病：如紫癜、维生素 C 缺乏病、白血病等；④其他：如精囊静脉曲张、会阴部长期反复压迫、肝硬化伴门静脉压增高致痔静脉丛通过侧支前列腺丛压力也增高、精阜旁后尿道上皮下静脉扩张破裂等。

（沈 兴）

第六章

泌尿生殖系统损伤

第一节　肾脏损伤

一、概述

肾脏深藏于肾窝，受到周围结构较好的保护：其后面上部与膈肌接触，并借膈肌和第11、第12肋相邻；下部和腰大肌、腰方肌相邻；两肾顶端都有肾上腺覆盖，两肾的前面各不相同，右肾前面上部紧贴肝右叶下面，下部与结肠肝曲相邻，内侧与十二指肠降部相邻，左肾前上部与胃底及脾脏相邻，中部有胰尾横过，下部与空肠及结肠脾曲相接。正常肾脏有1～2cm的活动度，故肾脏不易受损。但从另一方面观察，后面的骨质结构也可以引起肾损伤，如下位肋骨骨折的断端可穿入肾实质；肾脏被挤于脊柱和其横突之间而受到损伤。

肾损伤的发病率不高。肾损伤常是严重多发性损伤的一部分。在一组意外伤亡的326例尸解中，发现肾损伤36例（11%）。国内报道腹部损伤病例中，肾损伤占14.1%；腹部穿透伤中，肾损伤为7.5%。但实际上肾损伤的发病率要比这些数字所表示的高，因为严重的多发性损伤病例常忽视了肾损伤，而轻微的肾损伤常不伴有严重症状而被漏诊。

肾损伤大多见于20～40岁的男性。这与从事剧烈体力劳动和体育活动有关。男女病人数之比约4：1。但婴幼儿的肾损伤比较常见。这与解剖特点有关：①婴幼儿肾脏相对较大，位置较低。②保护性的肾周脂肪较少，肌肉也不发达。③具有缓冲作用的肾周筋膜发育不全，肾脏直接依靠着相当紧张的腹膜。④有时患者有先天性肾积水、肾胚胎瘤等疾病而易发生损伤。有人统计，每2 000例住院儿童中即有1例肾损伤，而15岁以下的儿童占所有肾损伤病例的20%。在婴幼儿中性别对肾损伤发病机会的影响不明显。肾损伤大多是闭合性损伤，占60%～70%。可由直接暴力（如撞击、跌打、挤压等）或间接暴力（如对冲伤）所致。开放性损伤多见于战时和意外事故。无论是由冷兵器还是火器所致，常伴有其他脏器的损伤，后果严重。偶然医疗操作如肾穿刺、腔内泌尿外科检查或治疗时也可发生肾损伤。

（一）发病原因

（1）直接暴力：肾区受到直接打击，躯体跌倒在坚硬的物体上，或被挤压于两个外来暴力的中间。

（2）间接暴力：高处跌落时，双足或臀部着地，由于剧烈的震动而伤及肾脏。

（3）穿刺伤：常为贯通伤，可以损伤全肾或其一边，一般均伴发腹腔或胸腔其他内脏损伤。

（4）自发破裂：肾脏也可无明显外来暴力而自发破裂，这类"自发性"的肾破裂常由肾脏已有的病变如肾盂积水、肿瘤、结石和慢性炎症等所引起。

（二）发病机制

1. 闭合性肾脏损伤的机制　如下所述。

（1）直接暴力打击：外伤的着力点很重要，如果直接打击腹部，肾损伤发生率为10.0%～20.1%，腰部受到打击则为60%左右。致伤原因以撞击为主，其次为跌落、交通事故等。国外以交通事故居首，占50%以上，最高可达80%。体育运动时除被他人或球类撞击受伤外，身体突然旋转或强烈的肌肉收缩也可以引起肾损伤。此类损伤以镜下血尿多见，即所谓的运动性血尿，右肾多见。Fancz等曾利用计算机模拟肾脏的二维模型，研究肾脏受到打击时肾脏内能量的传导和压力的分配，他们发现最大压力点出现在肾实质边缘，而且该压力点的压力还受肾盂内的静水压以及肾实质内是否存在肾囊肿的影响，当肾盂内的静水压较高或肾实质内存在肾囊肿时，在同样的外力打击下肾实质边缘最大压力点的压力也随之提高。这与临床所见的在受到腹部钝性打击时肾脏损伤多出现在肾脏表面，以及梗阻积水的肾脏和伴有肾囊肿的肾脏更易出现肾损伤相符。

（2）减速伤：多见于从高处跌下足跟或臀部着地以及发生交通事故身体突然减速时，肾脏由于惯性作用，继续下降或猛烈的撞击肋骨或腰椎造成肾脏实质或肾蒂的损伤。由于肾脏急剧移位，肾蒂受到猛烈的向上或向下的牵拉，血管外膜及肌层被伸张，但无弹性的内膜则发生不同程度的挫伤或断裂，导致内膜下出血，管腔狭窄或血栓形成。较严重的损伤可使血管肌层和外膜破裂导致血管撕裂或断裂。

（3）冲击伤：冲击伤所致的肾脏损伤较少见且相对较轻，但其并发存在的心、肺、肝、脾、肠、胰腺损伤却很常见且较重。肾脏的损伤主要表现为包膜下或实质的斑块状出血，偶见有小的撕裂或梗死。其产生的损伤主要是由冲击波超压和动压的作用所致，负压也可能有一定的作用。它造成肾脏损伤的学说包括：

1）碎裂效应，亦称剥落效应：当压力波自较致密的组织传导至较疏松的组织时，在两者的界面上会引起反射，致使较致密的组织因局部压力突然增高而引起损伤。

2）惯性效应：致密度不同的组织，其压力波传递的速度有所不同，疏松的组织中传递较快，致密的组织中传递较慢，因而两者易造成分离性损伤。

3）近年来在冲击波致伤机制研究方面最主要的进展就是试图用生物力学阐明原发冲击伤的发生机制。美国Stuhmiller等提出人体对冲击波响应的物理过程包括3个阶段：①体表对冲击波负载的迅速响应，冲击波作用于体表力的大小称之为冲击载荷，朝向冲击波源的体表受力最大，组织结构的几何形状可使冲击波发生绕射或聚焦，在部分开放的结构内所受的冲击载荷较自由场中大得多。②冲击载荷作用于机体后，组织器官会发生变形，组织内产生应力。③组织应力和损伤，一定的应力可造成组织出血或破裂。

（4）挤压伤：多见于交通事故，致伤原因复杂，直接打击或挤压于腹部，引起腹内压急剧升高造成肾损伤。

2. 开放性肾脏损伤的机制　如下所述。

（1）现代火器伤：低速投射物穿入组织时，其作用力沿着弹道的轴线前进。在其前进过程中，直接离断、撕裂和击穿弹道上的组织，形成所谓的残伤道或原发伤道。高速投射物穿入组织不仅具有前冲力，形成原发伤道，而且还产生很大的能量和速度，并向四周扩散，迫使原发伤道的组织迅速向四周压缩与移位，由此形成一个比原发伤道或投射物直径大数倍甚至数十倍的椭圆形空腔，同时质轻、高速的枪弹进入人体内遇阻后易发生反跳，从而改变前进的方向，由此造成多脏器损伤。曾有高速枪弹击中臀部后急剧改变方向，穿过胸、腹腔造成胸、腹腔脏器多处损伤的报道。

（2）刺伤：利器所造成的肾脏开放性损伤在平时战时均可见到，可使利器刺入伤道所经过的器官组织发生直接损伤。因此，从身体不同部位刺入并造成肾脏损伤时，常并发不同组织、器官的损伤，其中以结肠、肝、脾的并发伤最常见。

（3）医源性损伤

1）对肾脏及其邻近组织、器官施行手术及行内腔镜检查、治疗时所造成的肾损伤。如行肾盂或经肾窦肾盂切开取石术，或行经皮肾镜取石术等手术时造成的损伤。

2）行体外震波碎石术（ESWL）时所造成的肾损伤。早期肾损伤主要是肾小球和肾间质出血、肾小管坏死、肾小球滤过率下降和肾周血肿等，其机制尚不明确，可能与ESWL产生的高能震波通过产生空化效应所致。国内外亦有不少报道肾结石行ESWL治疗时并发肾包膜下血肿、肾裂伤、肾周血肿，乃至行开放性手术处理这些并发症，甚至肾切除。

（三）病理改变

肾损伤可分为闭合性损伤（如肾挫伤和肾裂伤）和贯通伤（如枪弹伤、刺伤）两类。根据肾损伤的严重程度可以分为以下几类：

（1）肾脏轻度挫伤：损伤仅局限于部分肾实质，形成实质内瘀斑、血肿或局部包膜下小血肿，亦可涉及肾集合系统而有少量血尿。由于损伤部位的肾实质分泌尿液功能减低，故甚少有尿外渗，一般症状轻微、愈合迅速。

（2）肾挫裂伤：是肾实质挫裂伤。如伴有肾包膜破裂，可致肾周血肿；如肾盂肾盏黏膜破裂，则可见明显的血尿。但一般不引起严重尿外渗。内科治疗大多可自行愈合。

（3）肾全层裂伤：肾实质严重挫伤时外及肾包膜，内达肾盂肾盏黏膜，此时常伴有肾周血肿和尿外渗。如肾周筋膜破裂，外渗血尿可沿后腹膜外渗。血肿如破入集合系统，则可引起严重血尿。有时肾脏之一极可完全撕脱，或肾脏严重裂伤呈粉碎状——粉碎肾。这类肾损伤症状明显，后果严重，均需手术治疗。

（4）肾蒂损伤：肾蒂血管撕裂时可致大出血、休克。如肾蒂完全断裂，伤肾甚至可被挤压通过破裂的横膈进入胸腔。锐器刺伤肾血管可致假性动脉瘤、动静脉瘘或肾盂静脉瘘。对冲伤常使肾动脉在腹主动脉开口处内膜受牵拉而破裂，导致肾动脉血栓形成，使伤肾失去功能。

（5）病理性肾破裂：轻度暴力即可使有病理改变的肾脏破裂，如肾肿瘤、肾积水、肾囊肿、脓肾等。有时暴力甚至不被觉察，因而称之"自发性"肾破裂。

二、临床表现

肾损伤的临床表现颇不一致，有其他器官同时受伤时，肾损伤的症状可能不易觉察。其主要症状有：休克、出血、血尿、疼痛、伤侧腹壁强直和腰部肿胀等。

1. 休克　其程度依伤势和失血量而定。除血尿失血外，肾周筋膜完整时，血肿局限于肾周筋膜；若肾周筋膜破裂，血液外渗到筋膜外形成大片腹膜后血肿；如腹膜破裂，则大量血液流入腹膜腔使病情迅速恶化。凡短时间内迅速发生休克或快速输血两个单位后仍不能纠正休克时，常提示有严重的内出血。晚期继发性出血常见于伤后2~3周，偶尔在2个月后亦可发生。

2. 血尿　90%以上肾损伤的患者有血尿，轻者为镜下血尿，但肉眼血尿较多见。严重者血尿甚浓，可伴有条索状或铸型血块和肾绞痛，有大量失血。多数病例的血尿是一过性的，开始血尿量多，几天后逐渐消退。起床活动、用力、继发感染是继发血尿的诱因，多见于伤后2~3周。部分病例血尿可延续很长时间，甚至几个月。将每小时收集的尿液留在试管中分别依次序排列在试管架上比较尿色深浅，可以了解病情进展情况。没有血尿不能排除肾损伤的存在，尿内血量的多少也不能断定损伤的范围和程度。肾盂遭受广泛性的损伤，肾血管受伤（肾动脉血栓形成、肾蒂撕脱），输尿管断裂或被血块或肾组织碎片完全堵塞导致血液流入腹腔，以及血和尿同时外渗到肾周围组织等损伤情况时，尽管伤情严重，但血尿可不明显。

3. 疼痛与腹壁强直　伤侧肾区有痛感、压痛和强直，身体移动时疼痛加重，但轻重程度不一，这种痛感是由于肾实质损伤和肾被膜膨胀所引起。虽然腹壁的强直会影响准确的触诊，但在某些病例仍可在腰部扪到由肾出血形成的肿块。疼痛可局限于腰部或上腹，或散布到全腹，放射到背后、肩部、髋区或腰骶部位。如伴腹膜破裂而有大量尿液、血液流入腹腔，可致全腹压痛和肌卫等腹膜刺激征象。当血块通过输尿管时可有剧烈的肾绞痛。腹部或腰部的贯通伤常有广泛的腹壁强直，可由腹腔或胸腔内脏的损伤引起，但亦可为肾区血肿或腹腔内出血所致。

4. 腰区肿胀　肾破裂时的血或尿外渗在腰部可形成一不规则的弥漫性肿块，如肾周筋膜完整，则肿块局限；否则在腹膜后间隙可造成广泛性的肿胀，以后皮下可出现瘀斑，这种肿胀即使在腹肌强直时也往往可以扪及。从肿胀的进展程度可以推测肾损伤的严重程度。为缓解腰区疼痛，患者脊柱常呈侧突，有时尚需与脾、肝包膜下出血所形成的肿块相鉴别。

三、诊断与鉴别诊断

（一）影像学检查

1. X线检查　对肾损伤的诊断极为重要，应尽可能及早进行，否则可因腹部气胀而隐蔽肾脏阴影的轮廓。

（1）腹部平片：腹部平片上，肾阴影增大暗示有肾被膜下血肿，肾区阴影扩大则暗示肾周围出血。腰大肌阴影消失、脊柱向伤侧弯曲、肾阴影模糊或肿大、肾活动受到限制以及伤侧横膈常抬高并活动幅度减小则更可表示肾周组织有大量血或尿外渗。由于肠麻痹而可见肠道充气明显。另外尚可能发现有腹腔内游离气体、气液平面、腹腔内容变位、气胸、骨折、异物等严重损伤的证据。

（2）排泄性尿路造影：能确定肾损伤的程度和范围。轻度的肾损伤可无任何迹象或仅为个别肾盏的轻度受压变形或在肾盏以外出现囊状的局限阴影。血块存在于肾盂、肾盏内表现为充盈缺损。在断层片上可见肾实质有阴性阴影。广泛肾损伤时，一个弥散不规则的阴影可扩展到肾实质的一部分或肾周，造影剂排泄延迟。集合系统有撕裂伤时可见造影剂外溢。输尿管可因血尿外渗而受压向脊柱偏斜，肾盂输尿管连接处向上移位和肾盏的狭窄等，排泄性尿路造影亦可反映两肾的功能。先天性孤立肾虽极少见，但应想到这一可能。休克、血管痉挛、严重肾损伤、血管内血栓形成、反射性无尿、肾盂输尿管被血块堵塞等原因可导致肾脏不显影。故首先必须纠正休克，使收缩血压高于12kPa（90mmHg）后才进行排泄性尿路造影。大剂量排泄性尿路造影（50%泛影葡胺2.2mL/kg＋150mL生理盐水快速静脉滴入）可得到比一般剂量更好的效果，并且可避免压腹引起的疼痛。

（3）膀胱镜逆行尿路造影：膀胱镜逆行尿路造影可了解伤肾破裂情况，但由于可引起逆行尿路感染，尽可能不采用此检查。

（4）主动脉和选择性肾动脉造影：主动脉和选择性肾动脉造影应在伤后2h以后进行，以避免受外伤引起的早期血管痉挛的影响。肾轻度损伤时肾动脉造影可完全正常。肾实质裂伤时可见肾实质边缘典型的开裂，有时须与胚胎性分叶肾区别。根据包膜动脉和肾盂动脉的引长或移位，可以诊断较小的周围血肿。典型的肾内血肿表现为叶间动脉的移位或歪斜以及局部肾实质期显影度降低。如其周同为均匀的正常显影表示血供良好，而周围呈斑点状不均匀的显影或显影度降低应考虑周围肾组织外伤性血管栓塞或严重而持久的血管痉挛。这些伤员常易发生迟发性出血或腹膜后尿液囊肿形成。无血管区限于小范围肾实质时说明伤情轻、预后好。肾动脉血栓形成表现为肾主动脉或其分支为一盲端，呈切断现象。并常伴有动脉近端的球状扩张，相应肾实质显影不良；在肾静脉期时静脉不显影。外伤性肾动静脉瘘则表现为肾静脉过早显影，于动静脉之间有一囊状结构的通道。动静脉瘘较大时，由于血流动力学改变，动静脉瘘的虹吸作用引起相应肾实质缺血，显影减低。肾动脉造影还能提供肾皮质梗死后是否有侧支存在。如伴有其他内脏损伤，尚可行选择性相应脏器的血管造影。电子计算断层扫描（CT）对一些小的肾裂伤和其他内脏损伤也可能做出诊断。

2. B型超声波　超声可以随访血肿的大小和进展，也可用于鉴别肝、脾包膜下血肿。放射性核素肾扫描时受伤区呈核素低浓度之"冷区"，肾轮廓不整齐。该方法安全、简便，不受肠内容物干扰，尤其适用于排泄性尿路造影显影不佳时。

3. CT检查　CT在肾损伤的诊断及随访中均具有十分重要的价值。在患者全身情况允许的情况下，应作为首选的检查。它不仅可以准确了解肾实质损伤的程度、范围以及血、尿外渗的情况，还可同时明确有无其他腹腔脏器的损伤。单纯包膜下血肿大多只是肾实质的轻微损伤，一般不累及收集系统，除非临床血尿明显。CT影像诊断肯定，如爪字形高密度改变，可见实质损伤达髓质区，薄层扫描利于清楚显示；肾周血肿常并发包膜下血肿，多有集合系统的损伤，因尿液的渗入CT图像显示血肿密度不均匀；单纯肾挫裂伤相对少见，也可并发集合系统损伤致临床血尿，一般CT影像表现为肾实质内点状或条状高密度模糊区，增强扫描不强化，临床血尿阳性；严重肾损伤CT影像表现肾实质横断、碎裂，可伤及肾血管蒂，并发肾周及包膜下血肿，集合系统损伤肯定存在，尿液外渗；牵拉所致肾盂输尿管移行段（UPJ）撕脱伤，常仅限于儿童，当有大量尿液外渗，且位于内侧而非通常的肾后外侧的肾周间隙部，加上输尿管不显影时，高度提示输尿管或肾盂破裂。血块堵塞输尿管或发生肾蒂断裂时可无血尿，但后者临床急性全身失血征明显，CT 扫描显示腹膜后腔大量积血，密度不均匀，增强扫描或静脉肾盂造影（IVP）检查患侧肾盂输尿管不显影。肾损伤的治疗力求保守治疗，保守治疗无效、严重肾损伤及肾盂输尿管断裂时需及时手术，术中力求保存肾组织，除非对侧肾功能正常、患肾破碎不堪难以保存时才做肾切除。CT 平扫及增强扫描，必要时 IVP 检查补充可为临床诊疗提供充分的依据。

CT 检查迅速、安全，评估肾损伤的程度、范围准确度高，分类细致全面，是临床诊疗依据及时可靠的信息来源，具有重要的地位。条件允许时，特别是对开放性损伤，CT 检查宜作为首选。

4. 放射性核素扫描　对肾损伤的诊断及随诊检查也有一定帮助，扫描方法简单而安全，可根据情况采用。

（二）诊断要点

根据受伤史、临床表现及尿液检查即可对肾损伤做出初步诊断。血尿为诊断肾损伤的重要依据之一，对不能自行排尿的伤员，应导尿进行检查。腹部 X 线平片（KUB）、静脉尿路造影（IVU）可了解骨折、肾实质破裂及肾周围血肿情况。B 超可初步了解肾实质的伤情。CT 为无创性检查，可精确了解肾实质损伤及血、尿外渗情况，并能及时发现并发伤。肾损伤出现典型腹膜刺激症状或移动性浊音时，应警惕并发腹内脏器损伤的可能。腹腔穿刺有一定的诊断价值。

（三）鉴别诊断

1. 腹腔脏器损伤　主要为肝、脾损伤，有时可与肾损伤同时发生。表现为出血、休克等危急症状，有明显的腹膜刺激症状；腹腔穿刺可抽出血性液体；尿液检查无红细胞；超声检查肾无异常发现；IVU 示肾盂、肾盏形态正常，无造影剂外溢情况。

2. 肾梗死　表现为突发性腰痛、血尿、血压升高，IVU 示肾显影迟缓或不显影。逆行肾盂造影可发现肾被膜下血肿征象。肾梗死患者往往有心血管疾患或肾动脉硬化病史，血清乳酸脱氢酶、谷氨酸草酰乙酸转氨酶及碱性磷酸酶升高。

3. 自发性肾破裂　突然出现腰痛及血尿症状，体检示腰腹部有明显压痛及肌紧张，可触及边缘不清的囊性肿块。IVU 检查示肾盂、肾盏变形和造影剂外溢。B 超检查示肾集合系统紊乱，肾周围有液性暗区。一般无明显的外伤史，既往多有肾肿瘤、肾结核、肾积水等病史。

四、并发症

肾损伤后并发症分为早期和晚期两类。所谓早期并发症是指损伤后 6 周之内所发生的那些威胁患者生命，或者使损伤的肾脏丧失的情况，如继发性出血、尿外渗、肾周围脓肿、急性肾小管坏死、尿瘘等。晚期并发症包括高血压、肾积水、结石、慢性肾盂肾炎、慢性肾衰竭、动静脉瘘等。这两类并发症大都发生于严重肾损伤之后，个别例外。

高血压是晚期并发症中最常见的，发病率为 0.7% ~33%。主要原因是由于肾缺血引起肾素 - 血管紧张素系统活性增加，如肾蒂周围血肿、肾周围血肿、肾被膜下血肿机化、肾实质广泛瘢痕形成、肾内假性动脉瘤等对肾实质压迫造成供血不足，导致近球细胞及颗粒斑分泌肾素增多而继发肾素性高血压，对此应长期随诊观察。

五、治疗

（一）非手术治疗

肾脏损伤者大多数可以通过非手术治疗而保留肾脏，约 74% 获得成功，肾脏损伤患者经过积极的保守治疗和密切的临床观察，其中大部分患者病情可以渐趋平稳，血尿停止、肿块缩小、并发症少，一般无重大后遗症，在一组 186 例外伤性肾损伤报道中，非手术治疗的肾切除率为 3%，而手术治疗肾脏切除率高达 20%。Mansi 等报道 108 例肾损伤中，Ⅲ级肾损伤非手术治疗，结合及时穿刺引流或腔镜治疗，不仅能保留肾组织而且少有晚期并发症发生。而肾脏探查和修补术后并发症发生率高达 3% ~

20%，可见有效的保守治疗不仅可降低肾脏切除率，而且能有效地减少并发症。

非手术治疗包括紧急处理和一般治疗，紧急处理包括迅速的输血、输液、复苏。对严重肾损伤患者，即使血压在正常范围，亦应采取防止休克的治疗，并密切观察血压、脉搏等生命体征变化及腹部肿块大小、血尿颜色等变化，对伴有休克的患者应在休克被纠正后，尽快进行必要的检查，以确定肾脏损伤的程度和范围，便于选择下一步的治疗方案。一般治疗包括：

1. 绝对卧床休息　卧床休息的时间因肾脏损伤的程度而异，肾脏裂伤应卧床休息4~6周，2~3个月不宜参加体力劳动和竞技运动。

2. 止血、镇静　应立即给予有效的止血药物，以减少继续出血的可能，由于肾损伤出血引起肾周血肿、肾纤维膜，以及肾周筋膜受牵拉而出现腰部胀痛或出血进入集合系统，血凝块引起输尿管梗阻，出现肾绞痛，故肾损伤患者多有明显的疼痛表现，而疼痛又会引起患者烦躁、不安、活动，进而加重肾脏出血。因此，应给予必要的镇静处理。

3. 感染的防治及补液　应给予广谱抗生素预防感染，防止血肿感染形成脓肿，并注意补入足够的能量、血容量，维持水、电解质平衡，及时补充机体在非常态下的代谢需要。

4. 保持两便通畅　严重肾损伤患者应立即给予保留导尿，一方面有利于观察尿液颜色变化，另一方面能防止患者排尿时加重肾脏损伤。必要时给予缓泻剂帮助患者通便。防止用力排便增加腹压，引起继发性出血可能。

非手术治疗的注意事项：①密切注意生命体征变化：在肾损伤的非手术治疗过程中，特别是第1周，应严密观察患者血压、脉搏、呼吸等生命体征。②绝对卧床休息：对于防止再出血至关重要。③观察尿液颜色变化：如果尿液逐渐转清，局部症状逐渐改善，提示出血停止；若尿液突然转清，但出现腹部疼痛加重，可能是由血凝块堵塞输尿管所致，不能盲目认为出血停止。④观察局部包块大小：对于可触及肿块的患者，入院时及时给予标记肿块范围，并观察其大小的变化。

（二）介入治疗

肾动脉栓塞疗法：通过选择性动脉造影的检查注入栓塞剂可达到满意的止血效果。常用的栓塞剂为可吸收的自体血块和吸收性明胶海绵碎片。如先注入少量肾上腺素溶液使正常肾血管收缩，可达到使栓塞剂较集中于受伤部位的目的。

（三）手术治疗

1. 适应证　肾损伤的大部分患者可以通过保守治疗而获治愈，但部分肾损伤患者应及时给予手术治疗，否则会引起更严重的后果。对于保守治疗的患者，在非手术治疗过程中应密切观察病情的变化，做必要的手术治疗准备。在下列情况下应采用手术治疗：

（1）开放性肾损伤或贯通肾损伤患者应急诊手术，术中不仅需要修补损伤的肾脏，还应注意其他脏器的损伤情况以及有无异物的存在等。

（2）并发有胸、腹腔脏器损伤者。

（3）严重休克经大量输血补液仍不能矫正或血压回升的短期内又下降，提示有大出血可能者。

（4）非手术治疗过程中，肾区肿块不断增大，肉眼血尿持续不减，患者血红蛋白逐渐下降，短期内出现贫血者。

（5）静脉尿路造影或CT增强扫描显示造影剂明显外渗等。

（6）经较长时期的非手术治疗，仍反复出现血尿或并发感染或继发性高血压等。

2. 手术方式　如下所述。

（1）肾部引流：肾损伤的患者早期手术常可达到完全修复的目的，引流只是作为整个手术的一部分。但在尿外渗伴感染、肾周血肿继发感染、病情危重而又不了解对侧肾脏情况时，则只能单作引流术。如发现腹膜破裂，应吸尽腹腔内的血液和尿液，然后修补腹膜裂口，在腹膜外放置引流，引流必须彻底。引流不彻底常是肾周感染不能控制、大量纤维瘢痕形成的原因。如能放置硅胶负压球引流，则效果最佳。术后引流至少留置7天，每日引流量少于10mL，连续3天后才能拔除。如肾脏损伤严重而患者处于危险状态时，经积极而快速输血和输液后应及时行肾切除术。

（2）肾修补术或部分肾切除术：肾实质裂伤可用丝线缝合。修补集合系统裂口应用可吸收缝线。如垫入脂肪块或肌肉块可防止缝线切割。失去活力的破碎组织应清创。如无明显感染，一般不必留置内支架或造瘘。创面应彻底引流。在平时的闭合性肾损伤中，这些方法的疗效是良好的。但在战时有感染的贯通伤，结果多不满意。因肾实质感染、坏死和晚期出血等常需第二次手术，甚或被迫切除全肾。

（3）肾切除术：肾损伤后的处理应尽一切力量保留伤肾，但在病情危重时则需行肾切除。此时必须在了解对侧肾功能良好后进行，肾切除适应于：①无法控制的大出血。②广泛的肾裂伤，尤其是战时的贯通伤。③无法修复的肾蒂严重损伤。④伤肾原有病理改变且无法修复者，如肾肿瘤、肾脓肿、巨大结石和肾积水。肾错构瘤易发生破裂出血，但属良性，且肿瘤常为多发并可能侵犯双肾，故应尽量争取做部分肾切除。

（4）肾血管修复手术：肾动脉是终末分支，结扎其任一支动脉即可致相应肾实质梗死。而肾静脉分支间有广泛交通，只要保留其一条较粗的分支通畅即不影响肾功能。左肾静脉尚通过精索静脉（或卵巢静脉）和肾上腺静脉等分支回流。故可在这些分支的近腔静脉端结扎肾静脉主干而不影响肾血液循环。因此，在肾静脉损伤时左肾有较多的挽救机会。对冲伤引起的肾动脉血栓形成，一旦经动脉造影证实即应手术取栓。文献有报告伤后9天仍取栓成功的病例，故应积极争取。动静脉瘘和主动脉瘤应予修补，如在肾实质内则可行部分肾切除。

目前国内外已可用冷冻的肾脏保存液灌注肾脏并冷冻保存72h而不影响肾功能的恢复，故有可能经工作台仔细修复伤肾后冷冻保存，待患者情况稳定后再行植入髂窝。

3. 肾损伤伴腹腔其他脏器伤的处理　如下所述。

（1）伴胰腺损伤：为了避免术后发生并发症，既往肾切除率高达33%。如处理得当，则能最大限度地保留肾组织。手术时应注意：①严密缝合肾脏集合系统，且张力不能过大。②将大网膜、筋膜或结肠置于肾和胰腺之间。③充分引流，而且两个引流分别从不同部位引出。

（2）伴结肠损伤：肾损伤与结肠同时损伤约占全部肾损伤患者的2.5%，处理不当极有可能发生感染性尿囊肿和肾周围脓肿。目前所采取的处理原则：①75%由开放伤所致，故应积极手术探查。②术前影像学检查难以对肾损伤做出分类时应当剖腹探查，既可了解肾损伤的真实情况，又可使结肠损伤得到及时治疗。③肾损伤的处理原则与通常无异，即便有粪便污染依然如此，包括去除无生机的组织，止血、缝合集合系统，覆盖创面，肾被膜不能应用时可以大网膜片或腹膜片作覆盖材料。结肠伤和肾脏伤较近者，应以大网膜片将其隔开。血管损伤者，并不因结肠伤而放弃修补。④放置引流。

（3）伴腔静脉损伤：这些伤员伤势极其严重，往往由于致命出血而死亡。为了挽救患者生命，关键在于各级抢救成员从受伤地点起就应积极复苏，尽快送往附近医院。一旦患者入院，在积极抢救休克之同时经腹进行探查，靠近肾门处切开后腹膜，直达肾蒂血管或腔静脉，迅速控制出血，清理手术野，依据伤情给予修补。

（孔令伟）

第二节　输尿管损伤

一、概述

输尿管为一细长的由肌肉黏膜构成的管形器官，位于腹膜后间隙，周围保护良好并有相当的活动范围。因此，由外界暴力（除贯通伤外）所致成的输尿管损伤殊为少见。在输尿管内进行检查操作和广泛性盆腔手术时可引起输尿管损伤。输尿管损伤的发病率甚难确定，实际上超过一般统计数字。输尿管受外界暴力损伤时，其症状几乎全被伴发的其他内脏损伤所隐蔽，多在手术探查时才被发现。在盆腔手术和应用输尿管器械所致的输尿管损伤的若干病例中，因症状不明显而未能诊断确定。随着腔内泌尿外科的开展，器械操作所致的输尿管损伤的发病数有所上升。

（一）发病原因

（1）外伤性损伤：贯穿性损伤是输尿管损伤最常见的原因，主要是枪伤或锐器刺割伤；非贯穿性损伤少见，多发生于车祸、高处坠落。常发生于骨盆、后腹膜的手术中，如结肠、直肠、子宫切除以及大血管手术，由于上述部位的解剖较复杂，手术野不清，匆忙止血，大块钳夹、结扎而误伤输尿管。

（2）手术损伤：见于下腹部或盆部手术，以输尿管下 1/3 段多见，经膀胱镜逆行输尿管插管、扩张、取（碎）石等操作均可导致输尿管损伤的发生。当输尿管有狭窄、扭曲、粘连或炎症时，还可能发生输尿管被撕裂、甚至被拉断。以妇科手术最多见，占医源性损伤的 50% 以上。

（3）腔内器械损伤：多见于输尿管插管、套石、输尿管镜检查等，致输尿管穿孔或撕裂。

（4）放射性损伤：高强度的放射性物质引起输尿管及周围组织的充血、水肿及炎症，最终因为局部瘢痕纤维化粘连而狭窄。

（二）病理

输尿管损伤的病理改变因损伤类型、处理时间不同而异，可有挫伤、穿孔、结扎、钳夹、切断或切开、撕裂、扭曲、外膜剥离后缺血、坏死等。输尿管轻微的挫伤均能自愈，而不引起明显的输尿管狭窄。输尿管损伤后发生腹膜后尿外渗或尿性腹膜炎，感染后可发生脓毒血症。输尿管被结扎或切断，近端被结扎可致该侧肾积水，若不及早解除梗阻，会造成肾萎缩。双侧均被结扎则发生无尿。输尿管被钳夹、外膜广泛剥离或被缝在阴道残端时则可发生缺血性坏死。一般在 1~2 周内形成尿外渗或尿瘘，伴输尿管狭窄者可致肾积水。

二、临床表现

输尿管损伤的临床表现取决于发现时间、单侧或双侧损伤、感染存在与否以及尿瘘发生的时间及部位。

1. 病史　有盆腔手术和输尿管腔内器械操作损伤史或有严重的贯通伤史。手术损伤包括根治性全子宫切除术、巨大卵巢肿瘤切除术、结肠或直肠肿瘤根治术以及腹膜后纤维化松解术等。

2. 腰痛　输尿管被结扎或钳夹损伤后，由于输尿管全部和部分梗阻，导致肾、输尿管积水而引起腰部胀痛。体检时，患侧肾区有压痛及叩击痛，上腹部可触及疼痛和肿大的肾脏。

3. 尿瘘或尿外渗　若术中未及时发现输尿管被切断或切开，术后可发生切口漏尿、阴道漏尿、腹腔积尿或腹部囊性肿块等。

4. 无尿或血尿　双侧输尿管断裂或被完全结扎后可出现无尿症状，此类损伤易被及时发现。此外，部分患者还会出现血尿，但不出现血尿并不能排除输尿管损伤的可能。

5. 发热　输尿管损伤后，由于尿液引流不通畅或尿外渗等情况，可继发感染或局部组织坏死。此时可出现寒战、发热等症状。当尿液渗入到腹腔时还可出现腹膜炎症状。

三、诊断与鉴别诊断

（一）影像学检查

外部暴力引起的输尿管损伤 90% 表现为镜下血尿，其他原因引起的输尿管损伤行尿液检查及其他检查对诊断的帮助很小。除非双侧输尿管梗阻，否则血肌酐水平是正常的。

1. 静脉尿路造影　95% 以上的输尿管损伤都能通过静脉尿路造影确诊，50% 可定位输尿管损伤部位的水平。可表现为输尿管完全梗阻；输尿管扭曲或成角；输尿管断裂、穿孔，并表现为造影剂外渗；病变上方肾盂输尿管扩张。

2. 逆行输尿管插管和肾盂输尿管造影　当静脉肾盂造影不能明确诊断或有疑问时，应配合逆行输尿管插管和肾盂输尿管造影以明确诊断。

3. 超声检查　超声可发现肾积水和尿外渗，是术后早期排除输尿管损伤的较好的检查手段。单侧肾积水；盆腔不规则的无回声包块，此为尿外渗所致，有时可看到与之相连的输尿管；用探头挤压包块可见液体自阴道断端排出；阴道积液，提示有阴道瘘；动态观察时阴道内无回声区范围增大；当并发尿路感染时，超声还可发现多发的偏低回声包块，可能为盆腔感染灶。

4. CT检查　由于损伤部位和性质的不同，CT表现不同。盆腔手术造成的输尿管破裂往往有造影剂外漏，CT可扫描到高密度的腹腔积液。肾盂输尿管连接部断裂在CT上可表现为腹膜后血肿、尿外渗（尿囊）、输尿管不显影等。当有大量尿外渗，且位于内侧而非通常的肾后外侧的肾周间隙部，加上输尿管不显影时，高度提示输尿管或肾盂破裂。如果检查显示肾实质完整，则更支持诊断，应进一步行逆行造影检查。

5. 靛胭脂静脉注射试验　手术中怀疑输尿管有损伤时，由静脉注射靛胭脂，蓝色尿液就会从输尿管裂口流出。

6. 术中或术后做膀胱镜检查　术中或术后作膀胱镜检查并做靛胭脂静脉注射时，如伤侧输尿管口无蓝色尿液喷出，输尿管插管至损伤部位受阻，多表示输尿管梗阻。

7. 亚甲蓝试验　通过导尿管注入亚甲蓝溶液可鉴别输尿管瘘与膀胱瘘，若膀胱或阴道伤口流出的液体仍澄清则可排除膀胱瘘。

8. 放射性核素肾显像　可显示结扎侧上尿路梗阻。

（二）鉴别诊断

输尿管损伤的早期诊断十分重要，及时明确诊断并做出正确处理，结果多良好。故在处理外伤或施行腹部、盆腔手术时，应注意检查有无尿外渗、外伤创口是否经过输尿管行径、手术野有无渗尿，或直接观察输尿管损伤的情况等。

结扎双侧输尿管引起的无尿应与急性肾小管坏死区别，必要时做膀胱镜检查及双侧输尿管插管，以明确有无梗阻存在。

1. 肾损伤　有外伤史也可出现尿外渗、肾周积液和肾功能损害，与输尿管损伤有相似之处。但肾损伤出血明显，局部可形成血肿，休克多见。检查肾区多可见瘀斑、肿胀，触痛明显。IVU可见造影剂从肾实质外溢，严重者肾盂、肾盏及输尿管显示不清。B超和CT检查可见肾实质破裂或包膜下积血。

2. 膀胱损伤　外伤或手术后出现无尿和急性腹膜炎，尤其是尿液自伤口流出时，两者易混淆。但膀胱损伤常并发骨盆骨折，虽有尿意感但无尿液排出或仅有少许血尿。导尿时发现膀胱空虚，或仅有极少血尿。向膀胱内注入100～150mL无菌生理盐水，稍等片刻后再抽出，抽出液体量明显少于或多于注入量。膀胱造影示造影剂外溢。

3. 急性腹膜炎　与输尿管损伤尿液渗入腹腔引起的尿性腹膜炎相似。但急性腹膜炎多继发于消化道溃疡穿孔、肠梗阻、急性阑尾炎，常有寒战、发热症状；无手术及外伤史，无尿瘘及尿外渗症状。

4. 膀胱阴道瘘　输尿管损伤出现阴道瘘者易与膀胱阴道瘘混淆。但膀胱阴道瘘患者有外伤、产伤等病史。排泄性上尿路造影一般无异常发现。膀胱镜检查可发现瘘口。阴道内塞纱布、膀胱内注入亚甲蓝溶液后可见纱布蓝染。

四、并发症

1. 输尿管狭窄　可试行输尿管插管、扩张或留置双J形输尿管支架引流管（F6），根据不同情况决定留置时间长短。狭窄严重或置管不成功时，应视具体病情决定手术，进行输尿管周围粘连松解术或狭窄段切除术。如输尿管完全梗阻暂不能解除时，可先行肾造瘘术，1～2个月后再行输尿管修复。

2. 尿瘘　输尿管皮肤瘘或输尿管阴道瘘发生后3个月左右，伤口水肿、尿外渗及感染所致炎性反应消退，若患者全身情况允许应进行输尿管修复，一般应找出输尿管近端，游离后与膀胱或膀胱壁瓣吻合。

3. 其他　对损伤性输尿管狭窄所致严重肾积水或感染，肾功能重度损害或丧失者，若对侧肾正常，则可施行肾切除术。

贯通伤所致的输尿管损伤常有明显的并发伤，这些组织器官损伤的发生率依次为小肠、结肠、肝、胰、膀胱、十二指肠、直肠和大血管。钝性输尿管损伤几乎均伴有骨折和（或）肾、膀胱及其他内脏破裂和挫伤。

五、预防

（一）手术时输尿管损伤预防要点

（1）首先必须熟悉输尿管的解剖与毗邻器官的关系，尤其是上述易损伤的部位。

（2）剪开乙状结肠侧腹膜时，左侧后腹膜的切开应在输尿管的外侧，盆腔部乙状结肠右侧腹膜的切开则应在输尿管的内侧。

（3）在结扎肠系膜下动脉之前，应在左侧髂总动脉分叉处找到左侧输尿管，在其右侧找到右侧输尿管，并继续向上显露至乙状结肠系膜根部，然后把左侧输尿管引向外侧，在明视下结扎肠系膜下动脉，这样便可避免损伤输尿管。

（4）处理两侧直肠侧韧带之前，应将盆段输尿管下段及膀胱牵开，若有必要可将双侧输尿管向下显露直至膀胱，同时将直肠向对侧上方提起，在直视下贴近盆壁分束切断侧韧带。

（5）术中始终要明辨解剖层次，操作轻柔，细心分离，避免大块结扎，切忌盲目钳夹止血，否则均有可能损伤输尿管。要时刻注意输尿管可能与结肠系膜粘连而被提起，因此在结扎切断系膜血管时必须在明确不是输尿管后再切断。

（6）若肿瘤较大、较固定，有盆腔炎病史，曾做过盆腔或下腹部手术，或盆腔放疗病例，术前应做泌尿系造影检查，以了解输尿管有无移位、畸形或其他病变，必要时可进一步做膀胱镜检查和输尿管逆行插管，以利于术中辨认输尿管。手术中可先显露正常部位的输尿管，再根据其走行关系以便追踪保护。

（7）为减少对输尿管营养血管的损伤，手术中输尿管只需显露而不应游离，必须游离时亦不宜超过10cm，且须注意保持其外膜的完整，否则输尿管的血供将受损。这是因为输尿管的血液供应是多源性的，不同部位有不同的血液来源。由于血液来源不恒定，且少数输尿管动脉的吻合支细小，故输尿管手术时若游离范围过大，可影响输尿管的血运，有发生局部缺血、坏死的危险。由于供血到输尿管的动脉多来自内侧，因此手术时应在输尿管的外侧游离，可减少血供的破坏。

（8）缝合盆底腹膜时要看清输尿管并避开。

（9）手术结束关腹之前，应再次检查双侧输尿管的完整性，以便及时发现问题并能立即修复，否则术后将酿成严重后果且处理困难。

（二）外伤致输尿管受损伤

应尽早修复，保证通畅，保护肾脏功能。尿外渗应彻底引流，避免继发感染。而轻度输尿管黏膜损伤可应用止血药、抗菌药物治疗，并密切观察症状变化。小的输尿管穿孔如能插入输尿管内支架管并保留可望自行愈合。

六、治疗

对输尿管外伤性损伤，因病因、部位、性质、发现时间及并发损伤等不同，无法制定统一治疗方法，需要视患者具体情况区别处理。但应注意以下原则：

（1）术中发现输尿管损伤：若无污染，应施行一期修复手术；若输尿管完全断裂于术后早期（36h以内）即发现，此时盆腔炎症不明显，可考虑行输尿管端－端吻合术或输尿管膀胱吻合术；对输尿管完全断裂缺损范围较小（小于2~5cm者），可施行损伤段切除，输尿管端－端吻合术；如输尿管损伤段较长，脐以下输尿管缺损或不能利用时，可行输尿管膀胱瓣成形术；若缺损段过长，可利用输尿管断端与对侧输尿管行端－侧吻合术。

（2）若损伤大于48h：宜先行肾造瘘，引流外渗尿液，3个月后再行修复手术。

（3）中段输尿管缺损明显：可行自体肾移植术、回肠代输尿管术或上尿路改道术。无论应用何种手术方法做修复，在尿外渗区皆应置放外引流，以防术后感染，影响修复处的愈合。

（孔令伟）

第三节 膀胱损伤

一、概述

膀胱损伤在泌尿系损伤中并不常见，多见于外伤，往往并发有其他下腹部脏器或骨盆、会阴部的损伤，尤其是在膀胱充盈时；少数也可因膀胱壁异常而导致自发破裂。近年来，医源性膀胱损伤越来越多见，特别是内腔镜操作导致膀胱损伤的报道已屡见不鲜。一般可通过病史、体征以及膀胱造影明确膀胱破裂的诊断、受伤部位、并发损伤情况，超声及影像学检查对快速准确判断膀胱损伤的类型有积极作用。膀胱损伤类型不同，其处理差异较大。腹膜外型膀胱破裂可采取留置导尿较为简单的保守方法，而腹膜内型膀胱破裂以及穿刺伤、贯通伤或医源性膀胱损伤则一般需开放手术修补。

（一）解剖及损伤特点

成人膀胱为盆腔内器官，四周有骨盆保护，上有腹腔脏器遮盖，在膀胱空虚状态下受钝性损伤机会较小；而当膀胱充盈、体积增大高出耻骨联合伸展至下腹部，才有可能因遭受外力而导致较严重的损伤。小儿膀胱几乎完全为一腹腔内脏器，因而在容量较小时也有破裂的可能。

外伤后单发的严重膀胱损伤较少见，83% ~95%的膀胱损伤并发骨盆骨折。除了尖利骨片有刺穿膀胱的可能，骨盆骨折的剪力作用也可以撕裂膀胱壁导致膀胱破裂，这类破裂虽然由骨盆骨折造成，但其部位往往与骨盆骨折部位不一致，有报道称仅有35%的膀胱破裂与骨盆骨折相邻，而一些膀胱破裂部位往往与骨盆骨折相对，提示膀胱内压的骤然增高是造成这类膀胱破裂的可能机制。

（二）病因

外伤造成膀胱单一损伤极少见，80% ~94%的膀胱损伤均伴随有非泌尿系的损伤，这类外伤由车祸、高处跌落、重物冲击等体外钝伤导致腹部的次级伤害造成。很多伤者在受伤时膀胱充盈，本已拉长变薄的膀胱壁不能承受下腹部压力突然增高，导致膀胱壁撕裂。一些伴随神经性疾病或其他原因如酗酒等感知异常的情况，尚存在自发性膀胱破裂的可能。

膀胱穿透伤则往往由外力造成，如匕首、长钉等尖锐器物造成，在一些严重多器官损伤的病例中，钝性开放性伤害也可由邻近脏器波及膀胱，造成膀胱的开放性损伤。

自发性膀胱破裂并不多见，且往往并发有其他疾病或膀胱本身存在一定的疾病基础，如各类原因造成膀胱的感觉及运动神经传导障碍或反射迟钝，使膀胱逼尿肌失去神经支配及营养，膀胱可长期处于充盈状态，失去收缩功能，在咳嗽及排便等腹压轻微增加时即易破裂，这种自发性膀胱破裂最易误诊而延误病情，从而产生严重的后果。膀胱的流出道不完全性或完全性梗阻是自发性膀胱破裂的最主要诱因，其他一些膀胱的病理性改变（如膀胱流出道慢性梗阻等）也是膀胱自发破裂重要的疾病基础。另外，有报道称妊娠分娩或产后也有可能导致自发性膀胱破裂，可能与分娩中膀胱感觉功能减弱、腹压增大有关。自发性膀胱破裂大多发生在膀胱较薄弱的顶后壁，该处仅有腹膜反折覆盖，缺少筋膜及骨盆支持，因此膀胱充盈时该处最易破裂。

有报道称，几乎一半的膀胱损伤由医源性原因造成，在开放性手术操作中，以妇产科手术出现膀胱损伤最为常见；另外，近年来内腔镜，特别是腹腔镜、宫腔镜、结肠镜以及膀胱镜的应用越来越多，以及下腹部、会阴部各类植入物的广泛应用（包括植入物置入的操作及植入物本身的不良反应），都增加了医源性膀胱损伤的机会。泌尿腔道手术操作时，发生膀胱损伤可造成冲洗液渗出膀胱外，检查可发现膀胱破口出血或下腹胀满。妇科、肛肠科手术对膀胱的损伤多由于盆腔内多次手术致粘连广泛、解剖不清、术中分离困难等造成。普外科疝修补术中膀胱损伤多见于膀胱滑疝，误将膀胱作为疝囊切开。下腹或盆腔手术中缝扎过深，缝线贯穿膀胱，或盆腔肿瘤介入治疗等造成的损伤往往造成膀胱延迟破裂，形成尿液性腹膜炎，直至下腹疼痛及排尿困难时方才被发现。

二、分类

(1) 按损伤类型分为膀胱挫伤和膀胱破裂。

(2) 按损伤部位分为腹膜内型膀胱破裂和腹膜外型膀胱破裂。

(3) 按损伤时间分为即发型和迟发型。

根据 2002 年的分类资料，腹膜内型破裂占 38% ~40%，腹膜外型占 54% ~56%，并发内外破裂者占 5% ~8%。

膀胱挫伤是由于膀胱黏膜和（或）膀胱肌层的损伤尚未破坏膀胱壁的连续性，膀胱挫伤由于症状较轻，仅见于一些剖腹探查病例的报道中，因此这类损伤往往被低估。腹膜外型膀胱破裂往往伴随骨盆骨折，而腹膜内型膀胱破裂除了骨盆骨折原因外，还可以由穿刺伤以及膀胱充盈时外部骤然高压所致的爆裂等造成。

三、诊断

准确快速的诊断及分型对治疗有积极意义。膀胱损伤的临床症状并不典型，大多数意识清醒的患者会有耻骨或下腹部的疼痛以及不能排尿，但这些很容易与骨盆骨折或下腹损伤的症状混淆，主要体征包括耻骨上压痛、下腹部瘀青、肌紧张、强直以及肠鸣音消失等。膀胱损伤最典型、最有意义的表现是肉眼血尿，95% 的膀胱损伤会出现肉眼血尿，因而在伤后早期予留置导尿对判断有无并发膀胱损伤至关重要。在急诊处置过程中还需注意有无尿道外口滴血，据统计，有 10% ~29% 的患者可同时并发膀胱与尿道损伤，如发现伤者存在尿道口滴血，应考虑即刻行尿道造影。

（一）影像检查

对于损伤后出现肉眼血尿，或并发骨盆骨折者应考虑膀胱影像检查，肉眼血尿同时并发骨盆骨折是膀胱影像检查的绝对指征，有资料显示 29% 的血尿并发骨盆骨折者同时存在膀胱破裂，相对指征则包括骨盆骨折、无骨折的肉眼血尿或骨盆骨折并发镜下血尿等，虽然这类患者膀胱破裂的机会较小，但如出现其他膀胱损伤表现时仍应考虑进行影像检查。另一方面，如出现下腹部开放性损伤，骨盆、髋部骨折并发镜下或肉眼血尿时，均应考虑早期行膀胱影像检查。

（二）膀胱造影注意点

(1) 造影一般应在留置导尿前进行，以发现可能的尿道损伤。

(2) 造影剂应通过重力作用自然进入膀胱而非直接注入，这样极有可能加重膀胱的损伤。

(3) 使用稀释的造影剂，一般容量 350 ~400mL。

逆行及顺行膀胱造影几乎可 100% 诊断膀胱的破裂，但需要患者的配合及经验，强调造影剂的注入量应超过 250mL，否则一些小的膀胱裂口有可能漏诊；其次建议使用常规三次摄片，即平片、膀胱造影片及膀胱排空后的再次摄片，因为有些膀胱后方的裂口可能在膀胱造影片中不能及时显示。在膀胱影像检查的同时有必要进行上尿路检查，以免漏诊及重复检查。

盆腔内出现火焰样造影剂积聚是腹膜外型膀胱破裂的典型 X 线表现，如损伤严重破坏了盆底筋膜的完整性，则造影剂可出现于腹膜后腔、阴囊、阴茎、大腿内侧、下腹壁等区域，而造影剂外泄的数量并不一定与膀胱裂口的大小一致。腹膜内型膀胱破裂则直接可在腹腔内显示肠型，较易判断。

目前 CT 已被广泛用于评估外伤程度，因而 CT 膀胱造影也可用于判断膀胱损伤的部位与程度，从应用效果来说，CT 膀胱造影的准确性和可靠性与 X 线相似，但造影剂的浓度要求低于 X 线造影，只要 2% ~4% 的造影剂就可发现病损，由于膀胱后间隙可一览无余，也无须进一步的延迟摄片。常规的 CT 扫描有时也可发现一些膀胱裂口，但并不能替代 CT 膀胱造影，在怀疑有膀胱破裂的可能时，还是应该考虑 CT 膀胱造影。

四、处理

（一）非手术处理

通常，对于腹膜外型膀胱破裂较为简单的保守处理方法是留置导尿，一般会选择直径较大的导尿管（F20~24），以保证充分的引流。一般流管时间在14天左右，并建议在拔管前行膀胱镜检，从受伤开始直至拔管后3天均应给予抗生素预防感染。

（二）手术修补

20世纪90年代有些学者发现，膀胱损伤后采取开放手术修补，患者术后出现瘘管、延迟愈合、血凝块堵塞等并发症的机会远远小于保守留置导尿（5%：12%），基于此，有人提倡在对一些有条件的患者进行剖腹探查的同时可考虑行腹膜外膀胱破裂的修补，可直接经膀胱前壁由膀胱内找到膀胱破裂口，以单层可吸收缝线进行膀胱壁全层缝合，膀胱周围的血肿则不予处理。另一方面，如骨盆骨折较为复杂，需进行手术内固定时，则应该同时修补膀胱破裂，以降低尿液外渗与植入钢板接触造成进一步严重感染的风险。

所有外伤导致的开放性膀胱损伤或腹膜内型膀胱破裂均应即刻手术修补。这类损伤往往会比膀胱造影显示的情况更严重，几乎没有自行愈合的可能。如不及时修补，创伤的同时再并发尿液性腹膜炎还会增加处理的难度。在膀胱修补过程中必须注意输尿管开口，建议在手术中采用靛青红或亚甲蓝等染料或直接经输尿管开口置管，损伤累及输尿管开口者需根据情况留置输尿管支架管甚至输尿管再植，膀胱周围应留置引流。对于膀胱手术修补的患者，可仅于围手术期3天内使用抗生素，拔除导尿管时间可掌握在术后7~10天，仍建议于拔管前行膀胱造影。膀胱开放修补患者是否需耻骨上造瘘一度引起争论，进入21世纪后越来越多的证据证明并没有常规耻骨上造瘘的必要。

对于一些严重损伤同时累及膀胱及周围器官，特别是直肠或阴道时，应尽量将两器官受伤部分充分完整分离，避免缝线间重叠、交错，有条件应将一些健康组织夹于两器官受损部位之间，以保证可靠愈合。将纤维蛋白原直接注射或黏附于膀胱壁层有助于加速膀胱壁的愈并发提高这类修补的成功率。

（三）即刻手术修补指征

（1）外伤导致腹膜内型膀胱破裂。

（2）穿刺伤，贯通伤或医源性膀胱损伤。

（3）经留置导尿后发现引流不充分或血块堵塞导管。

（4）经证实膀胱颈部有损伤。

（5）并发直肠或阴道的损伤。

（6）开放性骨盆骨折或骨盆骨折需行内固定或切开复位。

（7）膀胱壁疑有骨片传入者。

（孔令伟）

第四节　尿道损伤

一、概述

尿道损伤是泌尿系统常见的损伤，占整个泌尿系损伤10%~20%。由于男女尿道解剖、生理等各方面的差异，尿道损伤多见于男性青壮年。尿道外暴力闭合性损伤约占其他原因引起尿道损伤的85%以上，其中最主要的是会阴部骑跨伤引起的球部尿道损伤及骨盆骨折并发的后尿道损伤。近年来，与医源性因素有关的尿道损伤呈逐渐上升趋势，不规范的导尿管引流、尿道腔内暴力性的器械操作以及各种化疗药物的尿道内灼伤使尿道损伤及之后出现的尿道狭窄等并发症的处理越发棘手。因此，如何根据尿道损伤时的情况以及患者的情况选择正确的处理方法，将直接关系到尿道狭窄、勃起功能障碍、尿失禁等并发症的发生率。

男性尿道损伤可根据损伤部位的不同分为前尿道（阴茎部及球部尿道）损伤和后尿道（尿道膜部及前列腺部）损伤。由于男性尿道解剖上的特点，使其较易遭受损伤，同时不同部位的尿道损伤其致伤原因、临床表现、治疗方法均不相同，至今临床上仍有许多处理意见不尽一致。尿道损伤后可能产生的尿外渗、感染、狭窄、尿失禁、勃起功能障碍等并发症的发生率也会因早期处理的正确与否而有所影响。

女性尿道短而直，一般很少受到损伤，但严重骨盆骨折和移位，并且同时发生膀胱颈部和阴道撕裂的情况下，尿道也会发生损伤。国外报道在骨盆骨折的患者中，6%的女性并发尿道损伤。女性尿道损伤通常是尿道前壁的部分撕裂，很少发生尿道近端或远端的完全断裂。

（一）分类和病因

尿道损伤的分类，如根据受伤性质的不同可分为开放性和闭合性损伤两类，而根据损伤部位的不同又可分为前尿道和后尿道损伤两类。近年来则根据致伤原因的不同分为以下四类：

（1）尿道内暴力伤：绝大多数为医源性损伤，另外较为少见的是将异物如发夹、电线等放入尿道为满足快感而损伤尿道。医源性损伤常由粗暴的尿道腔内器械操作或操作不当所致，如暴力导尿、尿道超声、尿道扩张和各种内镜操作如膀胱镜、输尿管镜、TURP、TURBt、DVIU等，尿道内有病变如狭窄、炎症、结石时更易发生，损伤大多为黏膜挫伤，严重时可穿破尿道伤及海绵体甚至进入直肠。

（2）尿道外暴力闭合性损伤：尿道外暴力闭合性损伤主要由会阴骑跨伤和骨盆骨折所致。会阴骑跨伤是由高处摔下或滑倒时会阴部骑跨于硬物上，使球部尿道挤压于硬物与耻骨联合下方之间所致。损伤的程度取决于受暴力的程度，在严重的暴力下尿道可能完全断离，但在大多数情况下尿道只是部分断离。

有些性交时的阴茎海绵体折断伤也可伴有尿道的损伤，其发生率大约为20%。一些使用阴茎夹控制尿失禁的截瘫患者由于阴茎感觉的降低和缺失会引起阴茎和尿道的缺血性损害。

骨盆骨折常见于交通事故、高处坠落伤或挤压伤。尿道损伤的程度取决了膀胱尿道的移位，可能导致尿道挫伤、裂伤、断裂，当耻骨前列腺韧带断裂，膀胱和前列腺往往悬浮于血肿上，拉长了膜部尿道，尿道断裂最常发生。但大多数患者在一段时间后，随着血肿的机化或吸收，膀胱或后尿道会逐渐下降，只发生一小段管腔闭锁。对于儿童患者，由于前列腺发育不良，尿道损伤更容易向膀胱颈延伸，因此儿童尿道损伤后尿失禁的发生率高于成人。严重的骨盆骨折不仅发生尿道损伤，而且离断的骨折片可刺破膀胱和直肠并发膀胱破裂或直肠损伤。外伤性骨盆骨折不仅造成尿道损伤，同时有可能损伤周围的血管神经，这是阴茎勃起功能障碍发生的原因之一。

（3）尿道外暴力开放性损伤：多见于枪击伤或锋利的器械伤，一般同时伤及海绵体，偶发生于牲畜咬伤、牛角顶伤等，常并发阴囊、睾丸的损伤，病情较为复杂。

（4）非暴力性尿道损伤：主要包括化学药物烧伤、热灼伤、放射线损伤等，近年来较为多见的是膀胱肿瘤术后采用尿道内直接灌注化疗药物而导致的长段尿道损伤。

（二）病理

1. 损伤程度　根据尿道损伤程度可分为三种类型：挫伤、裂伤和断裂。尿道挫伤损伤程度最轻，仅为尿道黏膜水肿和出血，部分伴海绵体损伤；尿道裂伤表现为部分尿道全层断裂，同时尚有部分尿道壁完整，借此保持尿道的连续性；尿道断裂为整个尿道的完全离断，尿道的连续性丧失。由于这种分类比较笼统，目前针对后尿道损伤的程度主要采用Steven提出的4型分类法：

（1）尿道牵拉伤，逆行尿道造影无造影剂外渗。

（2）前列腺膜部尿道部分或完全断裂，但尿生殖膈保存完好，造影剂局限于尿生殖膈上。

（3）前列腺膜部尿道和尿生殖膈均受累，损伤可延伸到球部尿道，造影剂扩展至尿生殖膈上下。

（4）损伤累及膀胱颈及前列腺部尿道。

2. 病理分期　将损伤后不同时期的病理变化分为三期：损伤期、炎症期和狭窄期。这是因为尿道从损伤至组织愈合，不同阶段的病变具有不同的特点，治疗原则也有所区别。闭合性尿道损伤后72h内为损伤期，此期的病理生理改变主要是出血及创伤引起的创伤性休克；尿道创伤处的缺损、组织挫伤、尿道失去连续性所引起的排尿困难和尿潴留；以及膀胱过度充盈后不断排尿使尿液经尿道破损处外溢于组织内而发生的尿外渗。在此期，创伤局部无明显感染，亦无明显创伤性炎症反应。因尿道血液循环丰富，故在此期内应争取进行尿道修补、吻合或其他恢复尿道连续性的手术，效果较为满意。尿道闭合伤超过72h，或开放伤虽未超过72h但已有感染者，均称为炎症期。此期可出现组织水肿、细胞浸润、血管充血，尿外渗由于未经引流可出现发热、白细胞增高等一系列全身症状。此期治疗应以控制感染为主，辅以尿外渗的引流、耻骨上膀胱造口等。若能妥善处理，炎症感染可迅速控制，然后再做进一步治疗。必须强调此期内不宜进行任何尿道手术及机械操作，否则，因创伤部位炎症水肿、组织脆弱，不仅尿道修补不能愈合，而且还将导致感染范围扩大，局部坏死，并向周围蔓延或穿破，形成窦道、瘘管；有骨盆骨折者，极易发生骨髓炎，尿道感染亦最终不可避免；部分患者可发生败血症甚至死亡。尿道创伤后3周，局部炎症逐渐消退，代之以纤维组织增生和瘢痕形成，致尿道狭窄，故称为狭窄期。尿道狭窄的程度视尿道损伤程度以及是否并发感染而定。除尿道挫伤外，尿道破裂和断裂均可导致不同程度的尿道狭窄，临床上出现排尿困难。

3. 尿外渗及血肿　尿道破裂或断裂后，尿液及血液经裂损处渗至周围组织内，形成尿外渗及血肿。其蔓延的区域、方向、范围与局部解剖有密切关系。由于盆底及会阴部筋膜的限制，不同部位的尿道破裂或断裂，尿外渗和血肿的部位及蔓延方向各不相同。

（1）阴茎部尿道：如尿道海绵体破裂而阴茎筋膜完整时，尿外渗及血肿仅局限于阴茎筋膜内，呈现阴茎普遍肿胀、紫褐色，极似一大圆紫色茄子。如阴茎筋膜同时破裂，则尿外渗及血肿范围同球部尿道破裂。

（2）球部尿道：如阴茎筋膜破裂，则尿外渗及血肿先聚积于阴囊内，使阴囊普遍肿胀。尿外渗进一步发展，可沿会阴浅筋膜向上蔓延至腹壁浅筋膜的深面，使耻骨上区、下腹部皮下亦发生肿胀。由于尿生殖膈完整，故盆腔内无尿外渗。

（3）膜部尿道：尿生殖膈由尿生殖三角肌和两层坚韧的筋膜组成。膜部尿道破裂所引起的尿外渗和血肿蔓延范围因尿生殖膈的破裂程度而异。一般膜部尿道破裂多有尿生殖膈上筋膜破损，故尿外渗与前列腺部尿道破损所致的尿外渗相同。如尿生殖膈完全破裂，不但有膀胱周围尿外渗，尿液亦可通过破裂的尿生殖膈进入阴囊内，同时产生与球部尿道破裂相同的尿外渗范围。

（4）前列腺部尿道：尿外渗向耻骨后膀胱周围间隙内蔓延，甚至可沿腹膜后向上扩散。因尿生殖膈完整，血液及尿液不能进入会阴浅袋，故体表看不到尿外渗和血肿。

二、临床表现

尿道损伤的临床表现往往根据损伤部位、损伤程度以及是否并发有骨盆骨折和其他损伤而定。

1. 休克　并不少见，尤其是儿童患者，当同样的损伤程度作用于儿童时，发生休克的可能性大大增加。其次，在严重尿道损伤，特别是骨盆骨折后尿道断裂的同时并发其他内脏损伤者，常发生休克。

2. 尿道出血　为前尿道损伤的最常见症状。损伤后尿道口鲜血流出或溢出，如尿道连续性尚存在，排尿时为血尿。后尿道损伤时若无尿生殖膈破裂，可于排尿后或排尿时有鲜血滴出。尿道流血或肉眼血尿是尿道损伤的有力证据。

3. 疼痛　主要发生于损伤部位及骨盆骨折处。如血肿或尿外渗蔓延，疼痛部位也会扩散至下腹部，并出现肌紧张。有些患者因尿潴留又无法排尿而造成腹部胀痛，以及排尿疼痛并向阴茎头和会阴部放射。

4. 排尿困难和尿潴留　排尿困难、尿潴留和尿道外口出血被称为尿道破裂三联征。尿道挫伤时即使尿道连续性存在，但因伤后疼痛导致括约肌痉挛，发生排尿困难；如损伤严重导致尿道完全断裂者伤后即不能排尿，出现急性尿潴留。

5. 局部血肿　骑跨伤时常在会阴部、阴囊处出现血肿及皮下淤斑、肿胀等。典型的局部血肿如

"蝴蝶样"会阴血肿可能并不常见。后尿道损伤如尿生殖膈未破裂，血肿往往局限于盆腔内，如出血严重，血肿可蔓延至膀胱和腹壁。

6. 尿外渗 尿道破裂或完全断裂后如患者用力排尿，尿液及血液可从破口或近端裂口渗入周围组织内，形成尿外渗及血肿。其蔓延的区域、方向、范围与局部解剖有密切关系。尿外渗如未及时处理，会导致广泛皮肤及皮下组织坏死、感染及脓毒血症，并可形成尿瘘。

三、诊断

在诊断尿道损伤时应注意解决以下问题：①确定尿道损伤的部位。②估计尿道损伤的程度。③有无其他脏器并发伤。

1. 病史和体检 大多数患者有明确的会阴部骑跨伤或骨盆骨折史，对于无意识及全身多发伤的患者，检查者往往容易忽视下尿路损伤的存在，这就需要进行详细的体检，如发现尿道口有滴血，患者有排尿困难或尿潴留时，首先要想到尿道损伤。如膀胱同时损伤，则尿潴留和膀胱膨胀不会出现。直肠指检对判断后尿道损伤，尤其是并发骨盆骨折、直肠穿孔时，诊断意义较大。当后尿道断裂后，前列腺窝被柔软的血肿所替代，前列腺有浮动感，手指可将前列腺向上推动，或仅能触到上移的前列腺尖部，甚至有时前列腺可埋入血肿之中，触诊有一定困难。若前列腺位置仍较固定，说明尿道未完全断裂。

2. 诊断性导尿 仍有争议，因为对尿道损伤尤其是有撕裂伤的患者而言，盲目的试插导尿管可使部分尿道损伤变成完全性尿道损伤，并有可能加重出血或使血肿继发感染。但多数医生仍建议使用，因为它可判断尿道损伤的程度，而且绝大部分患者只为尿道挫裂伤，若一次试插成功则可免于手术。因此有指征时应在严格无菌条件下轻柔地试插导尿管，若成功，则可保留导尿管作为治疗；若失败，则不可反复试插；若高度怀疑为尿道破裂或断裂者，则不宜使用。如果导尿量少或导出血性液体，可能是由于尿道完全断裂导尿管进入盆腔血肿内，也可能是休克少尿或膀胱破裂导致膀胱空虚。

3. 尿道造影 所有怀疑尿道损伤的患者均有指征行逆行尿道造影。可先摄前后位的骨盆平片以确定有无骨盆骨折、骨移位或有无异物，再置患者于 25°~45° 斜位，将 25mL 水溶性造影剂从尿道外口注入，此时尿道逐渐呈扩张状态，斜位可显示全部的尿道和任何部位的尿外渗，如有破口，可发现造影剂从破口处外溢。女性患者怀疑尿道损伤时，很难获得较为满意的尿道造影片，可使用尿道镜检查代替尿道造影。

4. 尿道镜检查 曾被认为是急性尿道损伤的相对禁忌证，因为盲目的器械操作和冲洗液的注入有可能使破口扩大、外渗加重和盆腔感染。但近年来对怀疑有球部尿道部分损伤的患者行微创尿道镜下尿道会师术，使诊断和治疗融为一体，在有条件的单位可考虑在开放手术前尝试。

四、治疗

首先进行休克的防治，并注意有无骨盆骨折及其他脏器的并发损伤。尿道损伤治疗的原则是：①尽早解除尿潴留。②彻底引流尿外渗。③恢复尿道连续性。④防止尿道狭窄的发生。

（一）急诊处理

新鲜的尿道创伤，应根据尿道创伤的程度、伴发损伤的情况以及当时的条件，采取适当的治疗措施，难以强求一律。治疗原则是先控制休克及出血，处理严重的危及生命的并发损伤，后处理尿道的问题。如果伤情严重无法进行复杂的修复手术或需转院时，均应采取最简单的方法解决尿潴留的问题。轻微损伤、能通畅排尿者，不需要特殊处理；较严重的损伤，可选用下列六种处理方法：

（1）留置导尿管：诊断时试插的导尿管如成功进入膀胱者，应留置 2 周左右作为尿道支撑和引流尿液之用。如试插导尿管不成功者，有时需考虑尿道括约肌痉挛的可能，此时不可反复试插以免增加尿道创伤，待麻醉后括约肌松弛再轻轻试插，有时会成功。

（2）耻骨上膀胱造瘘术：尿道创伤后，如诊断性插管失败，在患者伤情较重或不便进行较复杂的尿道手术时，为避免伤口被尿液浸渍及尿道吻合口漏尿，同时解决患者尿液引流的通畅，需进行膀胱造瘘术。一旦后尿道断裂采取耻骨上膀胱造瘘，就必须接受不可避免的尿道狭窄或闭锁，待损伤后至少 3 个月行延迟尿道修复。Morehouse 报道最初尿道修复和延迟尿道修复的结果显示，尿道狭窄的发生率分别为14%和6%，尿失禁发生率分别为21%和6%，勃起功能障碍的发生率分别为33%和10%，表明延迟性尿道修复使尿道狭窄、尿失禁和勃起功能障碍的发生率降低。从创伤角度看，耻骨上膀胱造瘘并不是一种姑息性消极的治疗手段，这种处理避免了患者在严重创伤的基础上接受尿道内器械的操作。然而，对于严重的球膜部尿道的错位，膀胱颈为主的撕裂伤及伴有盆腔血管或直肠损伤，仍建议在情况稳定时进行探查，以避免因膀胱造瘘或内镜尿道恢复连续性后发生复杂性尿道狭窄和其他严重并发症。

（3）尿道镜下尿道会师术：当会阴部发生骑跨伤时，绝大多数患者尿道为部分损伤，由于球部尿道宽大且固定于尿生殖膈前方，目前较提倡采用尿道镜下尿道会师术恢复尿道连续性。此手术微创、操作简单、成功率高，但由于破裂口并没有进行黏膜间的吻合，破口间的组织愈合仍依靠瘢痕填充，以后拔除导尿管发生尿道狭窄不可避免。当发生骨盆骨折后尿道损伤时，由于患者无法摆放截石位，且损伤的后尿道在盆腔内活动空间较大，很难通过尿道镜下完成会师术。因此，原则上尿道镜下尿道会师术只适合于球部尿道部分损伤的患者。

（4）尿道修补或尿道端-端吻合术：尿道镜下尿道会师术失败或球部尿道完全断裂时，如患者伤情不重，需立即进行尿道修补术或尿道端-端吻合术。清除血肿后，通过探杆找到裂口所在，修剪裂口中失去活力的组织，并进行修补。如尿道断裂后近端尿道口无法找到，可经膀胱将探杆插入后尿道，显示近端黏膜，进行远、近端尿道无张力吻合。

（5）开放性尿道会师术：骨盆骨折后尿道损伤的早期治疗包括抗休克、抗感染、治疗危重脏器，基本原则应当在可能条件下争取早期恢复尿道的连续性。但开放性尿道会师术只是通过膀胱和尿道外口插入的探杆完成尿道内导尿管的留置，此种操作会加重尿道的损伤，而且并不能清除坏死组织及血肿，离断的尿道是依靠局部导尿管牵拉完成对合，并不是黏膜间的吻合，因此最后形成尿道狭窄的机会甚多，难免需进行延期尿道修复重建术。尽管尿道会师术可能不能防止尿道狭窄的发生，但因为把前列腺和尿道拉的更近，所以可以降低开放性后尿道成形术的难度。

（6）早期后尿道端-端吻合术：后尿道损伤早期是否可行尿道端-端吻合术目前仍存在争论。从理论上讲，一期后尿道端-端吻合术能达到满意的解剖复位，效果最为理想。但这些患者往往有骨盆骨折及盆腔内出血，手术术野深，难度大，创伤更大；而且骨盆骨折时根本无法摆放截石位，因此更明智的方法是根据损伤的程度和伴发周围组织损伤来决定治疗的方法和时间。

（二）复杂性尿道损伤

尽管尿道损伤很难用单纯性和复杂性加以区分，但复杂性尿道损伤的概念越来越受到重视，我们将以下一些情况下的尿道损伤定义为复杂性尿道损伤：

（1）女性尿道损伤：对于骨盆骨折导致尿道破裂的女性患者，大多数学者建议行及时的一期修补，或至少通过留置导尿管行尿道复位，从而避免尿道阴道瘘和尿道闭锁的发生。同时发生的阴道撕裂也应及时闭合，避免阴道狭窄的发生。延期重建对于女性患者而言并不合适，因为女性尿道太短，如包埋在瘢痕内，其长度不足以进行吻合修补。对严重骨盆骨折导致尿道破裂，甚至并发其他脏器损伤时，急诊一期修复的难度很大，可先行膀胱造瘘，待患者稳定后行尿道重建和瘘口修补手术。

（2）儿童尿道损伤：儿童一旦发生骨盆骨折尿道断裂，绝大多数属于复杂性尿道损伤，这是因为在和成人相同创伤外力的作用下，儿童的损伤往往更严重，甚至危及生命。儿童的骨盆环及前列腺部尿道周围韧带未发育完全，尿道断裂部位绝大多数位于前列腺部尿道，膀胱上浮后位置极高，后期修复远较成人困难。

（3）尿道损伤并发直肠破裂：尿道损伤的同时如并发直肠破裂，无论是高位还是低位的直肠破口，急诊一期修复的难度都很大，比较统一的处理方法是膀胱和肠道分别做造瘘，待患者稳定后行尿道重建和瘘口修补手术，3个月后患者的病情已成为复杂性后尿道狭窄。

（4）膀胱抬高、上浮或伴随膀胱颈撕裂伤：创伤后发现伤及膀胱颈部或膀胱被血肿抬高、上浮，如不处理，远期尿道发生长段闭锁或严重尿失禁的可能性极大，颈部如处理不及时或不准确，后期即使尿道修复成功，也很难完成正常的排尿。

（孔令伟）

第五节　阴茎损伤

阴茎创伤是泌尿外科急症，自1924年首例阴茎创伤报道以来，其发病率呈逐渐上升趋势，阴茎创伤修复已成为泌尿外科医生面临的挑战。

一、概述

阴茎创伤分为钝性伤和锐性伤两类。由于两类创伤的机制不尽相同，临床治疗亦各有特点。

钝性伤所致的阴茎破裂（折断）可用非手术疗法治愈，有人联合应用经验性抗生素、导尿、地西泮（降低勃起的强度和频率）以及冰敷加压包扎等处理成功治愈阴茎损伤。但近期的文献推荐手术疗法，手术疗法包括早期探查和修复被膜撕裂。

锋利物体所致的锐性阴茎伤应尽早手术修复。伴有血管和神经损伤的阴茎断裂及深的撕裂伤可用显微外科方法修复。显微外科修复与普通的修复不同，能有效改善畸形、纤维化、持久疼痛、皮肤坏死和感觉障碍等并发症。非显微外科方法修复阴茎创伤时，阴茎背动、静脉的修复至关重要，因为其是阴茎皮肤、龟头和软组织血供的主要来源，且与勃起功能的修复密切相关。

阴茎皮肤的缺失可用附近有活力的皮肤或中厚皮片移植修复。

（一）钝性伤

1. 挫伤　单纯的挫伤通常是阴茎处于松弛状态时由外力所致，伴血肿和瘀斑。

2. 破裂（折断）　阴茎破裂（折断）常发生在勃起状态下。引发的原因包括：勃起的阴茎被强力弯曲、与坚硬表面发生撞击、搓揉阴茎以减轻勃起和在床上滚动等。不同地域阴茎破裂的病因亦不同，在西半球，阴茎破裂主要由性交所致，占30%～50%；中东地区主要由手淫和揉搓阴茎以减轻勃起所致。

阴茎破裂常表现为血肿形成、肿胀、变色和阴茎偏位。阴茎破裂时，右侧海绵体损伤较常见。双侧海绵体同时受损时，尿道损伤概率高。阴茎背侧邻近耻骨的部位是损伤易发之处，但损伤也可发生在阴茎体的任何部位，甚至是海绵体固定的位置。

3. 缢勒伤　头发、环、带子及其他收缩性装置引起的阴茎缢勒伤也属阴茎钝性伤，缢勒伤最先引起软组织和皮肤的损伤，如不及时解除勒压，还可伤及阴茎体和尿道。

（二）锐性伤

阴茎锐性伤发生时常常导致阴茎断裂、撕裂和穿孔等，主要病因包括：刀伤或枪伤、工业或农业机械损伤、自残、动物咬伤、车祸或化学试剂引起的烧伤以及医源性损伤等。迷幻剂和神经错乱亦是阴茎锐性伤发生的重要病因。伴发尿道损伤的阴茎锐性伤会加重创伤程度；阴茎锐性伤如有异物残留会导致感染和继发组织损伤。

二、临床表现和诊断

（一）钝性伤

病史和物理检查可诊断阴茎破裂。勃起状态阴茎损伤时，患者及患者的妻子或伴侣可听见清脆的声响，如同折断玉米秆或玻璃棒，并伴有勃起消退、肿胀、变色（由血液外渗所致）、中到重度疼痛以及阴茎偏位，形成典型的"茄子畸形"（eggplant deformity），损伤部位可触及柔软而有韧性的隆凸表现为"滚动征"（rolling sign）。会阴部出现蝴蝶形血肿提示尿道损伤。阴茎破裂如未及时治疗，晚期可表现为勃起功能障碍、阴茎偏位，形成Pevronie病样斑块，尿道海绵体瘘和尿道皮肤瘘，以及尿道狭窄引起的症状。

阴茎破裂伤时也可出现阴囊、耻骨上区和会阴肿胀等不常见的症状。

阴茎钝性伤常伴发尿道部分破裂。如尿道口有血并伴有肉眼血尿，就应高度怀疑尿道损伤，所有病例皆应做尿道造影。另外，阴茎钝性伤引起的血肿和水肿会压迫尿道进而加重排尿困难。海绵体炎或海绵体纤维化亦可引起阴茎破裂，但皆缺乏无创伤史及损伤时的断裂声响。

海绵体造影可以确定外渗的位置，对可疑病例的诊断有帮助。如果早期海绵体造影未能显示病灶，一定要再做延时造影（10min），因为只有等造影剂充满血肿后才能显示渗漏。虽然海绵体造影有助于阴茎折断的诊断，但其假阳性率和假阴性率较高；同时该种有创检查还可导致海绵体纤维化和造影剂反应等并发症。

超声检查虽然无创，但诊断率有赖于检查者的技术水平，小撕裂伤和被血凝块堵塞的缺口，可能不易与正常白膜分辨开。

磁共振成像（MRI）可能是海绵体损伤最好的诊断方法。在 T_1 加权像上，显示高信号的血管窦状隙，容易与血管较少显示低信号的白膜区分开来。由于 MRI 检查费用高，还不能作为常规的检查手段，但对那些需要较好影像质量的病例可进行 MRI 检查。

（二）锐性伤

阴茎离断时残端应低温保存并与患者一起送至急诊室。正确的保存可降低移植反应，提高成活率。

阴茎枪伤首先应确定损伤的程度。根据武器的口径和类型可估计发射物的速度。低速飞弹导致的病灶只在其运行轨迹上；高速飞弹可造成远离其运行轨迹一定距离的组织的损伤。尿道造影（逆行尿道造影）有助于诊断潜在的尿道损伤。

阴茎锐性伤入院后可记录到阴茎疼痛、肿胀和捻发音；偶尔可发现明显的皮肤坏死。较大阴茎锐性损伤伴发的皮肤缺失，在尿道和软组织修复后应立即进行重建。重建的皮肤可阻止感染向他处蔓延，还可阻止其他生殖区与筋膜面相通。

三、治疗

（一）阴茎破裂（折断）

保守治疗适用于白膜破口较小、海绵体损伤但白膜完整的病例，包括冰敷加压包扎、抗感染、应用纤溶剂、抗雄激素抑制勃起等内容。手术治疗是大多数阴茎破裂伤常用的处理手段，因为持续的血肿会引起感染，并且二期修复所引起的纤维化会导致阴茎畸形或者疼痛，从而损害勃起和性交。手术切口有去颏套切口、直接纵向切口、腹股沟阴囊切口、高阴囊中线切口和耻骨上切口等多种选择。

外科治疗包括清除血肿、控制出血、伤处清创后用 3-0 的可吸收线间断缝合创面。阴茎破裂伴尿道部分或全部横断的，应尽早手术并留置导尿管。无尿道损伤的阴茎破裂术后当晚留置导尿并轻度加压包扎。

（二）阴茎断裂和撕裂

不管何种原因导致的阴茎锐性伤，都应先用 0.9% 的无菌生理盐水充分冲洗，然后进行保护阴茎血供的清创，取出异物和去除无活力组织。在阴茎根部上止血带或者结扎血管可减少出血。修复创伤后根据具体情况决定是否放引流管。

对于阴茎断裂伤，如果断裂的远端保存良好，可用显微外科方法进行再植。断端应浸入冷盐水或林格氏液中冰上运输。一般阴茎完全离断在 18~24h 以内，再植成功率较高。伤后 48h 以内仍可手术治疗，但术后并发症的发生率会升高。

阴茎断裂重建时将尿道断端修整成舌状，置入硅胶导尿管，用 5-0 可吸收线双层吻合尿道；用 3-0 的可吸收线间断缝合白膜；阴茎背动脉用 10-0 的尼龙线吻合；9-0 的尼龙线缝合背深静脉；9-0 的尼龙线缝合背神经鞘。一般无须吻合阴茎海绵体中央动脉。Buck 筋膜和 Colles 筋膜用 3-0 的可吸收线间断缝合，以降低吻合口的张力，皮肤用 4-0 的可吸收线缝合。阴茎体部轻度加压包扎，必要时做耻骨上膀胱造瘘，留置 2 周行排尿期尿道造影，无外渗时拔除造瘘管。彩色超声监测术后动、静脉开放状态。

虽然显微外科手术能降低感觉障碍、狭窄等常见的并发症，但一定程度的皮肤坏死仍会发生，此情况下可用自体中厚皮片植皮。精神心理原因导致的阴茎创伤，特别需要全面而细致的护理。

较深的阴茎部分撕裂伤的处理和阴茎断裂伤处理相同，只要条件具备都应用显微外科手术修复创伤。

（三）阴茎枪伤

低速枪伤应仔细探查并修补损伤。依据出血的强度选用缝合或手工压迫止血。高速枪弹导致的损伤修复较困难。如果尿道造影显示尿外渗，应立即设法留置尿管并修复损伤，清创进口和出口后按单纯撕裂伤缝合之。

（四）阴茎咬伤

用 0.9% 的生理盐水冲洗、清创后，注射破伤风抗毒素并使用广谱抗生素。通常情况下，表浅的咬伤清洗后包扎，每天换 2 次药。对于伤情延搁并有感染迹象的患者，应住院并静脉应用抗生素，对该类患者有时需要再次手术以减少感染扩散，一旦感染控制伤口清洁了，即可行重建治疗。

（五）阴茎撕脱和皮肤缺损

完全撕脱的或仅余少许残端与机体相连的阴茎撕脱伤应清洗后复位。如果皮肤不能成活，应连同肉芽组织一起切除。大多生殖区皮肤的缺损由感染所致，一旦感染发生，应湿敷创面并每日换药 2 次，彻底清创以及应用广谱抗生素，为日后的重建创造条件。阴茎撕脱伤导致的阴茎裸露会引起一定程度的情绪紧张，应注重心理方面的治疗。

年轻患者的大腿前外侧是常用的皮片供区，由于该处易于显露且取自该区的中厚皮片愈合时收缩率较小。筛孔状中厚皮片由于能良好地引流移植片下的液体，其覆盖创面和修复外观俱佳；虽收缩率较高，但对勃起功能修复并非首要目标的患者而言，仍不失为一种最佳材料。

中厚皮片较适用于部分或全部阴茎撕脱伤（全厚皮片是另一种选择，但供区需移植才能修复），为避免术后水肿引起的狭窄，所有远端阴茎皮肤都应在冠状沟水平切断。优先缝合移植片的腹侧，以保持正中外观和避免痛性勃起。用 5－0 的铬线将移植片边缘分别固定于阴茎根部、冠状沟和腹侧中缝。用矿物油纱布包扎移植片，外加套管以制动，再加保护性弹性外包扎。最后，留置尿管或耻骨上膀胱造瘘管和应用抗生素。

（六）阴茎烧灼伤

三度烧伤须立即切除损伤的皮肤并进行移植。一度和二度烧伤经清创和一般的包扎，通常能获得满意的恢复，不需要移植重建。高压电流在组织内传播导致电灼伤属凝固性坏死，首先应进行必要的处理，待正常组织与坏死组织界限分明后再进行清创和修复。

（七）阴茎缢勒伤

应及时解除勒压，一般可用砂轮锯断缢勒物，否则将导致阴茎坏死。

（孔令伟）

第六节　睾丸损伤

睾丸悬垂于大腿之间并受到大腿和白膜的保护，能承受 50kg 的钝性损伤而不破裂。但中度钝性损伤即可引起睾丸实质出血并伴小血肿的形成，更重的损伤会引起白膜破裂导致肉膜内血肿。阴囊损伤时如伴有睾丸鞘膜破裂血肿会波散至腹股沟和会阴。

一、概　述

睾丸锐性伤发生时常常导致睾丸撕裂或破裂、穿孔等，主要病因包括外伤、刀伤或枪伤、工业或农业机械损伤、自残。创伤性阴囊内精索完全断离较为少见，离断后睾丸能否再植成功不仅取决于睾丸血管吻合是否通畅，也取决于睾丸缺血时间的长短，因为再植成功的标志是恢复睾丸的内分泌和生殖功能。

睾丸损伤包括钝性伤和锐性伤两类：钝性伤的主要病因包括：体育运动、暴力袭击、摩托车事故以及自残等。50%的严重阴囊钝性伤伴有睾丸破裂，但大多数是单侧睾丸损伤，只有1.5%的病例发生双侧睾丸损伤。睾丸钝性伤的发病机制还不清楚，可能的解释是外力将睾丸抵于骨盆或大腿导致其破裂。

锐性伤的主要病因包括：暴力袭击、自残以及枪伤等。锐性伤导致双侧睾丸损伤的概率15倍于钝性伤。

二、临床表现和诊断

1. 睾丸挫伤　伤后睾丸疼痛剧烈，向大腿内侧及下腹部放射。体检见阴囊肿大，睾丸光滑、肿大、触痛明显。B超示睾丸白膜完整，睾丸内回声尚均匀。

2. 睾丸破裂　阴囊伤处疼痛剧烈，甚至休克，常伴恶心、呕吐。体检可见阴囊肿大，皮肤有淤斑，睾丸界限不清，触痛明显。B超检查示白膜不完整，睾丸内回声不均匀。CT平扫及增强扫描可明确破裂部位及裂口大小。

3. 睾丸脱位　由于暴力挤压使睾丸移出阴囊外，多见睾丸位于腹股沟管、会阴及大腿内侧皮下。体检时阴囊空虚，而在腹股沟管或会阴处扪及球形肿物。B超可帮助明确此肿块为睾丸。应与隐睾鉴别，后者有明确隐睾病史。

4. 睾丸开放损伤　多见于刀刺及战伤。检查可见阴囊有伤口、出血、血肿及睾丸白膜破裂，睾丸组织外露或缺损，如有阴囊壁缺损，可见睾丸完全外露。

5. 睾丸扭转　睾丸疼痛剧烈，并向腹股沟、下腹部放射，常伴恶心、呕吐。体检可见精索短缩上移，托起阴囊后疼痛不减轻，反而加重。阴囊皮肤发红、水肿。彩超提示患侧睾丸血流频谱明显减弱或消失。

超声检查是除体格检查外对睾丸损伤有诊断价值的辅助检查，但其不能确定白膜破裂的具体位置且有较高的误诊率。超声检查对于少数伴发睾丸扭转和肿瘤的病例可提供有价值的信息。

无外伤史的睾丸疼痛可进行核素扫描以查找可能的病因。

三、治疗

（一）手术探查和修复

所有伴有明显阴囊血肿、睾丸内血肿或睾丸白膜破裂的病例皆应尽快进行手术探查和修复。拖延手术治疗只会增加睾丸切除比例，既往的研究发现，睾丸损伤后72h内进行手术治疗睾丸切除率仅为20%，但9天以后睾丸切除率则上升到67%。近期的研究显示即刻进行手术探查者睾丸切除率为6%，延期手术者睾丸切除率约为21%。

双侧睾丸损伤者应尽力挽救功能性睾丸组织并进行良好的止血和清洁伤口，预防感染。钝性伤伴睾丸内血肿者应进行引流减压以防睾丸萎缩。睾丸修复手术中应清除血肿及失活的睾丸组织，强行还纳被挤出白膜外的组织只会升高睾丸内压力增加组织坏死。手术后适度加压包扎可减轻水肿，减少出血。

（二）睾丸再植

创伤性阴囊内精索完全断离较为少见，离断后睾丸能否再植成功不仅取决于睾丸血管吻合是否通畅，也取决于睾丸缺血时间的长短，因为再植成功的标志是恢复睾丸的内分泌和生殖功能。Smith根据动物实验研究资料指出，睾丸缺血6h，生精细胞消失，部分间质细胞损害。而Giuliani在钳夹睾丸血管60min后就发现生殖上皮发生严重损伤，表面冷却和冷灌注均不能避免损伤的发生。

（1）将离体的睾丸迅速冷藏，不要浸入生理盐水中或放在冷冻室。

（2）将睾丸放入4℃灌洗液和抗生素的混合液中，轻轻挤压睾丸，尽量将睾丸内残留的血液挤出，睾丸表面呈灰白色。

（3）将带有精索的睾丸与近心端精索做再植。先用3-0丝线将离断的精索固定数针，用11-0尼龙线将睾丸内动脉间断缝合4针，用9-0尼龙线间断缝合静脉8针后开放血供。

（4）血循环良好后用9-0尼龙线按两层法缝合输精管。

（5）术后加强抗凝、抗菌治疗，预防感染。

（马进华）

第七节　阴囊损伤

一、概述

阴囊的皮肤疏松，损伤易引起出血和肿胀，皮下血管破裂可引起广泛血肿。阴囊及其内容物组织脆嫩，虽然活动度大，但严重的阴囊损伤（injury of the scrotum）常并发睾丸、阴茎、精索损伤。阴囊损伤分为开放性损伤和闭合性损伤两类。

阴囊损伤的原因：①钝器伤或闭合伤。②锐器切割伤。③阴囊皮肤撕脱伤。④灼伤、烧伤、电伤。⑤放射性损伤：为放疗后的并发症，可有脱毛、水肿、皮肤萎缩、表皮脱落甚至溃疡发生。

二、诊断

1. 病史　有外伤、烧灼伤等病史（如睾丸穿刺活检）。
2. 临床表现　阴囊肿胀疼痛，表面皮肤有淤斑、出血、破损、撕脱等。血肿大时睾丸触摸不清。
3. 辅助检查　B超、CT检查可帮助了解阴囊内容物损伤情况，尤其对睾丸、附睾损伤有意义。

三、治疗

1. 闭合性损伤　轻度损伤仅需卧床休息，抬高阴囊，早期行局部冷敷、止痛及抗感染治疗。对严重损伤者，若阴囊血肿进行性增大，应手术切开止血、清除血肿并充分引流。
2. 开放性损伤　严格消毒清创，清除异物及失活组织，回纳内容物。应用抗生素及破伤风抗毒血清。阴囊皮肤撕脱，缺损严重时，应行游离全层植皮重建阴囊。

（马进华）

第八节　精索损伤

一、概述

精索内有血管和输精管，当受到外伤或某些医源性损伤如隐睾下降固定、男性结扎等手术，可造成血管破裂、睾丸血运障碍、输精管损伤等。

二、诊断

1. 病史　有腹股沟、阴囊部的外伤或手术史。
2. 症状　阴囊部疼痛、肿胀。疼痛可向下腹、会阴及腰部放射。可伴恶心、呕吐等症状。
3. 体检　见阴囊部肿胀，皮下有瘀血或血肿。精索增粗，触痛明显，部分患者后期可伴睾丸萎缩。
4. 彩超或放射性核素显像　可显示伤侧睾丸血流情况。

三、治疗

（1）一般治疗以卧床休息、抬高阴囊、止血、镇痛、冷敷、应用抗生素预防感染为主。
（2）出血严重者应手术探查，清除血肿，彻底止血，充分引流。
（3）输精管断裂者应予输精管吻合术。
（4）对精索广泛性损伤、睾丸无血运者，应行睾丸切除。

（马进华）

第七章

泌尿系统感染

第一节 概 述

尿路感染（UTIs）是一种常见病，其发病率在感染性疾病中仅次于呼吸道感染，多见于女性。尿路感染可以分为上尿路感染和下尿路感染，也可同时累及上、下尿路。正常情况下尿路是无菌的，但在肠道内的细菌通常可以上行导致尿路感染。当细菌的毒力增强或宿主的防御机制减弱时，尿路中就会出现细菌的种植、定居并引起感染。深入理解尿路感染的发病机制以及宿主和细菌因素在其中所起的作用，对疾病的诊断及治疗有着重要意义。尿路感染的临床表现形式多样，从无症状的膀胱菌尿到细菌感染相关的尿频、尿急等膀胱刺激症状，上尿路感染常伴有发热、寒战和腰痛，严重者可导致脓毒血症和死亡。虽然绝大多数患者在治疗后，感染症状可以得到迅速改善并能够治愈，但是早期诊断和治疗那些复杂尿路感染的高危患者仍是泌尿外科医生所面临的挑战。

一、定义

尿路感染是由细菌（极少数可由真菌、原虫、病毒）直接侵袭所引起。尿路感染分为上尿路感染和下尿路感染，上尿路感染指的是肾盂肾炎，下尿路感染包括尿道炎和膀胱炎肾盂肾炎又分为急性肾盂肾炎和慢性肾盂肾炎。

菌尿是指清洁外阴后在无菌技术下采集的中段尿标本，涂片每个高倍镜视野均可见到细菌，或者培养菌落计数超过 $10^5/mL$。菌尿被认为是尿路有细菌定植或感染的确切依据。在收集尿液标本时，耻骨上穿刺、导尿以及自行排尿导致标本污染的可能性依次升高。"有意义菌尿"指具有临床意义，表示存在尿路感染。菌尿可分为有症状菌尿和无症状菌尿。

脓尿指尿中存在白细胞（WBC），通常意味着感染以及尿路上皮对细菌的炎症反应。无脓尿的菌尿常表示尿路有细菌定植但没有形成感染。未检出细菌的脓尿则需考虑是否存在结核、凝结物或者肿瘤。

二、分类

（一）根据感染所来源的器官

膀胱炎主要表现为尿频、尿急、排尿困难，偶尔伴有耻骨上疼痛。但这些症状也可能与尿道或阴道的感染，或是非感染性疾病相关，如间质性膀胱炎、膀胱肿瘤或凝结物。相反，膀胱感染甚至上尿路感染也可能不表现出任何症状。

急性肾盂肾炎主要表现为寒战、发热、腰痛以及伴有菌尿和脓尿。一般来讲，如果没有腰痛，不宜使用急性肾盂肾炎这个诊断。急性肾盂肾炎可能不伴有常规临床方法所能检测出的形态学或功能上的改变，因此，对于自身不适部位不能明确定位的脊髓损伤或老年患者，急性肾盂肾炎的诊断可能非常困难。

慢性肾盂肾炎是细菌感染肾脏引起的慢性炎症，病变主要侵犯肾间质和肾盂、肾盏组织。由于炎症的持续存在或反复发生导致肾间质、肾盂、肾盏的损害，形成瘢痕，以至肾发生萎缩和出现功能障碍。平时患者可能仅有腰酸和（或）低热，可没有明显的尿路感染的尿频、尿急、尿痛症状，其主要表现是夜尿增多及尿中有少量白细胞和蛋白等。可有长期或反复发作的尿路感染病史，部分患者在晚期可出现尿毒症。

（二）根据有无尿路功能上或解剖上的异常

（1）复杂性尿路感染：①尿路有器质性或功能性异常：引起尿路梗阻，尿流不畅。②尿路有异物：如凝结物、留置导尿管等。③肾内有梗阻：如在慢性肾实质疾病基础上发生的尿路感染，多数为肾盂肾炎，可引起肾组织损害。长期反复感染或治疗不彻底，可进展为慢性肾功能衰竭（chronic renal failure，CRF）。

（2）单纯性尿路感染则无上述情况，不经治疗其症状及菌尿可自行消失，或成为无症状性菌尿。成人肾盂肾炎如属单纯性，很少引起终末期肾病（end stage renal disease，ESRD）或病理上的慢性肾盂肾炎。

（三）通过其与其他尿路感染的关系

初发或孤立性感染是指以前从未有过尿路感染或很久以前曾经有过尿路感染的个体发生的感染。

未愈的感染指抗生素治疗无效果的感染。

三、流行病学

一旦患者发生尿路感染，那么以后就很可能再次发生感染。许多成人在儿童时期就患过尿路感染，这就突出了遗传因素在尿路感染中的重要性。对菌尿复发的女性患者在治疗后进行随访，发现大约1/6的患者复发率很高（平均2.6次/年），而其余的女性患者的复发率仅为每年0.32。目前认为，以前感染发生的次数越多，感染复发的可能性就越高，而初次感染和第二次感染的间隔时间越长，感染复发的可能性就越低。

感染治愈后的康复期间隔时间平均大约为1年。大多数再感染发生于2周至5个月内，而且大多数发生在这一时间段的早期。再感染发生率与膀胱功能障碍、慢性肾盂肾炎以及膀胱输尿管反流无关。遗传因素在女性尿路感染发病机制中有比较重要的意义。

不治疗、短期治疗、长期治疗或预防性抗生素治疗，他们再次发生菌尿的概率仍然是相同的，预防性应用抗生素治疗虽然可以减少再次感染，但是并不能从根本上改变感染复发的易感性。尿路感染无论是应用抗生素治疗还是任其自愈，感染复发的概率仍然是相同的。此外，尿路感染频发患者长期（＞6个月）预防性应用抗生素可能会降低用药期间的感染率，但是停药后感染率就会恢复到治疗前的水平。因此，即使感染复发间隔的时间再长，也不能改变患者自身对感染的易感性。

目前已经明确当存在梗阻、感染性凝结物、糖尿病以及其他危险因素时，成人的尿路感染会导致进行性肾损害。单纯复发性尿路感染的长期影响还不完全清楚，但是目前已确定复发性感染与肾脏瘢痕形成、高血压及进行性肾性氮质血症无关。

妊娠妇女的患病率和感染复发率是相同的，但她们较非妊娠妇女更易由菌尿发展为临床急性肾盂肾炎。

（马进华）

第二节　尿路感染的诊断

一、症状和体征

膀胱炎通常伴有排尿困难、尿频、尿急、耻骨上疼痛和血尿。下尿路症状最常见，且通常比上尿路症状提前数天出现。肾盂肾炎典型的表现为发热、寒战和腰痛，也可出现恶心和呕吐等胃肠道反应。肾脏或肾周脓肿可导致发热、腰部肿块和压痛。在老年人中，可能仅表现为腹上区不适，或不表现出任何症状。留置尿导管的患者通常伴有无症状的菌尿，但也有发生菌血症甚至危及生命的可能。

二、血液分析

尿路感染的诊断需要直接或间接的尿液分析，并经尿液培养确诊。尿液和尿路在正常情况下是不存在细菌和炎症的，在患有尿路感染时可能发生尿液分析和培养的假阴性，尤其是在感染的早期，细菌和白细胞的数量较低，或因液体摄入增加以及随后的利尿作用导致的尿液稀释。尽管存在细菌定植和尿路上皮炎症，但尿液中可能检测不到细菌和白细胞。尿液分析和培养的假阳性是由收集尿液标本过程中污染造成的。自行排尿留取标本最易发生污染。耻骨上穿刺留取膀胱中的尿液受污染的可能性最小。因此，这种方式能够提供对膀胱尿液状况最精确的评价。

（一）尿液采集

排尿和导尿的标本。采集尿液时减少细菌污染能够提高诊断的准确性。包皮环切后的男性排尿留取标本前不需要准备。对于包皮未环切的男性，在收集标本前则应该翻起包皮，并先用肥皂清洗阴茎头再用水冲洗干净。应留取最初的 10mL 尿液（代表尿道）和中段尿（代表膀胱）。通过前列腺按摩获取前列腺液。并将排出的前列腺液收集到载玻片上。此后留取前列腺按摩后排出的最初 10mL 尿液，代表混有前列腺液的尿液情况。一般不推荐对男性患者采用导尿的方法进行尿液培养，除非患者无法自行排尿。

女性患者中段尿标本通常会受到阴道前庭的细菌和白细胞污染，特别是当女性患者分开阴唇及维持阴唇分开状态有困难时。因此应指导女性如何分开阴唇，用湿润的纱布清洗干净尿道口周围的区域，然后再收集中段尿标本。不建议使用抗菌剂进行消毒，因为可能会沾染排尿标本，并且导致尿液培养的假阴性。如果有证据表明排尿标本受到了污染，如在尿液分析时发现有阴道上皮细胞和乳酸杆菌，则应该通过尿管导尿收集中段尿。

耻骨上穿刺准确性非常高，但由于它会带来一些损伤，因此在临床中仅作有限的使用，除非患者不能按要求排尿。它对截瘫患者是极其有用的。穿刺留取的标本反映了膀胱尿液中的细菌学状况，避免了将尿道细菌引入膀胱引起新的感染。

（二）尿液分析

对具有尿路症状的患者，应在显微镜下观察是否存在菌尿、脓尿和血尿。尿液分析能够快速识别菌尿和脓尿，对尿路感染进行初步的诊断，具有高度特异性。然而在菌落计数较低的感染中，显微镜由于观测的体积等限制，常检测不到细菌。因此，即使尿液分析为阴性结果，也不能排除细菌数量少于或等于 30 000/mL。

有些乳酸杆菌、棒状杆菌等革兰阳性菌在染色时会表现为革兰阴性，因此可能会出现在显微镜下的尿液沉淀中可以看到细菌，但是尿液培养显示没有细菌生长。女性阴道正常菌群也有很大一部分厌氧菌为革兰阴性杆菌。

脓尿和血尿是提示尿路有炎症反应的良好指标。但观察到的细胞数量会受到水合状态、尿液收集的方法、组织反应强度、离心尿液体积、速度以及沉淀物再悬浮的数量等影响。

但是有脓尿并不能说明一定是尿路感染所致，许多尿路疾病在没有菌尿的情况下也可产生明显的脓尿。结核、凝结物在没有尿路感染的情况下也能产生含有大量白细胞的明显的脓尿。几乎所有导致尿路损伤的疾病，都能引起大量新鲜的多形核白细胞排出。

（三）尿液培养

目前用到的有两种尿液培养技术，传统的定量培养技术是在一次性的单片琼脂培养板上对已知数量的尿液进行直接的培养，这已应用于绝大多数微生物学实验室。一种更简单但准确性略低的技术是使用浸片式培养法。在实际操作中，细菌生长的情况是与视觉标准来比较和记录，较难识别细菌的种类。浸片培养可以在采集尿液后立即进行培养而不需要冷藏，较传统的方法更为方便。

三、感染

1. 发热和腰痛　目前临床上通常认为发热和腰痛提示肾盂肾炎可能，对小儿和成人以及终末期肾病患者进行的侵袭性定位研究中，感染局限于膀胱的菌尿患者，发热甚至腰痛的发生率很高。

2. 输尿管导管插入术　使用输尿管导管不仅可以区分细菌来自上尿路或下尿路，也可以区分哪一侧肾的感染，甚至能定位异位输尿管或无反流的输尿管残端感染（使用盐水溶液冲洗）。当这一技术被应用到大量的菌尿患者时，发现45%仅有膀胱感染，27%为单侧肾菌尿，28%为双侧肾菌尿，这些数字已经被至少3个国家（美国、英国和澳大利亚）的5个研究者证实，可作为任何成年人总体菌尿发生率的参考。尽管在菌尿存在的情况下肾凝结物和其他的肾异常可能会增加肾脏感染的概率，除非得到了有意义的检查结果，不能将感染部位直接定位到肾。

3. 组织和凝结物培养　将从尿路取出的凝结物进行培养，在临床上对确定存在于凝结物缝隙中的细菌是有一定的意义，组织培养主要用于研究。

四、影像学检查

单纯性泌尿系感染不需要影像学检查，因为根据临床和实验室的检查结果就能做出正确的诊断，并足够确定大多数患者的治疗方案。但是，大多数男性患者的尿路感染、抵抗力差的患者的感染、伴有发热的感染、有尿路梗阻的症状或体征、复发的感染提示细菌在尿路中持续存在以及合理治疗无效的感染都需要用影像学方法来明确潜在的异常，这些异常可能需要改变治疗方案或行经皮肾穿刺或外科手术治疗。

1. 超声检查　泌尿系超声检查在泌尿外科影像学中占据着越来越重要的地位，因为其无创、快速、普及、廉价、无放射性损害、无造影剂过敏等优点，可以识别异物、肾凝结物、肾积水、肾积脓、肾周脓肿。超声也可诊断残余尿。但超声检查并不能代替其他影像学检查，其依赖于检查者对图像的解释及操作技术。对于肥胖或有引流管或开放性伤口存在技术上的弱点。

2. 腹部卧位平片　腹部卧位平片对不透光的凝结物、异物具有诊断意义，可发现气性肾盂肾炎里异常气体。肾周或肾脓肿时，腹部卧位平片上腰大肌轮廓消失，但腹部卧位平片的特异性较差，容易受肠积气影响，必要时需行肠道准备。

3. 排泄性尿路造影　排泄性尿路造影也称静脉肾盂造影，是评估复杂性尿路感染的常规检查。可以明确尿路梗阻的部位和范围，可明确诊断凝结物引起的尿路梗阻，有助于诊断泌尿系畸形。但是肾积水时作用不显著，肾盂脓肿或肾脓肿时慎用。

4. 计算机断层扫描（CT）和磁共振成像（MRI）　CT和MRI相对于超声及X线检查图像更清晰，分辨率更高，可以发现超声及X线难以分辨的异常。CT平扫对凝结物的诊断及位置和大小的描述更准确，普遍用于临床。

5. 放射性核素显像（ECT）　ECT是反映肾盂肾炎早期皮质缺血及肾脏瘢痕形成的最灵敏、可靠的手段。但ECT的普及不如其他影像学检查，临床对于泌尿系感染诊断时应用有限。

（马进华）

第三节　抗菌药物治疗

抗菌药物治疗是尿路感染的主要治疗方法。中段尿培养对抗菌药物的选择起指导作用，推荐根据药敏试验选择用药。由于尿培养有需时长、不能普及的局限性，可以对有尿路感染症状的患者施行经验性抗菌药物治疗。

一、常用抗菌药物的作用机制

（1）干扰细菌细胞壁合成：包括β内酰胺类的青霉素、头孢菌素、碳青霉烯类和磷霉素、万古霉素类。

（2）损伤细菌细胞膜：有多黏菌素 B、制霉菌素等。

（3）影响细菌蛋白质合成：有氨基糖苷类、四环素类、红霉素、林可霉素等。

（4）抑制细菌核酸代谢：有氟喹诺酮类、利福霉素类。

（5）其他：如影响叶酸合成的磺胺类药物等。

二、抗菌药物分类

1. 浓度依赖性药物　这类药物在有效浓度范围内呈现浓度依赖性杀菌的特点，所用药物浓度越高，杀菌率和杀菌范围也随之增高，如氨基糖苷类和氟喹诺酮类，这些药物的用药方案目标是把药物浓度提高到最大限度。

2. 时间依赖性药物　疗效与抗菌药物血药浓度维持超过致病菌的最小抑菌浓度（MIC）的时间有关，如 β 内酰胺类、部分大环内酯类，这些药物的用药方案目标是尽可能延长接触时间，在血清浓度超过 MIC 期间，持续时间的长短将是这些药物效能的重要决定因素。

三、抗生素选择

在抗生素选择上，应根据抗生素的抗菌谱、疗效、常见的不良反应、联合用药、患者经济条件等多方面因素最终决定用药方案。

1. 甲氧苄啶/磺胺甲基异噁唑　TMP－SMZ 合剂已经成为治疗急性尿路感染最广泛使用的药物。对于多数非复杂性感染单用 TMP 治疗的效果与 SMZ 联用是相同的，而且可能副反应更低，但是，加用 SMZ 可以通过协同的杀菌作用使得对上尿路感染的治疗更加有效，而且可能会抑制耐药性的出现。单用 TMP 或联合 SMZ 对大多数常见的尿路病原体均是有效的，值得注意的是肠球菌属和假单胞菌属除外。TMP 和 TMP－SMZ 价格低廉而且对肠道菌群的影响极低，缺点是不良反应相对常见，主要包括皮疹和胃肠道症状。

2. 呋喃妥因　呋喃妥因对常见的尿路病原体有效，但对假单胞菌属和变形杆菌菌属无效。它可以快速地进入尿液中，但在大多数身体组织达不到治疗浓度，包括胃肠道。因此，它对上尿路感染和复杂性感染是无效的。呋喃妥因对肠道固有菌群和阴道菌群影响极低，并已经有效地作为预防性用药超过 40 年。细菌出现对呋喃妥因的获得性耐药概率极低。

3. 头孢菌素　所有三代的头孢菌素都已经被用来治疗急性尿路感染。总体来说通常头孢菌素对肠杆菌属活性高，对肠球菌属活性低。第一代头孢菌素对革兰阳性菌以及常见的尿路病原体加大肠杆菌和肺炎克雷白杆菌的抗菌活性更强，而第二代头孢菌素具有抗厌氧菌的活性，第三代头孢菌素对社区获得性和院内革兰阴性菌比其他 β 内酰胺类抗生素的活性更高。由于这些广谱抗菌药物可以引起细菌的选择耐药性，因此应仅限于在复杂性感染或需要行胃肠外治疗以及可能对标准的抗生素耐药等情况下使用。也可用于妊娠期尿路感染。

4. 氨苄西林　氨苄西林和阿莫西林过去经常被用来治疗尿路感染，但是有 40%～60% 常见的尿路病原体出现了耐药，这也降低了这些药的有效性。这些药物对肠道正常菌群和阴道菌群的影响能使患者发生耐药菌导致的再感染并且经常会导致念珠菌阴道炎。将 β 内酰胺酶抑制物克拉维酸与阿莫西林联用能极大提高抑菌活性。但是较高的费用以及胃肠道不良反应限制了它的使用。广谱的青霉素衍生物（例如哌拉西林、美洛西林和阿洛西林）保留了氨苄西林对抗肠球菌的活性，并提供了对耐氨苄西林革兰阴性杆菌的抗菌活性，用于治疗院内获得性尿路感染以及初始胃肠外治疗院外获得性急性非复杂肾盂肾炎。

5. 氨基糖苷类　氨基糖苷类与 TMP－SMZ 或氨苄西林联用，是治疗伴有发热的尿路感染的首选药物。它们具有肾、耳毒性，因此需要监测患者的肾功能和听力。氨基糖苷类每天一次的给药方式能够优化峰值浓度与最小抑菌浓度的比值，使杀菌作用达到最大并减少潜在的毒性。

6. 氨曲南　氨曲南具有与氨基糖苷类和所有的 β 内酰胺类相似的抗菌谱，它没有肾毒性。但是它的抗菌谱要窄于第三代头孢菌素。主要用于对青霉素过敏的患者。

7. 氟喹诺酮类 氟喹诺酮类具有广谱抗菌活性，是尿路感染经验性治疗的理想药物。它们对肠杆菌属细菌以及铜绿假单胞菌具有非常强的作用，对金黄色葡萄球菌和腐生葡萄球菌也有很强的作用，但大多数厌氧菌对氟喹诺酮类药物耐药，尽管此类药物没有肾毒性，但肾功能不全可影响此类药物代谢，需适当减量。药物的不良反应少见，以胃肠功能紊乱常见。但有报道服用氟喹诺酮可导致对软骨发育障碍，因此，目前氟喹诺酮类药物禁用于幼儿、青少年和怀孕或哺乳期的女性患者。

8. 糖肽类抗生素 糖肽类抗生素主要包括万古霉素及去甲万古霉素等。主要用于革兰阳性菌导致的严重感染，特别是耐甲氧西林金黄色葡萄球菌（MRSA）或耐甲氧西林凝固酶阴性葡萄球菌（MRC-NS）。但此类药物具有耳、肾毒性，用药期间需定期复查尿常规、肾功能、监测血药浓度，注意听力改变等，疗程不得超过 14 天，避免与其他肾毒性药物合用，孕妇应避免使用。

（王红民）

第四节　泌尿外科常见手术抗生素的预防性应用

外科预防性应用抗生素是指在外科操作前和操作后的一个有限的时间内使用抗生素来预防局部和全身的感染。对大多数操作而言，预防性应用应该在操作前的 30~120 分钟开始。在整个操作的过程中都应该保持有效的浓度，在某些特殊情况下还需维持到操作后一段时间内（多数达 24 小时）。

在泌尿外科领域有许多患者需行侵袭性操作。在确定是否需要预防性抗生素治疗时，宿主对菌尿或菌血症的反应能力以及发生感染的可能性是两个重要的考虑因素。影响宿主对炎症反应能力的因素包括高龄、解剖异常、营养状况差、吸烟、长期使用皮质激素、同时使用其他药物以及免疫缺陷（如未治疗的 HIV 感染），此外长期的引流物植入、导致感染的体内物质（如凝结物）、隐性感染的病症，以及由于住院时间的延长也可通过增加局部细菌浓度和（或）改变菌群的种类来增加感染性并发症的风险，人工心脏瓣膜或关节假体受播散的可能性增加了宿主全身感染后果的严重性。因此，详细了解患者的病史和检查是指导泌尿外科操作前抗生素预防性应用的决定性因素。

操作类型也有助于确定预防性治疗的开始时间、持续时间以及预防性抗生素的种类。还应该考虑局部组织受损的程度以及该部位可能的细菌类型。

一、尿管的插入与拔除

在导尿前预防性使用抗生素的指征并不是固定的，取决于患者的健康状况、性别、居住环境以及导尿的指征。居住在家中的健康女性一次置入尿管后感染的风险是 1%~2%，但是住院患者的风险要显著升高。因此，对具有感染危险因素的患者（如老年、解剖结构异常、营养状况差、长期置入引流物、长期服用激素、糖尿病等），口服抗生素如 TMP-SMZ 或氟喹诺酮类进行预防可以降低操作后感染的风险。

二、尿流动力学检查

尿流动力学检查与膀胱镜检查类似，是一个创伤极小的操作，对尿路上皮具有有限的损伤，使得在具有正常解剖和免疫功能的宿主中局部感染的风险很低。但尿流动力学检查后男性患者菌尿的发生率（36%）要明显高于女性患者（15%）。研究表明无感染的女性尿失禁患者在接受尿流动力学检查后预防性给予抗生素不能显著降低菌尿和感染的发生率，但是，对于临床病史更加复杂的患者，或具有解剖异常的患者，如具有大量残余尿的男性或脊髓损伤的患者，都应该考虑给予预防性抗生素治疗。

三、经直肠超声引导下的前列腺穿刺活检

大多数研究表明，在经直肠超声引导下的前列腺穿刺活检中预防性使用抗生素可以减少操作后的发热和尿路感染的发生率，治疗使用的抗生素的级别以及持续的时间存在很大的差别和争议。

四、体外冲击波碎石

据报道，在没有抗生素预防的情况下，体外冲击波碎石术后尿路感染的发生率从 0 ~ 28% 不等。一个最近关于同期随机对照实验的荟萃分析研究了在体外冲击波碎石术中使用抗生素预防的实用性和成本效益，研究显示在那些操作前尿液培养无细菌生长的患者中，预防性使用抗生素可以将术后尿路感染的发生率从 5.7% 减少到 2.1%，同时分析了当预防性使用抗生素是考虑用来治疗极少出现但更严重的并发症（例如尿脓毒症和肾盂肾炎）的成本效益，特别是近期有尿路感染或感染性凝结物病史，需要在体外冲击波碎石前给予完整疗程的抗生素治疗。

五、膀胱镜

膀胱镜检查是一个创伤极小的操作，仅有有限的上皮损伤。研究显示，在无抗生素预防下接受膀胱镜检查，术后经尿液培养证实的尿路感染发生率在 2.2% ~ 7.8%。虽然对于单纯的膀胱镜检查预防性治疗没有绝对的指征，但当宿主的异常因素能够增加感染可能性和严重性时，我们推荐预防性使用抗生素。最合适的药物以及给药的剂量还没有经过良好的研究，通常使用单次剂量的氟喹诺酮。

六、经尿道前列腺电切术和膀胱肿瘤电切术

治疗性经尿道的下尿路操作局部发生感染的风险要高于单纯的诊断性膀胱镜检查术。黏膜的损伤、操作持续的时间增加和操作的程度和难度、加压冲洗以及对感染物质的处理或切除增加感染性并发症的风险。最有效的抗生素种类包括氟喹诺酮类，氨基糖苷类、头孢菌素类和 TMP - SMZ。当留置尿管时，单剂量的抗生素治疗确实可以降低发生菌尿的相对危险度，但不如短疗程抗生素治疗（2 ~ 5d）那样效果明显。虽然在留置尿管期间连续的抗生素治疗事实上不属于预防性用药，但是在预期的一个较短的时间内（有尿管留置）连续使用最初的预防性抗生素，并不会增加细菌发展为耐药菌的风险。对于术前已经明确有尿路感染的患者，在操作前应将感染清除。因此，在这些患者中，术前使用抗生素是治疗性的，而不是预防性的。诊断性和治疗性的上尿路操作如果在加压灌注下完成可能会导致尿路上皮的损伤，因此预防性使用可覆盖尿路病原体的抗菌谱的抗生素是有指征的。

七、输尿管镜检查术

诊断性和治疗性的上尿路内镜操作导致局部感染的风险要高于单纯诊断性膀胱镜操作，这是由于几个因素造成的，包括对黏膜损伤的增加、大多数输尿管镜操作的持续时间和困难程度的增加、冲洗的压力增加以及需要切除或处理受感染的物质。预防性使用氟喹诺酮可以显著减少操作后尿路感染的发生率。如果怀疑术前存在感染或感染性物质，推荐在操作前进行尿液培养并使用适当的抗生素进行足疗程的治疗。

八、经皮操作

经皮肾手术通常存在较大的肾凝结物、肾盂输尿管连接处梗阻以及监测移行性细胞癌时实施。发热和菌血症是很常见的，主要是由肾实质的损伤、加压灌注以及一些病例中需处理感染性凝结物等因素综合导致的结果。如果术前尿液培养呈阳性，那么在术前就应该对感染进行治疗。相反，如果术前培养是阴性的，应该使用可以覆盖常见尿路病原体的抗生素进行预防性治疗。

九、开放手术和腹腔镜手术

开放性的外科操作可以分类为清洁、可能污染、污染以及严重污染几类。对可能污染和污染伤口建议进行抗生素预防，而对严重污染和感染的伤口应使用适当的抗生素进行治疗。泌尿外科的清洁手术包括肾上腺手术、根治性肾切除术（如果尿路没有进入的话）等。尿路被有选择开放的泌尿外科操作都被认为是可能污染的操作，如果进入感染的尿路则被认为是污染的操作，可能给手术部位带来较高的感

染风险。应该用对最有可能引起感染的细菌有效的抗生素，在操作前的 1 小时给药，在操作结束后的 24 小时中止，延长预防性用药时间并不能更有效预防感染。当考虑使用结肠或阑尾来重建尿路时，推荐术前 18～24 小时口服抗生素做肠道准备，手术切开前 30～60 分钟静脉使用第二、第三代头孢类抗生素。对 β 内酰胺类过敏的患者推荐使用克林霉素联合庆大霉素、氨曲南或环丙沙星。泌尿外科中严重污染的伤口包括泌尿生殖道所有部位的脓肿和穿透性损伤。对严重污染伤口的治疗，应该在一开始就使用广谱的抗生素覆盖预期引起感染的细菌，在术中进行伤口培养，后续的治疗和治疗持续时间取决于培养出细菌的敏感性。

（王红民）

第五节　膀胱感染

一、单纯性膀胱炎

大多数单纯性膀胱炎发生于女性。每年大约有 10% 的女性患有尿路感染，并且超过 50% 的女性在她们一生中至少有过一次尿路感染。单纯性膀胱炎偶发于青春期前的女性，青春期末以及 20～40 岁单纯性膀胱炎的发病率显著增加。25%～30% 的 20～40 岁的女性有过尿路感染的病史。

（一）致病菌

导致年轻女性单纯性膀胱炎的细菌谱较窄，可以指导经验性应用敏感抗生素治疗。75%～90% 年轻女性急性膀胱炎的致病菌是大肠杆菌，其次为腐生葡萄球菌，占感染的 10%～20%。其他较少见的细菌包括克雷白杆菌属、变形杆菌属和肠球菌属。在男性中大肠杆菌和其他肠道菌属最常见。

（二）临床表现

（1）症状：有明显的膀胱刺激征，包括尿频、尿急、夜尿增多、排尿烧灼感或尿痛。常有腰骶部或耻骨上区疼痛不适。并常见排尿中断和终末血尿甚至全程血尿，尿液浑浊，可有血块排出。发热少见。妇女性交后常引起发作（蜜月性膀胱炎）。

（2）体征：耻骨上有时有压痛，但缺乏特异性体征。对有关的可能致病因素都应检查，如阴道、尿道口（处女膜融合、处女膜伞）、尿道异常（如尿道憩室）、阴道分泌物、尿道分泌物肿痛的前列腺或附睾。

（三）诊断

（1）病史询问：膀胱炎相关症状的特点、持续时间及其伴随症状；既往史，药物史及相关病史以排除复杂性膀胱炎。

（2）体格检查：肾区检查（可并发急性肾盂肾炎）；腹部检查（耻骨上区压痛）；尿道外口检查等。

（3）实验室诊断：尿液分析（尿常规检查）：镜下脓尿的敏感性达到 95%，特异性达到 70%。菌尿的敏感性稍差但特异性更高，对有症状的患者，尿液中的细菌达到 10^2CFU/mL 表示存在感染。尿液培养可明确感染菌种，是诊断感染的金标准，并通过药敏试验指导用药。血常规白细胞常升高。

（4）影像学检查：单纯性膀胱炎一般不需要做影像学检查，当治疗效果不理想可以行 CT、X 线检查排除复杂性膀胱炎。

（四）鉴别诊断

膀胱炎必须和其他表现为排尿困难的炎症感染性情况进行鉴别，包括阴道炎、由性传播的病原体导致的尿道炎以及各种非炎症性原因引起的尿道不适。

阴道炎的特点是具有伴阴道刺激症状的排尿刺激症状，并且在初始阶段是亚急性的。通常具有阴道分泌物或异味史以及多个性伴侣或新的性伴侣。不出现尿频、尿急，血尿和耻骨上疼痛。进行体格检查时可见阴道分泌物，阴道液检查可发现炎症细胞。

尿道炎常见病因包括淋病、衣原体、单纯疱疹病毒和滴虫。可有尿白细胞增多，但反复多次尿培养阴性，进行适当的培养和免疫学检查可明确诊断。

泌尿系结核是由结核分枝杆菌引起的特殊类型尿路感染，有午后低热、盗汗、食欲减退、体重减轻等症状，结核菌素实验对诊断有提示意义，影像学检查可见肾盂肾盏虫蚀样缺损或挛缩膀胱，肾外有结核灶存在。

与性交、化学性刺激或过敏反应相关的尿道损伤也可导致排尿困难。其特点是有创伤史或刺激性物质的接触史，无分泌物或尿液分析白细胞酯酶阴性。

（五）治疗

短程抗菌药物疗法：短程疗法分为单次剂量疗法和 3 天疗法两种方式。可选择呋喃妥因、氟喹诺酮类、第二代或第三代头孢菌素类抗菌药物。对首次发生下尿路感染的女性，使用单次剂量疗法治疗后，尿菌可转阴性，而对于多次发作者，给予 3 天疗法，可降低再发率。男性单纯性膀胱炎、单纯性膀胱炎合并妊娠或糖尿病首选 7 日疗法。针对绝经后女性急性单纯性膀胱炎，可选用雌激素替代疗法（口服或阴道局部外用），通过恢复泌尿生殖道萎缩的黏膜，并增加阴道内乳酸杆菌的数量，来预防尿路感染再发。长期使用雌激素需警惕女性肿瘤发病率。

二、复杂性膀胱炎

复杂性膀胱炎是指膀胱炎伴有增加获得感染或者治疗失败风险的疾病，例如泌尿生殖道的结构或功能异常，或其他潜在疾病。

复杂性膀胱炎的临床范围可以从轻微的膀胱炎到威胁生命的肾感染和尿脓毒症。这些感染可能由对多种抗生素耐药的细菌导致。因此，为了明确致病菌和它对抗生素的敏感性，必须进行尿液培养。

（一）易感因素

（1）尿路梗阻：各种梗阻（畸形、肿瘤、凝结物、异物等）引起的尿路梗阻是尿道感染的最易感因素，并发尿路梗阻者尿路感染发生率是正常人的 12 倍。此外，膀胱输尿管反流、妊娠时增大的子宫压迫和分泌增多的黄体酮抑制输尿管蠕动引起的尿流排泄不畅等也是引起尿路梗阻的主要原因。

（2）医疗器械操作：导尿、留置导管、膀胱镜、输尿管插管以及逆行肾盂造影等均可以损伤泌尿道黏膜，并可将病原菌直接带入而引起尿路感染。尿路感染发生率，1 次导尿后为 1% ~2%；留置导管 1 天为 50%，4d 以上可达 90%。即使严格的管理导尿管及预防性抗生素，留置导尿 1 个月以上者，约 90% 并发尿路感染。其主要原因是：留置导管后细菌黏附其上，并分泌糖蛋白，进而细菌在糖蛋白中分裂、繁殖形成微小菌落，微小菌落增多、融合，形成细菌生物薄膜（biofilm）。由于细菌生物薄膜内的细菌营养和氧的摄取困难，导致细菌外膜构造发生变化，降低了对药物的敏感性；而宿主的特异性和非特异性感染防御机制中的吞噬细胞、抗体也同样难以作用于生物薄膜菌。临床上往往不去除导管，尿路感染难以控制。

（3）机体抵抗力低下：并发糖尿病等慢性疾病、免疫功能不全或长期服用免疫抑制剂容易发生尿路感染。而长期高血压、高尿酸血症、高钙血症等造成肾间质损伤，局部抵抗力低下者也易发生尿路感染。女性因尿道短、尿道括约肌作用弱以及尿道口与阴道口距离近而易于损伤、感染等，因此更易发生尿路感染。成年女性尿路感染的发生率为男性的 8 ~ 10 倍。

（二）致病菌

与非复杂性尿路感染相比具有更广的菌谱，而且细菌更可能耐药（特别是与治疗有关的复杂性尿路感染）。但是，存在耐药性细菌本身不足以诊断复杂性尿路感染，必须同时并发泌尿系疾病（解剖功能方面）或者诱发尿路感染的潜在疾病。尿培养常见大肠埃希菌、变形杆菌、克雷伯菌、假单胞菌、黏质沙雷菌和肠球菌。除存在凝结物或者异物，葡萄球菌并不常见于复杂性尿路感染。另外，在不同时间、不同医院，菌谱都有可能发生改变。社区和医院获得性复杂性尿路感染患者的病原体多变、抗菌药物耐药的发生率较高，如果潜在疾病没有纠正，治疗失败率也较高。

（三）临床表现

复杂性膀胱炎临床表现与单纯性膀胱炎基本相同，但同是复杂性膀胱炎临床表现可以差异很大，从严重肾感染、尿脓毒症到留置导尿管相关的术后血尿等。相比于单纯性膀胱炎，复杂性膀胱炎的预后较差，常顽固难以治愈或反复发作，最严重则是引起尿脓毒症。

（四）诊断

（1）病史询问：与单纯尿路感染相同，还应详细询问治疗史，特别是抗菌药物的应用史。

（2）体格检查：肾区检查（可并发急性肾盂肾炎）；腹部检查（耻骨上区压痛）；尿道外口检查等。盆腔和直肠指诊对鉴别是否同时存在并发疾病有意义。

（3）实验室诊断：除行尿常规、尿培养检查外，如有脓毒症先兆症状时还需进行血液细菌培养和药敏试验。

（4）影像学检查：可以明确有无合并因素存在，尤其是怀疑有先天畸形、尿路梗阻或者老年患者。超声可作为首选，可以发现并发的尿路梗阻、凝结物、良性前列腺增生症等病变。腹部卧位平片（KUB）和静脉尿路造影（IVU）可以发现绝大部分尿路凝结物，并且可以明确有无上尿路畸形存在。若超声和 KUB + IVU 有阳性发现，必要时可选择 CT 及 MRI 进一步明确诊断。

（五）鉴别诊断

常需要对可以引起复杂性膀胱炎的病因进行鉴别诊断。

（六）治疗

（1）抗菌药物治疗：为了避免细菌产生耐药性，推荐根据尿培养和药敏试验结果选择敏感抗菌药物。用于培养的检验标本必须在治疗开始前获得。只有患者病情危重，才考虑行经验性的抗菌药物治疗。根据临床反应和培养结果随时进行更正。

由于氟喹诺酮可以提供广谱的抗菌活性，在尿液和组织中具有良好的浓度和安全性，常被用于经验性治疗。如果知道病原体的敏感类型，TMP - SMZ 也可用于经验性治疗。

对疾病更加严重的住院患者，静脉注射氨苄西林联合庆大霉素适用于大多数病原菌。特殊的情况下可以使用其他静脉药物。当得到敏感性结果时，可能要对治疗方案进行调整。

如果没找到复杂性感染的因素，治疗效果将会降低，因此应该尽全力纠正潜在的尿路异常并治疗可使感染加重的宿主因素。

一般推荐治疗 7 ~ 14 天，疗程与潜在的疾病的治疗密切相关。伴有下尿路症状的患者治疗时间通常为 7 天，伴有上尿路症状或脓毒症的患者为 14 天。根据临床情况疗程有时需延长至 21 天。对于长期留置导尿管及支架管的患者，应尽量缩短治疗时间，以免细菌耐药。

如果初始治疗失败，微生物学检查结果尚未出现，或者作为临床严重感染的初始治疗，则须改用亦能有效治疗假单胞菌的抗菌药物，如氟喹诺酮（如果未被用于初始治疗）、氨苄西林加 β 内酰胺酶抑制剂（BLD）、第三代头孢菌素或碳青霉烯类抗生素，最后联用氨基糖苷类。对那些在专门机构或住院治疗重症尿路感染患者的经验治疗须包括静脉内给予抗假单胞菌药。

（2）尿路凝结物相关的复杂性膀胱炎：如果凝结物或感染灶残留，凝结物将会生长，故需要彻底清除凝结物。同时给予足够的抗菌药物治疗。如不能完全清除凝结物，则应该考虑长期的抗菌药物治疗。

（3）预防性用药的效果：预防性用药对处理复发性尿路感染的女性患者已取得良好的效果，与安慰剂组比较，感染的复发下降了 95%。预防性治疗只需要小剂量的抗生素，通常在睡前服用连续 6 ~ 12 个月。如果女性在预防性治疗期间出现了有症状的再感染，预防性药物就要用到足够的治疗剂量，或者用另外一种抗生素来治疗感染。此后，预防性抗菌治疗就应该重新建立。如果患者在停止预防性治疗后很快出现有症状的再感染，重新建立夜间预防性治疗是一个有效的选择，并且不会引起不良反应的增加。当尿液培养显示无细菌生长时（通常在患者完成抗生素治疗时），就有指征开始小剂量连续的预防性治疗。常用药物有：呋喃妥因 50 ~ 100mg；TMP - SMZ，40 ~ 200mg；TMP，50mg；头孢氨苄，

250mg。患者在服用这些药物期间每年发生尿路感染的次数将少于 1 次，隔夜用药的方案同样有效，大部分患者可能会采用这种方案。当发生感染时，不一定会伴有症状，因此，我们主张即使对无症状的患者也应该每 1～3 个月进行感染的监测。通常突发性感染对预防性药物的足量治疗有反应，当感染治愈后，可能要重新建立预防性用药方案。小剂量的预防性用药通常持续 6 个月后停止，然后检测患者有无再感染发生。大约30%的女性会有持续达 6 个月的缓解期。不幸的是多数患者在缓解之后会接着发生再感染，小剂量预防性用药又必须重新开始。

(4) 治疗后的随访：因为复杂性膀胱炎含有耐药细菌的可能性较大，且泌尿系解剖功能异常或潜在疾病不能得到纠正，则尿路感染必然复发。为此必须在治疗结束后 5～9 天以及 4～6 周进行尿培养。

（王红民）

第六节　肾感染

虽然肾感染没有膀胱感染那么常见，但对于患者和他的医生来说是一个更棘手的问题，因为它的表现和过程通常多种多样而且较严重，取得一个肯定的微生物学和病理学诊断也比较困难，而且它还有严重损害肾功能的潜在可能性。虽然典型的症状如急性的发热、寒战和腰痛通常提示存在肾感染。但一些严重的肾感染可以表现为隐匿出现的非特异性的局部或全身症状，或者完全无任何症状。因此，临床上要高度警惕，肾感染的诊断需要借助于适当的影像学和实验室检查。

然而，实验室检查结果和肾感染的相关性通常较差，尿路感染的标志性菌尿和脓尿并不能预示肾感染存在。相反，如果患侧肾的输尿管发生梗阻或者感染在集合系统以外，严重的肾感染患者还有可能出现无菌尿。

诊断肾感染的病理和放射学标准也可能会产生误导。曾经认为主要由细菌感染引起的间质性肾炎，现在认识到它是与各种免疫的、先天的，或化学的损伤有关的一种非特异性的组织病理改变，常无细菌感染。肾感染性肉芽肿性疾病通常具有与肾囊性疾病、肿瘤或其他肾炎症性疾病相似的放射学或病理学特点。

肾脏感染对肾功能的影响是不尽相同的。急性或慢性肾盂肾炎可能暂时或永久性的改变肾功能，但非梗阻性肾盂肾炎不再被认为是肾衰竭的主要原因。但是，当肾盂肾炎并发尿路梗阻或肉芽肿性肾感染时，有可能迅速导致严重的炎性并发症、肾衰竭甚至死亡。

间质性肾炎是一种肾间质的非特异性细胞应答也可能伴有或不伴纤维化和不同程度的肾小管或肾小球损伤。此前一般认为肾脏的细菌感染，例如肾盂肾炎，是引起间质性肾炎和随后出现的严重肾脏疾病的最常见原因。然而，最近间质性肾脏炎症组织的病理改变所具有的非特异性已经得到共识。对先前患有慢性间质性肾炎的患者进行泌尿外科评估，结果认识到间质性肾炎症与免疫反应、先天性疾病或肾乳头损伤有关，而不存在细菌性感染，细菌性感染通常是继发性的。所以单纯组织学的证据通常用来证明细菌性肾炎的存在，但确定肾脏间质的改变是原发还是继发于细菌感染或是由非感染性原因引起的，只有组织学的证据是不够的。

病理证实急性细菌性肾炎的机会很少。肾有可能水肿。由细菌血源性播散至肾皮质引起的急性局灶化脓性细菌性肾炎以肾表面多发局灶性化脓为特征。肾皮质的组织学检查显示肾小球和肾小管具有局灶化脓性破坏。炎症反应没有波及邻近的肾皮质和髓质。急性上行性肾盂肾炎的特征表现为从髓质延伸至肾被膜的线形的炎症条带，组织检查通常可以显示尖端位于肾髓质的局灶的楔形急性间质性炎症区。可以见到多形核白细胞或者以淋巴细胞和浆细胞为主的细胞反应。也可能会看到细菌的存在。

仔细对肾进行大体检查可以发现与所对应的肾乳头收缩有关的肾皮质瘢痕，这似乎是慢性肾盂肾炎最特异性的表现。多个慢性炎症病灶融合成的斑片主要局限在肾脏皮质，但同样也可以波及髓质。

瘢痕可以被正常的肾实质隔开，形成非常不规则的肾外形。显微镜下的表现与大部分慢性间质性疾病一样，包括淋巴细胞和浆细胞的浸润，虽然瘢痕中的肾小球可能被纤维囊所包绕，部分或完全发生透明样变，但在这些严重瘢痕化区域以外的肾小球还是相对正常的。血管受累的情况是不同的，在高血压的患者中可能会出现肾小球硬化。肾乳头的异常包括变形和硬化，有时会出现坏死。动物研究明确地表明肾乳头在引发肾盂肾炎中起到的重要作用。但这些改变不是细菌感染的特异表现，其他疾病如止痛药滥用、糖尿病，镰状红细胞病虽无感染也可以发生上述改变。

慢性肾盂肾炎典型病理表现就像 Weiss 和 Parker（1939）所描述的那样。但是他们的尸检研究包含了疾病的终末阶段，也就是所说的终末肾，通常并发于高血压和血管改变。患有这种形式肾疾病的患者不是全部都有足够的细菌性尿路感染的临床证据来解释肾组织的严重缺失。Stamey 和 Pfau（1963）报道了一个单纯症状性肾盂肾炎的病例，药物治疗无效且未并发高血压。该病例在显微镜下的表现加上 Heptinstall 的描述提供了研究这种疾病最纯粹形式病理学特征的一个难得的机会。

一、急性肾盂肾炎

（一）临床表现

表现为从革兰阴性菌败血症到伴有轻微腰痛的膀胱炎。典型的表现是突然发生的寒战、高热、单侧或双侧腰部或肋脊角痛，伴或不伴压痛。这些上尿路症状通常伴随着排尿困难、逐渐加重的尿频和尿急。

虽然一些作者认为腰痛、发热伴有显著的菌尿就可以诊断急性肾盂肾炎，但是通过输尿管导管或膀胱冲洗技术进行定位研究证实临床症状与感染部位的相关性较差。

（二）体格检查

肋脊角深触诊常伴有压痛。急性肾盂肾炎也可能会刺激胃肠道引起腹痛、恶心、呕吐和腹泻。从急性肾盂肾炎发展到慢性可能是一个无明显症状的过程，特别是在免疫力低下的宿主。在极个别病例中还可能发生急性肾衰竭。

（三）实验室诊断

尿液检查可见大量的白细胞，常呈簇状，还有细菌杆或球菌链。如果尿液是低渗的，还可能看到白细胞胞质内出现布朗运动（闪光细胞），但仅凭这个不能诊断肾盂肾炎。在尿沉渣中可见大量的颗粒或白细胞管型则提示急性肾盂肾炎。有一种特殊的管型尿，其特点是在管型的基质中可见细菌，在急性肾盂肾炎患者的尿液中已证实存在有这种管型。如果未对沉渣进行特殊的染色，单纯使用亮视野显微镜是不容易识别管型中的细菌。用碱性染料稀释的甲苯胺蓝或 KOVA（I. C. L. Scientific, Fountain Valley, CA）对沉渣进行染色可以清楚地显示管型中的细菌。血液检查可见以中性粒细胞为主的白细胞增多、血沉加快以及 C-反应蛋白的升高，如果伴有肾衰竭还会出现肌酐水平升高。此外可能出现肌酐清除率的下降。血培养可能阳性。

（四）细菌培养

尿培养可呈阳性，但约20%的患者尿培养菌落数少于 10^5 CFU/mL，因此导致尿液的革兰染色结果为阴性。大肠杆菌是具有特殊毒力因子的独特的细菌亚族，是80%病例的致病菌。如果不存在膀胱输尿管反流，P 血型表型的患者对具有可与 P 血型抗原受体结合的 P 菌毛的大肠杆菌引起的复发性肾盂肾炎具有特殊的易感性，细菌 K 抗原和内毒素也具有致病性。很多社区获得性肾盂肾炎是由数量有限的多重耐药的细菌克隆引起的。

对于住院或留置导管的患者以及近期接受过尿路操作的复发尿路感染的患者，其致病菌应该更多怀疑为耐药菌，如变形杆菌属、克雷白杆菌属、假单胞菌属、沙雷菌属、肠杆菌属或枸橼酸杆菌属等；除了粪肠球菌、表皮葡萄球菌和金黄色葡萄球菌外，革兰阳性菌很少引起肾盂肾炎。

大约25%女性单纯性肾盂肾炎病例血培养为阳性，结果大部分与尿培养的结果重复，并且不会影响治疗策略。因此，血培养不应作为评价女性非复杂性肾盂肾炎的常规检查。但是，有严重中毒表现或存在危险因素（例如妊娠）的男性和女性患者，由于菌血症和败血症较常见，因此都应该考虑进行血培养。

（五）影像学检查

（1）排泄性尿路造影：通常在等待充分治疗的患者症状消退后进行，因此大部分肾盂肾炎患者的排泄性尿路造影出现正常的结果是不意外的。如果在急性肾盂肾炎期间检查，最常见的影像学异常就是肾增大，这种广泛的肾水肿是炎症过程的结果。肾总长度达到15cm或比健侧肾长出1.5cm是急性肾盂肾炎肾脏增大的诊断标准。肾局部增大要少于肾整体增大，可能表现类似于肾肿物。局灶细菌性肾炎或急性小叶性肾病导致的。肾肿物自1978年才开始被重视。这种肿物必须与肿瘤或肾内的脓肿区分开。虽然可能需要其他影像学方法来区分这种病变与肿瘤或肾内的脓肿，但时间和治疗可以使肿物消失，对诊断有一定的意义。

炎症反应也可以引起皮质血管收缩，这可引起肾图上灌注减少以及肾盂造影延迟显影，以及由于集合系统结构受到挤压导致肾盏显影减弱或蜘蛛样的形态。除了这些异常的改变，急性期肾盂肾炎期间还可能见到肾盏和输尿管扩张（不存在任何梗阻的因素），这可能是由细菌内毒素损害输尿管的蠕动引起的。虽然感染可发生输尿管扩张，但必须排除既往或现存梗阻后才能下此诊断。

（2）肾脏超声检查、CT：这些方法通常用于评价复杂性尿路感染和复杂性的因素，或用来对经过72小时治疗后仍无效的患者进行重新评估。超声和CT显示肾增大、实质低回声或低密度以及集合系统受压。它们也可以显示局灶性细菌性肾炎和梗阻。当肾实质破坏严重时，就可能出现与复杂性肾和肾周感染有关的更加紊乱的肾实质脓肿形成。

（六）病理检验

在急性肾盂肾炎中，肾可以显著地增大。肾被膜可以很容易地剥离，化脓可以使肾实质软化。通常会出现小的黄白色的肾皮质脓肿伴肾实质的充血。在组织学上，肾实质出现局灶性的、片状浸润的中性粒细胞。通常也可以观察到其中有细菌浸润。在炎症的早期，这种浸润局限在间质，但随后炎症带会从乳头一直扩展到皮质，病变呈楔形。脓肿可以破坏肾小管，但肾小球通常不会受累。

（七）鉴别诊断

急性阑尾炎、憩室炎症和胰腺炎可以引起程度相似的腹痛，但疼痛的部位通常有所不同。尿液检查结果一般正常。带状疱疹可以引起肾区浅表疼痛，但跟尿路感染的症状不相关：当带状疱疹出现时诊断就明确了。

（八）治疗

（1）初步治疗：急性肾盂肾炎患者的感染可以分为：①无须住院治疗的单纯性感染。②患者尿路正常的单纯性感染，但是需要住院采用静脉给药方式治疗。③与住院、导尿、泌尿外科手术或尿路畸形有关的复杂性感染。

明确患者是复杂性还是单纯性的尿路感染很关键，因为有16%的急性肾盂肾炎患者存在明显的畸形。对于将在门诊治疗的初步诊断为单纯性肾盂肾炎的患者，可以推迟进行初步的影像学评估。但是，如果有任何理由怀疑存在问题、患者不能使用合理的放射学检查方法或病情没有改善，我们更喜欢使用肾脏超声以排除凝结物或梗阻。已明确诊断或怀疑为复杂性肾盂肾炎的患者，CT检查对尿路状况以及感染的严重程度和范围可以提供良好的评价。

有明显中毒表现的患者需要住院、早期绝对卧床休息、静脉输液和退热治疗。病情较轻的患者可以在门诊治疗。如果怀疑上尿路梗阻应该使用超声或CT以排除。

发生梗阻的肾脏难以浓缩和分泌抗生素。此外，梗阻实际上可以形成潜在的脓肿和肾盂积脓，它们可以迅速地破坏肾实质并威胁患者的生命。任何严重的梗阻都必须用最安全和最简单的方法予以解除。

在培养和药敏结果出来之前，应使用广谱抗生素治疗，尿沉渣的革兰染色对选择早期经验性抗生素治疗是有帮助的。在所有病例中，抗生素治疗应该能够对抗可能的尿路病原菌并且在肾组织和尿液中能够达到杀菌浓度。

对于社区感染患者口服氟喹诺酮单药治疗要比TMP-SMZ有效得多。很多医生在开始口服治疗之前都会给予单次的静脉抗生素治疗（头孢曲松、庆大霉素或氟喹诺酮）。如果怀疑革兰阳性菌感染，推荐使用阿莫西林或阿莫西林/克拉维酸盐。

对单纯性尿路感染但病情较重患者，需要住院治疗（高热、WBC 计数高、呕吐、脱水、有败血症的表现），或复杂性肾盂肾炎，又或上述治疗无明显改善的患者，应该给予患者静脉抗生素治疗。推荐使用氟喹诺酮、单用一种氨基糖苷类药物或加用氨苄西林，单独使用广谱的头孢菌素或加用一种氨基糖苷类药物。如果病原菌是革兰阳性球菌，推荐单独使用氨苄西林/舒巴坦或加用一种氨基糖苷类药物。

（2）后续治疗：即使经过几个小时的抗生素治疗后尿液变为无菌，急性单纯性肾盂肾炎的患者在初期抗生素治疗后还是可能会连续几天出现发热、寒战和腰痛症状，应该对他们进行观察。

非卧床患者应该用氟喹诺酮治疗 7 天。氟喹诺酮治疗在细菌学和临床治愈率方面要优于 14 天的 TMP - SMZ 治疗。是否需要更换抗生素，取决于患者的临床反应和细菌培养及药敏试验的结果。药敏试验也应该用于将具有潜在毒性的药物（如氨基糖苷类药物）替换为毒性较低的药物，如氟喹诺酮、氨曲南和头孢菌素类药物。血培养阳性的复杂性肾盂肾炎患者应该静脉用药治疗 7 天。如果血培养阴性，2～3 天的静脉治疗就足够了。在这两种情况下都应该继续口服 14 天抗生素（氟喹诺酮、TMP、TMP - SMZ、阿莫西林或针对革兰阳性菌的阿莫西林/克拉维酸盐）。

当患者对治疗的反应缓慢或尿液持续提示感染时，必须立即进行重新的评价。尿培养和血培养也应当重复检查，在药敏结果的基础上对抗生素进行适当的调整。在有指征的情况下应尝试使用放射学检查来判断有无尿路梗阻、尿石症，或潜在的解剖畸形，这些情况可以使患者更容易感染，阻碍治疗快速起效，或导致感染并发症，如肾或肾周脓肿。对于发热持续超过 72 小时的患者，这些检查对排除梗阻和确定有无肾和肾周感染都有帮助的。放射性核素成像对显示与急性肾盂肾炎相关的肾功能改变（肾血流量减少、峰值延迟和放射性核素排泄的延迟）和与膀胱输尿管反流有关的皮质病变有帮助。

（3）随访：应该在治疗的第 5～7 天和使用抗生素后 10～14 天及 4～6 周重复进行尿培养，以确定无尿路感染。10%～30% 经过 14 天治疗后的急性肾盂肾炎患者会出现复发。复发的患者通常经过第二次 14 天治疗可以治愈，但偶尔也需要 6 周的疗程。

根据临床表现和反应以及最初的泌尿外科检查评估，部分患者需要进行附加的检查评估（例如排泄性膀胱尿道造影、膀胱镜检查和细菌定位技术）以及纠正潜在的尿路畸形。Raz 等人评估了女性急性肾盂肾炎的长期影响，在急性肾盂肾炎后 10～20 年通过 ^{99m}Tc - 二巯丁二钠（^{99m}Tc - DMSA）扫描可以发现大约 50% 的患者存在瘢痕，但肾功能的变化很小，且跟肾瘢痕无关。

二、急性局灶性或多灶性细菌性肾炎

急性局灶性或多灶性细菌性肾炎是肾脏感染的一种少见严重形式，大量的白细胞浸润局限于单个肾叶（局灶）或多个肾叶（多灶）。

（一）临床表现

急性细菌性肾炎患者的临床表现与急性肾盂肾炎相似，但通常更严重。大约一半的患者患有糖尿病，败血症也较常见。通常可以发现革兰阴性菌引起的白细胞增多和尿路感染，超过 50% 的患者有菌血症。

（二）影像学检查

诊断必须依靠影像学检查。尿路影像学检查常表现为肿块，一般边界不清，提示肾脓肿或肿瘤。肿块比周围正常的肾实质密度稍低。病变超声表现为典型的边界不清的相对透回声的改变，偶尔呈低回声改变并使皮髓质交界模糊不清。增强 CT 扫描可见呈楔形的低增强区。慢性脓肿也可以表现为病变周围的环状增强区域。镓扫描显示摄取镓的区域要大于之前确定的肿物的大小，多灶性的病例表现类似，提示有多个肾叶同时受累。

（三）治疗

急性细菌性肾炎很可能是一个相对较早的脓肿形成期。在 Lee 等（1980）报道的一系列病例中，急性局灶性细菌性肾炎的患者常会发展成脓肿。治疗包括水化和使用静脉抗生素治疗至少 7 天，接着再口服 7 天抗生素，细菌性肾炎的患者一般对药物治疗有良好的反应，之后的随访检查也将会显示楔形的低密度区逐步消退。如果对抗生素治疗无效提示需要进一步进行适当的检查以排除尿路梗阻、肾或肾周脓肿、肾癌或急性肾静脉血栓形成。在对一些多灶性细菌性肾炎患者的长期随访研究证实会出现肾脏体积缩小以及提示肾乳头坏死的局部肾盏变形。

三、气性肾盂肾炎

气性肾盂肾炎是由产气尿路病原体引起的急性肾实质坏死和肾周感染。发病机制目前尚不清楚。因为这种疾病经常发生在糖尿病患者身上，因此推测是由于组织的高葡萄糖水平为微生物如大肠杆菌提供了代谢底物，这些微生物可以通过发酵糖产生二氧化碳。尽管糖发酵可能是一个因素，但这个解释不能说明为什么在糖尿病患者中高发的革兰阴性尿路感染中仅有极少的气性肾盂肾炎发生，也不能说明为何在非糖尿病患者中也会有为数不多的气性肾盂肾炎发生。

除了糖尿病，很多患者还有与泌尿凝结物或乳头坏死相关的尿路梗阻及显著的肾功能损害。这种疾病推测是由局部因素（如梗阻）或系统性疾病（如糖尿病）引起的，这样具有产生二氧化碳能力的细菌就可以在体内以坏死组织为底物产生气体。因此，气性肾盂肾炎应该认为是严重肾盂肾炎的一个并发症而不是一种独立的疾病。

（一）临床表现

所有确诊的气性肾盂肾炎病例都发生于成人。青少年糖尿病患者不具有危险性。女性发病多于男性。临床表现一般是严重的急性肾盂肾炎，尽管有些病例是急性发作之前存在慢性感染。几乎所有的患者表现为发热、呕吐和腰痛三联征。除非感染涉及集合系统否则不会出现气尿。尿培养结果无一例外都是阴性。大肠杆菌是最常见病原菌，克雷白杆菌和变形杆菌较少见。

（二）影像学检查

影像学检查可以明确诊断。在腹部平片中可能出现分布于实质中的组织气体，表现为患肾上方的斑点状的气体影。这种表现常误认为是肠气。肾上极上方呈新月形的积气阴影是更明显的特征。随着感染的进展，气体扩展到肾周间隙和腹膜后间隙。这种气体分布不能和气性肾盂肾炎相混淆，气性肾盂肾炎的气体位于肾的集合系统。气性肾盂肾炎是继发于产气细菌导致的尿路感染，通常发生于非糖尿病患者，病情没那么严重而且通常抗生素治疗有效。

排泄性尿路造影在气性肾盂肾炎中诊断意义不大，因为患肾通常是没有功能或者功能很差。由于在病情严重的肾功能异常的脱水的糖尿病患者中引起造影剂肾病的风险很大，因此建议使用逆行性肾盂造影而不是排泄性尿路造影。大约 25% 的病例显示有梗阻。超声通常显示局部回声增强提示实质内气体的存在。CT 是明确气肿的范围和指导治疗的可选择的成像检查。在 CT 影像里无液体存在，或有条纹状、斑片状的气体，伴或不伴泡状或空腔状的气体，这些似乎与肾实质快速破坏和 50% ~ 60% 的病死率相关。肾或肾周液体的出现，泡状或空腔状的气体或集合系统中气体的出现，并且不存在条纹状或斑片状的气体，这些可能与低于 20% 的病死率有关。应该应用肾脏核素扫描来评估患肾功能的受损程度和对侧肾的功能状态。

（三）治疗

气性肾盂肾炎是一个外科急症。大部分患者有败血症，必须进行液体支持和广谱抗生素治疗。如果肾脏是有功能的，可以考虑药物治疗。治疗数天后无好转的患者建议实施肾切除术。如果患肾是无功能或无梗阻的，应该进行肾切除术，因为单独的药物治疗通常是致命的。如果肾脏存在梗阻，必须进行导管引流。如果患者情况有改善，在进行全面泌尿外科评估时可推迟肾切除术。虽然有单独的病例报道指出经过药物治疗联合解除梗阻治疗后肾功能得以保留，但大部分患者还是需要进行肾切除术。

四、肾脓肿

肾脓肿或痈是化脓性物质积聚局限于肾实质形成的。抗生素时代来临之前，80% 的肾脓肿是由葡萄球菌血行播散引起。虽然试验和临床数据证明了葡萄球菌血行播散后容易在正常肾形成脓肿，但大概从 1950 年开始广泛使用抗生素以来，革兰阳性菌形成的脓肿逐渐减少。大约在 1970 年后，大部分成人肾脓肿由革兰阴性菌引起。革兰阴性菌血行播散至肾可以引起肾脓肿，但这似乎不是革兰阴性菌肾脓肿形成的主要途径。临床上没有证据说明大多数肾脓肿形成之前出现革兰阴性菌败血症。而且，在动物体内引起血行性革兰阴性菌肾盂肾炎实际上是不可能的，除非肾有损伤或者完全梗阻。部分梗阻的肾和正常的肾都可以阻止血液中革兰阴性菌的入侵。这样，因前驱感染或凝结物形成的肾小管阻塞从而导致的上行性感染似乎是革兰阴性菌脓肿形成的主要途径。成人患者中 2/3 的革兰阴性菌脓肿与肾凝结物或肾损伤有关。虽然肾盂肾炎与膀胱输尿管反流的关系已经被证实，但肾脓肿与膀胱输尿管反流的关系的报道还是较少，但是，最近的研究提示反流与肾脓肿有着密切的联系，且在尿路灭菌后反流仍长期存在。

（一）临床表现

患者可以表现为发热、寒战、腹痛或腰痛，有时可有体重减轻和不适，也可以出现膀胱炎的症状，偶尔这些症状表现不明显，直到手术探查时才能明确诊断，有些严重病例可导致死亡。全面的病史采集可以发现出现泌尿道感染症状前 1~8 周，可有革兰阳性菌的感染。感染的起源可以是身体的任何部位。多发性皮肤痈和静脉药物滥用可以把革兰阳性菌带入血液。其他常见的部位有口腔、肺和膀胱。与阻塞、凝结物、妊娠、神经源性膀胱和糖尿病有关的复杂性尿路感染的患者容易形成肾脓肿。

（二）实验室诊断

患者血白细胞显著增多，血培养通常阳性。脓尿和细菌尿不是很明显，除非脓肿与集合系统相通。因为革兰阳性菌大部分是血源性的，所以这些病例的尿培养一般是无细菌生长，或生长出的细菌与脓肿中分离出来的不同。当脓肿含有革兰阴性菌时，尿培养通常培养出与脓肿中分离出来相同的细菌。

（三）影像学检查

尿路成像的结果取决于感染的性质和持续的时间。区分早期肾脓肿和急性肾盂肾炎是比较困难的，因为早期肾脓肿大部分较小。从急性细菌性肾炎发展至肾脓肿，或者肾已经被外部感染所波及的患者，影像学检查可以显示患侧肾增大伴肾轮廓变形；肾在吸气和呼气相固定不变以及同侧的腰大肌影明显消失，并可见脊柱向患侧侧弯。如果肾病变继续发展，肾图显示延迟甚至缺失。当脓肿较局限化时，检查所见可以和急性局灶性细菌性肾炎相似。

慢性脓肿通常表现为肾占位。肾盏边界不清或变形甚至截断。肾断层造影术经常可以看到低密度的病变区。有时，尽管存在肾脓肿，排泄性尿路造影可以正常，特别是当脓肿在肾前后部分而没有损伤到实质或集合系统时。

超声和 CT 对于区分脓肿和其他肾炎症性疾病很有帮助，超声是检查出肾脓肿最快速也最廉价的方法。在声波图上可以看见无回声或低回声的占位性病变伴声影增强。脓肿急性期边界不清，但组织中有一些回声并且周围的肾实质水肿。随后，可见边界清楚的肿块。但内部形态多样，包括实性透亮的光团和大量低回声区域，回声的高低取决于脓肿内细胞碎屑的量。气体会引起强回声影。很多病例不能区分脓肿与肿瘤。动脉造影极少被用来证实脓肿。肿块的中心或血管过多或无血管，在皮质边缘血管增多但无血管的移位及新生血管。

CT 应该是肾脓肿首选的诊断性检查，因为它可以提供极好的组织图像。脓肿在 CT 对比剂增强前后都特征性地表现为边界清楚的病变区，这种表现一定程度上取决于脓肿形成的时间和严重程度早期，CT 显示肾增大和局部圆形信号减低区。感染出现后几天脓肿周围形成厚纤维壁。可以看见由坏死碎片引起的无回声或低密度光团。慢性脓肿 CT 表现为邻近组织封闭、Gerota 筋膜增厚、圆形或椭圆形的低信号光团和信号稍微增高的周围炎症壁，当使用对比剂增强扫描时形成指环征，指环征是由脓肿壁的血管增强后形成的。应用镓或铟放射性核素成像对于评估肾脓肿患者的肾功能也是有帮助的。

（四）治疗

虽然经典的肾脓肿治疗方法是经皮肾穿刺或手术切开引流，但如果在病程的早期就开始静脉使用抗生素以及密切观察直径小于 3cm 的脓肿，就有可能避免外科的处理，必要时在 CT 或超声的引导下穿刺针吸以区分脓肿与多血管的肿瘤。针吸出来后可以进行培养及根据培养结果使用恰当的抗生素。

经验性使用抗生素的选择取决于推测的病原体。当怀疑是血源性播散，病原菌最常见是青霉素耐药的葡萄球菌，因此选择含耐青霉素酶的青霉素类抗生素。如果患者有青霉素过敏史，推荐使用头孢菌素或万古霉素。由于尿路畸形引起的肾皮质脓肿与大部分典型的革兰阴性菌有关，应该经验性地使用第三代头孢菌素、抗假单胞菌青霉素或氨基糖苷类药物，直到明确细菌后行特异性治疗。患者应该连续进行超声或 CT 检查，直到脓肿消退。临床过程与此相反的病例应该怀疑是否误诊或感染不能控制并发展到肾周脓肿，又或者治疗中使用的抗生素病原菌耐药。

在免疫缺陷宿主中直径 3～5cm 及更小的脓肿或者对抗生素治疗无反应的脓肿应该进行经皮穿刺引流。但是，对于大部分直径大于 5cm 的脓肿，手术切开引流仍是目前首选治疗手段。

五、肾盂积水感染和肾盂积脓

肾盂积水感染就是肾盂积水的肾发生细菌感染。肾盂积脓指的是与肾实质化脓性破坏有关的肾盂积水感染，且出现全部或几乎全部肾功能丧失。临床上很难明确肾盂积水感染到什么时候中止，而肾盂积脓从什么时候开始肾盂积脓的快速诊断和治疗对于避免肾功能的永久性丧失和败血症是非常关键的。

（一）临床表现

患者病情通常比较严重，出现高热、寒战，腰痛和腹部压痛。偶尔，有的患者也可以仅表现为体温升高和定位不清的胃肠道不适。患者常有尿路凝结物、感染或手术史。如果输尿管完全梗阻，可以不出现细菌尿。

（二）影像学检查

肾盂积水感染的超声诊断取决于扩张的肾盂肾盏系统相关部分的内部回声，CT 检查无特异性，但可见肾盏增厚，肾周脂肪紊乱和肾影呈条纹状。尿路成像可见尿路梗阻，其表现取决于梗阻的程度和持续时间，一般梗阻是长时间的，排泄性尿路造影显示肾盂积水的肾脏功能很差或无功能。超声显示肾盂积水和在扩张集合系统内的液性分离带，如果肾盂积水的肾实质内可见局部回声降低区，则提示肾盂积脓的诊断。

（三）治疗

一旦诊断为肾盂积脓，就应该开始使用合适的抗生素治疗并对感染的肾盂进行引流。插入输尿管导管可以引流，如果导管无法通过，则应该经皮肾造瘘进行引流。当患者全身情况稳定后，再进行其他检查以明确和治疗梗阻的原因。

六、肾周脓肿

肾周脓肿一般是由急性肾皮质脓肿溃破入肾周间隙或从其他部位的感染经血行性播散形成。肾盂积脓的患者，特别是伴有肾凝结物的患者较易并发肾周脓肿。肾周脓肿的患者有约 1/3 是糖尿病患者，约 1/3 的肾周脓肿病例是血源性播散引起的，通常来源于皮肤的感染。肾周血肿由于血源性途径或肾脏感染的直接扩散而继发感染也可引起肾周脓肿。当肾周感染通过 Grota 筋膜破入肾旁间隙时，形成肾旁脓肿。肾旁脓肿也可以由肠道、胰腺或胸膜腔的感染性疾病引起。相反，肾周或腰大肌脓肿可以是肠穿孔、克罗恩病或胸腰椎骨髓炎播散引起，大部分感染病原菌为大肠杆菌、变形杆菌和金黄色葡萄球菌。

（一）临床表现

症状的出现往往较隐匿。大部分肾周脓肿患者超过 5 天才出现症状，而肾盂肾炎患者只有 10%。临床表现与肾盂肾炎患者相似，但超过 1/3 的患者无发热。大约一半的病例可在腹部或腰部触及肿块。如果患者同侧髋关节屈曲外旋和跛行，应该怀疑腰大肌脓肿。超过 75% 病例的实验室检查特征包括白细胞增多、血肌酐升高和脓尿。Edelstcin 等（1988）研究发现只有 37% 病例尿培养能确定肾周脓肿的病原菌，血培养，特别是针对多种病原菌的培养，通常能确定肾周脓肿的病原菌，但只有 42% 的病例能确定所有致病菌。因此，根据尿培养和血培养的结果进行治疗是不够的。肾盂肾炎一般在恰当的抗生素治疗 4~5 天后有好转，肾周脓肿则不然。因而，如果患者合并有尿路感染和腹部或腰部肿块，或者抗生素治疗 4d 后仍持续发热，就应该怀疑肾周脓肿。

（二）影像学检查

排泄性尿路造影在 80% 病例中可见异常。但这些异常没有特异性。肾周脓肿典型的影像学特征表现为腰大肌影消失、肾周包块，并通常伴有肾轮廓模糊及膈升高或固定。脓肿较大时，影像学上可见低密度软组织影沿着肾筋膜向骨盆延伸。继发于产气菌感染的肾周脓肿，可见肾周围气泡聚集的气体影。

CT 对于证实原发的脓肿有特殊的价值。在一些病例，脓肿局限在肾周间隙，但也可扩散到腰间隙或腰大肌。CT 能够清楚地显示感染扩散到周围组织的路径的解剖细节。这些信息对于设计手术引流方式有帮助。超声表现多种多样的声像图，有的表现为整个肾脏几乎被无回声的团块所替代，有的表现为与 Gerota 筋膜内正常脂肪的强回声与混合的强回声积聚。有时腹膜后或膈下感染可以扩散到 Gerota 筋膜外的肾旁脂肪。其隐匿发作的临床症状如发热、腰部包块和压痛与肾周脓肿的临床症状很难区分。但其无尿路感染表现，超声和 CT 通常能显示脓肿位于 Gerota 筋膜外。

（三）治疗

虽然抗生素治疗能有效地控制败血症和防止感染的扩散，但肾周脓肿的主要治疗是引流，单用抗生素治疗的成功病例报道很少。虽然对于无功能肾或感染严重的肾，手术切开引流或肾造瘘是肾周脓肿经典治疗方法，但肾超声和 CT 使经皮穿刺引流小的肾周积脓成为可能，然而，对于脓腔较大并充满浓稠脓液的脓肿经皮穿刺引流无法达到目的。

革兰染色可以辨别病原菌的类型，并指导抗生素治疗。应该立即使用一种氨基糖苷类药物加上一种抗葡萄球菌药物，如甲氧西林或苯唑西林。如果患者青霉素过敏，可以用头孢菌素或万古霉素。

肾周脓肿引流后，一些潜在的问题必须处理。有些疾病如肾皮质脓肿或肠道瘘需要引起注意。如果患者情况良好，肾盂积脓行肾切除术可以和肾周脓肿的引流同时进行。在其他病例，最好首先引流肾周脓肿，当患者情况改善后再纠正潜在问题或进行肾切除术。

肾周脓肿与急性肾盂肾炎必须鉴别，肾周脓肿的最大障碍在于诊断的滞后。最常见的误诊是急性肾盂肾炎，区分肾周脓肿与急性肾盂肾炎的两个因素：①大部分单纯性肾盂肾炎患者入院之前症状持续少于 5 天，而大部分肾周脓肿患者则超过 5 天。②一旦使用上恰当的抗生素，急性肾盂肾炎的患者持续发热不会超过 4 天，而所有肾周脓肿患者都至少 5 天，平均 7 天。

七、慢性肾盂肾炎

在没有潜在性肾或尿路疾病的患者中，继发于尿路感染的慢性肾盂肾炎很少见，导致慢性肾衰竭更是罕见。但具有潜在的功能性或结构性尿路异常的患者，慢性肾盂感染可以导致显著的肾损害。因此，应用恰当的方法进行诊断，定位和治疗慢性肾脏感染是很重要的。

（一）临床表现

慢性肾盂肾炎一般无特殊症状，直至发展到肾功能不全时，才表现出类似于其他慢性肾衰竭的症状。如果考虑到患者慢性肾盂肾炎是多次急性肾盂肾炎发作的最后结果，就可以问出间断发热、腰痛和排尿困难的病史。同样，尿检查结果和肾感染的表现相关性较差，尿路感染的标志性菌尿和脓尿不能提示肾感染。相反，如果对应于患肾的输尿管有梗阻或感染发生在集合系统以外，严重肾感染的患者可以出现无菌尿。

（二）影像学检查

肾盂造影可以对慢性肾盂肾炎做出最可靠的诊断。主要特征是肾脏轮廓的不对称和不规则，一个或多个肾盏出现闭塞和扩张，在相应部位出现皮质瘢痕。排除凝结物、梗阻和结核，除了一个例外就是镇痛药性肾炎伴肾乳头坏死（病史可以很轻易地将其排除）。慢性肾盂肾炎是引起变形的肾盏产生局限性瘢痕的唯一一种疾病。晚期肾盂肾炎的检查中，肾盏扭曲变形，肾皮质瘢痕完全占据了整个肾。

（三）病理检验

在慢性肾盂肾炎中，整个肾通常缩小，表面布满瘢痕凹凸不平，瘢痕呈 Y 字形、扁平，基底广呈颗粒状，通常一端是闭塞的肾盏。肾实质变薄，皮质与髓质分界消失。组织的改变不规则。通常间质有淋巴细胞和浆细胞的浸润，有时还有多形核白细胞，部分实质被纤维化组织所代替，虽然肾小球可能保存下来，但肾小球周围一般也有纤维化改变。在一些受累部位，可以出现肾小球纤维化及肾小管萎缩。在小管内有时可见到白细胞管型和透明管型；后者与甲状腺胶质类似，因此，描述其为肾甲状腺化。一般而言，这个变化是非特异的，它们也可以在其他疾病中见到，如毒物接触、梗阻后肾萎缩、血液疾病、放射性肾炎、局部缺血性肾病和肾硬化。

（四）治疗

影像学检查证实是肾盂肾炎的患者应该抗感染治疗，以及监测和保留肾功能。治疗现存的感染必须根据抗生素敏感性试验的结果，选择在尿液中能达到杀菌浓度且没有肾毒性的药物。要在慢性肾盂肾炎患者的尿液里达到杀菌的药物浓度比较困难，因为肾盂肾炎使肾浓缩功能降低，以致损害了抗生素的排泄和浓缩。一般要延长抗生素治疗的持续时间以尽可能地达到治疗效果。尿路感染患者的肾损害继续恶化，就应该怀疑患者存在潜在性的肾损害通常是肾乳头损害或潜在的泌尿系疾病，如梗阻或凝结物，以致患者更容易出现肾损害。应该进行适当的肾内科和泌尿外科检查，以明确这些疾病，如果可能应该纠正这些异常。

八、感染性肉芽肿性肾炎

黄色肉芽肿性肾盂肾炎是一种罕见、严重的慢性肾感染，其特征是导致弥漫性的肾损害。大部分病例是单侧，并且肾丧失功能、肿大，这与继发于尿石症的尿路梗阻有关。黄色肉芽肿性肾盂肾炎的特点是充满脂质的泡沫状巨噬细胞的积聚。它开始于肾盂和肾盏，随后扩张到肾实质和邻近的组织并产生破坏。在影像学检查中，它与其他各种肾感染性疾病及肾细胞癌都有相似的地方。在显微镜下，冰冻切片的黄色肉芽肿性肾盂肾炎的表现会与肾透明细胞腺癌相混淆，而导致行根治性肾切除术，这种情况较少见，在经过了病理评估的肾脏炎症患者中只占 0.6% ~ 1.4%。

（一）发病机制

与黄色肉芽肿性肾盂肾炎发病有关的主要因素有尿石症、梗阻和感染。在不同的患者分类中，83% 并发尿石症，大概一半的肾石是鹿角状凝结物。临床及实验室证实原发性梗阻并发大肠杆菌感染可以导致组织破坏和巨噬细胞引起的脂质物质积聚，这些巨噬细胞（黄瘤细胞）成片分布在实质脓肿和肾盏周围，与淋巴细胞、巨噬细胞和浆细胞混合在一起。细菌的毒性似乎较低，因为菌血症很少发生。其他可能的相关因素包括静脉闭塞和出血、脂质代谢异常、淋巴管阻塞、抗生素治疗尿路感染失败、免疫活性改变和肾缺血。黄色肉芽肿性肾盂肾炎与不完全的细菌降解和宿主反应的改变有关的观点得到了多方的支持。因此，在这个疾病的发病机制中，可能不止一个独立因素起作用。更确切地说，在梗阻、缺血或坏死的肾内存在不充分的宿主急性炎症反应。

（二）病理检验

肾脏通常明显增大，轮廓正常，大概在 80% 患者中，黄色肉芽肿性肾盂肾炎的病变是弥漫的，也可以是局灶的。在弥漫型病例里，整个肾受累，而在局灶性黄色肉芽肿性肾盂肾炎中只有一个或多个肾盏或者多个集合系统一端周围的实质受累。在病理切片中肾通常显示尿石症和肾盂周围纤维化，肾盏扩张充满化脓性物质，但肾盂周围的纤维化通常可以阻止扩张。肾乳头一般因乳头坏死而遭破坏，在疾病的早期，多发性实质脓肿内充满黏稠的脓液，脓肿之间有淡黄色组织相连。皮质通常变薄被黄色肉芽肿性物质替代。肾被膜一般变厚，炎症扩展至肾周和肾旁间隙较常见。

显微镜下发现，连接肾盏和包围实质脓肿的淡黄色结节里包含了细胞内充满脂质的巨噬细胞（泡沫状组织细胞，有小而深颜色的细胞核及透明的细胞质），与淋巴细胞、巨细胞和浆细胞相混合。黄色肉芽肿性细胞不是黄色肉芽肿性肾盂肾炎所特有，可以在任何炎症或梗阻部位出现。至于脂肪物质的来源还存在争议。组成脂质一部分的胆固醇酯可能是从出血后红细胞的溶解中获得。

（三）临床表现

尿路感染患者出现单侧增大的无功能或功能很差的肾，伴有凝结物或与恶性肿瘤难以鉴别的肿物就应该怀疑黄色肉芽肿性肾盂肾炎。大部分患者出现腰痛（69%）、发热和寒战（69%）、持续的细菌尿（46%）。还可出现一些不明确症状，如乏力不适。体格检查发现62%患者有腰部包块，35%先前患有凝结物。高血压、血尿或肝大是较少见的症状。既往史通常有尿路感染和尿路的器械检查。糖尿病似乎也是这种疾病的高危因素。虽然黄色肉芽肿性肾盂肾炎可以发生于任何年龄，最常见于50~70岁年龄段。女性较男性多见，两侧肾的受累机会均等。

（四）细菌学和实验室诊断

虽然文献综述指出变形杆菌是黄色肉芽肿性肾盂肾炎最常见的致病菌，但大肠杆菌同样常见。变形杆菌的患病率可以反映它们与凝结物形成和随后的慢性梗阻及刺激的联系。大约1/3的患者尿液培养里无菌生长，可能是因为很多患者在留取尿液时，已经服用过或正在服用抗生素。要明确感染菌只有在手术时得到组织培养才可证实。尿常规通常发现尿白细胞和尿蛋白，另外，血化验可发现贫血，高达50%的患者还可能有肝功能异常。

黄色肉芽肿性肾盂肾炎几乎都是单侧发病，因此，氮质血症或肾衰竭少见。

（五）影像学检查

50%~60%的患者可以出现典型的3种影像学改变，表现为单侧肾脏增大，该肾无功能或有少许功能，并且在肾盂内有一较大凝结物。有时候，增大是局灶性的，类似于肾脏包块，更少见的还有，排泄性尿路造影显示延迟和大量的肾盂积水。在肿块里较小的钙化也不少见，但特异性很小。虽然有大量细胞内脂肪，但剖面几乎不显示明显的透光性。逆行性肾盂造影可以显示梗阻部位和肾盂及肾盏的扩张。如果有广泛的肾实质损坏，对比剂检查可以在形成空洞的集合系统中显示多处的不规则充盈缺损。

CT通常可以显示一个肾形的巨大包块，肾盂紧密地包围着中心的凝结物但没有肾盂扩张。肾实质被多处水样密度的病变所替代，为扩张的肾盏和充满不同量脓液及碎片的脓腔。在强化扫描中，这些腔的壁由于肉芽组织内有大量血管供应而明显强化，但是，腔本身不被强化，而肿瘤和其他炎症损伤通常会出现强化。CT扫描对于显示肾的受累范围很有帮助，而且可以提示邻近器官或腹壁是否被黄色肉芽肿性肾盂肾炎所破坏。

超声检查一般显示全肾增大，正常的肾结构被多发的低回声充满液态物质的团块所替代，这些团块为充满碎片，扩张的肾盏或肾实质破坏灶，局灶型病例，可以显示累及部分肾的实性团块，还有与之相关的集合系统或输尿管凝结物。必须与肾细胞癌和其他肾实性病变进行鉴别诊断，应用^{99m}Tc - DMSA肾放射性核素扫描可以对患肾的功能下降进行证实和定量。MRI还不能代替CT来评估肾炎症，但在显示炎症的肾外扩散方面有优势，黄色肉芽肿性肾盂肾炎的病变可以在T_1加权像显示中等强度的囊性病灶，在T_2加权像显示高强度。动脉造影显示血管增多区，但也可以有一些血管减少区。因此，虽然影像学检查有特征性，但通常也不能区分黄色肉芽肿性肾盂肾炎与肾细胞癌。

（六）鉴别诊断

没有凝结物的局灶性黄色肉芽肿性肾盂肾炎的诊断比较困难。与肾盂扩张明显相关的黄色肉芽肿性肾盂肾炎不能跟肾盂积脓区分开来。当黄色肉芽肿性肾盂肾炎发生在缩小肾脏时，影像学检查没有特异性及诊断性。肾实质软化斑可以显示肾脏增大和多发的炎症性团块替代正常肾实质，但通常没有凝结物。肾淋巴瘤可以有多发的低回声肿块包围收缩的非扩张肾盂，但淋巴瘤在临床上通常较易鉴别，肾一般是双侧受累且与凝结物无关。

（七）治疗

治疗黄色肉芽肿性肾盂肾炎主要障碍就是误诊。在过去，诊断是手术后才明确的。今天应用CT技术，黄色肉芽肿性肾盂肾炎的诊断将近90%的时候是在手术前明确的。手术前为了稳定患者，抗生素治疗是必需的，有时长期抗生素治疗可以清除感染和恢复肾功能。因为肾改变在术前可能被误诊为肿瘤扩散，通常实施肾切除术。如果局灶黄色肉芽肿性肾盂肾炎在手术前或术中诊断，就应该进行肾部分切除术。

但是，与黄色肉芽肿性肾盂肾炎相关的载脂巨噬细胞与肾透明细胞癌很相像，单独在冰冻切片上很难区分。另外，黄色肉芽肿性肾盂肾炎还要与肾细胞癌、肾盂和膀胱乳头状移行细胞癌以及肾盂的浸润性鳞状上皮细胞瘤进行鉴别。因此，恶性肾肿瘤不能排除时，需要摘除患肾及肾周脂肪。在这种情况下，手术比较困难，可能要切除膈、大血管和肠内的肉芽肿组织。切除整个炎症团块很重要，因为将近3/4患者黄色肉芽肿性组织是被感染的。如果只是切开引流而没有切除肾，患者可能要继续受疾病的折磨并发展成为肾皮肤瘘，可能需要更为复杂的肾切除术。

（王红民）

第七节　特殊病原体尿路感染

对泌尿系特殊类型感染，目前尚无明确的定义。通常包括真菌性尿路感染、黄色肉芽肿性肾盂肾炎、泌尿系统的软化斑、淋球菌尿路感染、衣原体尿路感染、支原体尿路感染、滴虫性尿路感染及尿路阿米巴病。本文就泌尿系特殊类型感染的诊断及治疗作一简述。

一、真菌性尿路感染

真菌性尿路感染可分为原发性致病菌和机会性致病菌。原发感染发生在看来健康或有细胞介导免疫缺陷的患者；机会感染发生在各种原因所致的吞噬功能障碍的患者，包括代谢不良、慢性消耗性疾病、激素或免疫抑制剂治疗。近年来，临床越来越多见由于长期和（或）大剂量应用广谱抗生素治疗淋菌性或非淋菌性尿道炎，而并发男女真菌性尿路感染的病例。

（一）病因与发病机制

泌尿生殖系统真菌感染可分3类：①原发性真菌感染：包括皮炎芽生菌、组织胞质菌等，均原生存于环境中，人体因暴露于受污染的环境而感染；②机会性真菌感染：包括原生存于环境中的曲霉菌、隐球菌，或作为正常菌群存在于消化道、外生殖道的念珠菌、球拟酵母等；③罕见性真菌感染：包括广泛存在于自然界中的环境性致病菌，如地丝菌、青霉菌、芽生菌等。最常见的是白色念珠菌感染，其发生主要有上行性和血行感染两条途径。

（二）临床表现

真菌性泌尿系感染，其发生率约占尿路感染的60%，以女性多见，男女比例为1：4。患者可无症状或仅有脓尿，亦可呈典型尿路感染表现，甚至引起真菌性小管间质性肾炎，发生肾功能衰竭。这种情形过去常不被认识，现在随着对小管间质性肾病认识的提高，不少被诊断出来。存在系统性真菌感染者，常有发热、寒战等全身症状。尿路真菌病有以下几种临床类型：

1. 肾盂肾炎型　其临床表现与细菌性肾盂肾炎相似，可表现为急性或慢性，主要有两种形式：①多发性肾皮质脓肿；②集合管或乳头弥散性真菌浸润，可伴有乳头坏死。两种形式常同时出现，常伴真菌球形成。

2. 膀胱炎型　主要症状有尿频、尿急、尿痛、尿液混浊或血尿，偶有气尿（因尿中念珠菌对尿中糖的发酵所致），有时在膀胱内可见大的真菌球、肉芽肿形成。

3. 输尿管梗阻型　由真菌球引起，真菌球移行至输尿管，可发生肾绞痛，若双侧输尿管完全梗阻则出现无尿、肾盂积液等。

4. 肾乳头坏死型　临床表现同一侧肾乳头坏死，由于乳头坏死脱落，IVP可见多个不规则的小空洞。

5. 瘘管型　有报道皮炎芽生菌、组织胞质菌、新型隐球菌尿路感染，可出现膀胱结肠瘘管、尿路皮肤瘘管。

（三）诊断

提高真菌性尿路感染的诊断率，在于提高对本病的警惕性。凡存在真菌感染的易感因素（如长期使用抗生素或免疫抑制剂、糖尿病等），出现尿路感染症状或尿中白细胞增多，而细菌培养阴性时，均应注意真菌性尿路感染的存在。诊断主要依据临床表现，以及反复血、尿标本培养。膀胱镜、经皮肤尿道活组织取材等均有助于诊断。

一般认为，判断念珠菌感染的界限是念珠菌菌落数量 10 000～15 000 个/mL。而未经离心沉淀的导尿标本镜检，平均有 1～3 个真菌/HP，即相当于菌落数 > 10 000～15 000 个/mL。后者的准确性为 80%。男性的清洁中段尿标本或女性的导尿标本中，凡真菌培养阳性都意味着尿路真菌感染。

（四）治疗

1. 消除易感因素　是预防和治疗真菌性尿路感染的最好方法，如避免长期使用抗生素、免疫抑制剂，解除尿路梗阻，控制糖尿病等使机体抵抗力下降的疾病，尽量减少导尿及长期保留尿管等。

2. 碱化尿液　因真菌在酸性尿中繁殖迅速，故应给予碳酸氢钠口服，每次 1.0g，3 次/日，以碱化尿液，造成抑制真菌生长的环境。

3. 药物治疗　常用有效药物是两性霉素 B、氟胞嘧啶（5－FC）、氟康唑、伊曲康唑。给药途径包括局部及全身应用。①局部应用：可经尿道插管，用两性霉素 B 50mg/L 冲洗膀胱，1 次/天，持续 7～10 日；也可用制霉菌素 200 万 U/L，1 次/6 小时，直至尿真菌转阴。适用于膀胱真菌感染。②全身应用：轻症病例可口服 5－FC，150ng/（kg·d），分 4 次给药，连服 1～3 个月，由于其 95% 由肾排出，故对肾真菌感染疗效好。也可用氟康唑 200～400mg/d、伊曲康唑 100～200mg/d。对于播散真菌感染的重症病例，或局灶感染持续不消退者，可用两性霉素 B 静滴，0.1mg/（kg·d）开始，每日增加 5mg，渐增加至 1mg/（kg·d），药液应避光缓慢地滴入。耐受性差者可酌减剂量，临床疗效差者可增加剂量。病情严重，每日剂量可用至 50mg，病情稳定后再改用 25～35mg/d。此药有损伤肾、肝作用，在肾功能衰竭时，宜按肌酐清除率减量使用。在用药过程中，应每周测血肌酐和血尿素氮 1 次，一旦出现药物肾损害应及时停药或换药。停用抗真菌药指征：治疗过程中，应每周验尿 1 次，连续 2 次尿标本无菌或尿路造影证实充盈缺损消失时方能停止抗真菌治疗。

4. 转移因子　近年来有介绍转移因子治疗真菌感染，认为有调节机体免疫功能的作用。

二、泌尿系统软化斑

软化斑是一种罕见的、组织学表现特殊的慢性炎症反应，侵犯多个器官，如前列腺、输尿管、肾盂黏膜、骨骼、肺、睾丸、胃肠道、皮肤和肾等，最常侵犯膀胱，约 20% 的患者有肾实质受累。本病多见于中年女性，常伴有严重慢性疾病或免疫功能低下。表现为尿路感染、肋腹部疼痛及腰部肿块。两侧肾脏可同时受累，临床表现酷似急性肾衰竭。本病可侵犯多系统、多器官，偶可致肾脏破裂。

（一）病因与发病机制

本病发病机制目前尚不清楚，可能是由于巨噬细胞的某种功能缺陷，影响溶酶体酶对吞入细菌的降解作用所致。

病变肉眼所见为柔软、黄色、轻微隆起、直径为 3～4cm 的斑块。镜下斑块由大量巨噬细胞集结而成，内含丰富的、泡沫状的、PAS 阳性的胞质及特征性的 MG 小体（即无机物的凝结层状物，直径 4～10mm，PAS 染色强阳性，含钙盐）。在电镜下显示典型的晶体结构，其中心为高密度的核，中间有一个光圈，周围是薄片状的圈。

（二）临床表现

本病多见于中年女性，常伴有严重慢性疾病或免疫功能低下。表现为尿路感染、肋腹部疼痛。两侧肾脏可同时受累，临床表现酷似急性肾衰竭。本病可侵犯多系统，多器官，偶致肾脏破裂。

（三）诊断

尿培养常见大肠埃希菌。泌尿系统软化斑诊断较困难，主要依赖于病理检查，当临床上发现中年女性患者表现为慢性感染伴尿路梗阻，尿培养常见大肠埃希菌时即要考虑本病。本病常需与肾细胞癌、肾脓肿和黄色肉芽肿性肾盂肾炎鉴别。IVP、B 超、CT 等均有助于诊断。

如尿道狭窄等为性病（如淋球菌）感染所致，根据不洁性交史及典型临床表现，细菌学检查发现淋球菌，即可确诊。

（四）治疗

首先去除病因，避免使用免疫抑制剂；其次是喹诺酮类抗生素因有良好的细胞膜穿透能力，治疗效果较好，治愈率高达 90%，早期应用可逆转软化斑的病理损害；氨甲酰胆碱可以增加细胞内一磷酸鸟苷酸的浓度，确切疗效有待于进一步证实；必要时外科切除或切开引流。

三、淋球菌尿路感染

近些年，由于性传播疾病的重新出现，如淋球菌、衣原体及支原体感染时，可同时出现泌尿生殖系统的感染。急性淋球菌性尿道炎未经治疗或治疗不当，少数病菌可隐藏在尿道皱襞和黏液腺，机体抵抗力较强可暂时没有明显症状，当机体抵抗力降低时，淋球菌又活跃引起症状反复发作，从而转变为慢性淋球菌性尿道炎。

淋病（gonorrhea）是由淋球菌（gonococcus）引起的一种泌尿生殖器黏膜传染性炎症疾病，通过性接触直接传染。由于淋病发病率高，女性患者多为无症状的带菌者，加之产青霉素酶的耐药菌株和由染色体介导的对多种抗生素产生耐药性菌株的出现，使淋病的防治发生困难，是当前性传播疾病中的重点疾病。

（一）临床表现

男性淋球菌感染，90% 表现为急性尿道炎症状。临床表现有一个基本的发生、发展和转归的过程：①首先表现为尿道口的红肿、瘙痒，尿道口流出稀薄黄白色黏液分泌物，引起排尿不适，24 小时后症状加剧；②尿痛，特点是排尿时尿道口刺痛或烧灼痛，排尿后减轻，排尿次数增多，尿液混浊，严重者尿痛剧烈而不敢排尿。由于尿道炎症的刺激，阴茎可异常勃起发痛，饮酒与性兴奋可使症状加重，体检可有前尿道触痛；③尿道口溢脓，开始为浆液性，以后渐出现黄色黏稠脓性或血性分泌物，能自行流出，也可聚集于尿道口引起尿道口阻塞，尤以清晨为重；④严重者还有尿道黏膜外翻，双侧腹股沟淋巴结肿痛，称腹股沟横痃；⑤炎症，可从前尿道扩展到后尿道，引起尿频、尿急、夜尿增多，可出现终末血尿。一般无明显全身症状，少数患者可有低热、乏力、食欲不振。如无并发症，症状多于 1 周后减轻。有患者尚可由后尿道炎引起尿道球腺炎、前列腺炎、阴囊炎和附睾炎等，而出现相应的临床症状。急性淋球菌尿道炎未经治疗或治疗不当，少数菌可隐藏在尿道皱襞和黏液腺，当机体抵抗力较强时可暂时没有明显症状，但机体抵抗力下降时，则淋球菌又可活跃引起症状反复发作，从而转为慢性淋病性尿道炎。此时，尿道口分泌物由脓性变为水样，量减少，晨起尿道口被分泌物粘住，至晚期，由于纤维组织增生可发生尿道狭窄。

女性淋球菌感染，特点是症状轻微，无症状性淋病高达 60% 以上，急慢性症状不易区别，故较少就医或被漏诊。女性淋病好发部位为子宫颈，其次为尿道、尿道旁腺及前庭大腺。宫颈炎主要表现为阴道脓性分泌物增多，检查见宫颈明显充血，可有水肿及糜烂，宫颈管流出脓性分泌物。女性尿道炎症状较轻，多能耐受，主要表现为尿急、尿痛，挤压尿道口有脓性分泌物。部分患者可并发外阴炎、阴道炎、子宫内膜炎和输卵管炎。若双侧输卵管受累，可因粘连梗阻而致不孕。

严重的淋球菌感染，淋球菌由泌尿生殖系统进入血液引起败血症、心内膜炎、关节炎、脑膜炎、肺炎等，称淋球菌的血行播散。

（二）诊断

实验室直接涂片，培养查淋球菌。男性急性淋球菌直接涂片检查，见到多形核白细胞内革兰阴性双球菌，诊断可成立，其阳性率可达95%；女性患者宫颈分泌物中检查，如发现典型的细胞内革兰阴性菌诊断也可成立，但女性宫颈及阴道中杂菌很多，因此女性患者及症状轻微或无症状的男性患者，均应作淋菌培养。根据菌落氧化酶试验阳性和从菌落涂片淋菌形态可做出诊断，必要时可做糖发酵试验及荧光抗体检查加以确诊。对淋菌培养阴性或病史及体征高度怀疑淋菌感染者，亦可应用聚合酶链反应（PCR）、链接酶链反应（LCR）检测以协助诊治。

根据不洁性交史及典型临床表现，细菌学检查发现淋球菌，即可确诊。

（三）治疗

1. 无并发症淋病　①普鲁卡因青霉素G 480万U，由两侧臂部1次肌内注射；或羟氨苄青霉素3.0g/次口服；或氨苄青霉素3.5g/次口服，也可用针剂。上述3种药物任选1种，同时，丙磺舒1.0g/次。如果无上述青霉素亦可采用一般青霉素G钠盐或钾盐肌内注射，120万U/次，2次/日，共2天，并在第1日注射前口服丙磺舒1.0g。②氟哌酸800mg/d，或氟嗪酸400mg/d顿服。③对青霉素过敏者，可口服四环素0.5g/次，4次/日，共7天（孕妇及儿童禁用）；或口服红霉素0.5g/次，4次/日，共7天；或口服强力霉素0.1g，2次/日，共7天。

2. 有并发症淋病　如合并淋病及产青霉素酶淋球菌感染：①头孢三嗪（菌必治）250mg，1次肌内注射，连用10天。②壮观霉素（淋必治）2.0g，1次肌内注射，连用10天。③氟嗪酸200mg，口服，3次/日，共7天；氟哌酸200mg，口服，3次/日，共7天。20%～50%淋病患者可能伴有支原体和（或）衣原体感染，因此临床在应用单剂量抗生素治疗淋病后，再服适量的四环素或红霉素7～10天，可避免淋球菌性后尿道炎和晚期后遗症如女性的输卵管炎、子宫内膜炎。

四、衣原体尿路感染

（一）病因与发病机制

衣原体（chlamydia）是一类能通过细菌滤器、具有独特发育周期并严格细胞内寄生的原核细胞型微生物，直径250～500nm。根据抗原结构的不同，衣原体属分沙眼衣原体、鹦鹉热衣原体、肺炎衣原体，40%～50%的非淋菌性尿道炎是由沙眼衣原体引起的。用显微免疫荧光抗体测定法，已测知衣原体至少有A、B、Ba、CK、$L_{1～3}$等15种血清型，其中有8型（C、E、F、G、H、I、J、K）已证实与泌尿生殖道感染有关，D、G、L_1、L_2与直肠感染有关。衣原体尿路感染主要由性交传播，特别是性关系混乱、性生活开始年龄过早及不用安全套的不洁性交尤易传播。但要注意的是，沙眼衣原体的传播有时不必经过性交，可以是多种日常生活接触而造成尿路感染，特别是当生活条件较差的情况下，更易发生这种感染。少数情况下，新生儿分娩时通过感染本病的母体阴道而患病。在我国，衣原体感染的发病呈上升趋势。

（二）临床表现

本病的潜伏期为1～3周。男性常感尿道刺痒及轻重不等的尿痛及烧灼感，疼痛较淋病轻，尿道口轻度红肿，常有浆液性或黏液脓性尿道分泌物，较淋病性尿道炎分泌物稀薄而少，或仅在晨起时发现尿道口有白膜形成。有的患者症状不明显或无任何症状，初诊时易被误诊。女性患者主要感染部位为子宫颈，表现为黏液脓性宫颈炎；白带增多，子宫颈水肿糜烂，但临床症状不明显。尿道炎症状轻微，可仅表现为轻度排尿困难，亦可完全无任何症状。可伴有前庭大腺炎、阴道炎、盆腔炎。

（三）诊断

有临床症状及不洁性交史，应该及时取尿道分泌物涂片镜检（男性患者可从阴茎根部向尿道口轻轻挤按尿道，以求获得较多分泌物）；无分泌物患者留晨尿离心，取沉渣镜检，白细胞10～15个/HP以上，油镜下白细胞5个以上，同时革兰阴性双球菌检查阴性，即应高度疑诊此病。本病确诊需病原学检查。沙眼衣原体培养需特殊实验条件，难广泛应用。现多采用分泌物涂片特异性单克隆抗体染色，用免疫荧光或免疫酶标技术观察，阳性率达90%以上。核酸扩增法如聚合酶链反应（PCR）和连接酶链反应（LCR）有极好的敏感性。但PCR不推荐用于确诊患者是否治愈，至少不用于治疗结束2周内的患者，因为对充分治疗的病例，PCR 结果阳性的持续时间比培养法长。

（四）治疗

本病如能及时发现且治疗及时、合理，并非难治。但临床上常有患者在不正规医疗单位接受不必要且有害的大剂量抗生素长程治疗，并发真菌感染等不良反应。沙眼衣原体对抗生素敏感，常用药物：①四环素 0.5g，4 次/日，共 7 天，再改为 0.25g，4 次/日，服 2 周；或盐酸多西环素（强力霉素）0.1g 或二甲胺四环素（minocycline）0.1g，2 次/日，服 2 周。②对以上药物不能耐受或疗效不佳者，可用红霉素 0.5g，4 次/日，共 7 天；或阿奇霉素（azithromycin）1.0g，1 次口服。亦可用氧氟沙星 0.2g，2 次/日，共服 7 ~ 14 天。

配偶也应接受相应治疗，疗程结束 1 周后重复检查，治愈标准是症状消失，无尿道分泌物，尿沉渣涂片白细胞计数正常（<5 个/HP）。

五、支原体尿路感染

（一）病因与发病机制

支原体（mycoplasma）是一种介于细菌与病毒之间、目前所知能独立生活的最小微生物。1937 年 Drsnes 等从巴氏腺脓肿分离出支原体，这是支原体在人类致病的首例报告。从泌尿生殖道检出的支原体有 7 种之多，主要是人型支原体（M. hominls，MH）和脲解支原体（ureaplasma urealyticum，UU）。文献资料已表明它们是泌尿生殖道感染的病原体。

（二）临床表现

支原体引起的尿路感染，其临床表现与一般的细菌性尿路感染相似，可表现为尿频、尿急、尿痛等膀胱炎症状。也可表现为畏寒、发热、腰痛等急性肾盂肾炎的症状。有部分患者可完全无任何尿路感染的症状和体征，尿沉渣也无白细胞增多，仅尿支原体培养阳性，因此临床上常易漏诊。

未经治疗或治疗不彻底，男性患者可并发急性附睾炎，多为单侧性，表现为附睾肿大、触痛，有时睾丸受累，出现疼痛、触痛、阴囊水肿和输精管粗大，亦可并发前列腺炎及尿道狭窄。女性可并发急性输卵管炎、子宫内膜炎及盆腔炎，导致不育症和宫外孕。

（三）诊断

临床诊断较困难，对本病警惕性是提高诊断率的前提。根据患者有不洁性接触史，尿道炎症状较淋病轻，分泌物检查未发现淋球菌，白细胞 10 ~ 15 个/HP 以上，油镜下白细胞 5 个以上即可初步诊断。凡临床怀疑尿路感染、而反复尿细菌培养阴性者，均应及时作尿支原体检查。支原体感染的诊断主要靠实验室检查。

1. 支原体分离培养　取新鲜清洁中段尿液，接种于支原体培养基，在适宜的培养条件下，支原体易被分离。当发现有菌落生长时，应做同型特异性抗体抑制试验，以对支原体分型。

2. 血清学诊断试验　是诊断支原体感染的实用方法。可用支原体制成抗原，与患者血清做补体结合试验，在疾病后期的血清补体结合抗体滴度比初期升高 4 倍或以上，有诊断意义。

3. 分子生物学诊断方法　用于临床的有 MG 缺口翻译全基因组 DNA 探针、UUr – RNA 特异的 DNA 探针及 MHrRNA 基因探针等。利用 DNA 探针核酸印迹试验进行泌尿生殖系支原体感染检查，其敏感性稍差（56% ~ 63%），但特异性较高，可鉴别各种支原体，甚或种间的生物型。为弥补敏感性的不足，现多开展多聚酶链式反应以帮助诊断。

（四）治疗

体外实验发现，妨碍细胞壁合成的 β 内酰胺类药物如万古霉素和杆菌肽对 MH 无效，抑制蛋白合成的氨基糖苷类药物、氯霉素和利福平对支原体有效。MH、UU 对四环素敏感，MH 偶见耐四环素，但对林可霉素敏感。故支原体治疗应首选抑制支原体蛋白合成的抗生素，如四环素、多西环素、红霉素。对于某些菌株的耐药，可改用新一代合成的喹诺酮类抗菌药，如诺氟沙星、氧氟沙星、环丙沙星、米诺霉素等。治疗开始后至 6 周，可重复分泌物检测及培养，若仍为"阳性"应立即更换治疗方案。

六、滴虫性尿路感染

（一）病因与发病机制

滴虫（trichomonad）性尿路感染主要的病原体是阴道毛滴虫，它能寄生在女性的阴道、尿道和男性的尿道和前列腺内，引起阴道炎、尿道炎、前列腺炎、膀胱炎等。还可由膀胱炎上行感染侵犯肾脏，甚至引起肾周脓肿。传染途径有：①经性交直接传播；②经公共浴池、浴盆、浴巾、坐式便器、衣物等间接传播；③医源性传播：通过污染的器械及敷料传播。

（二）临床表现

滴虫性尿路感染的临床表现与细菌性尿路感染完全相同，以尿频、尿急、尿痛以及排尿后尿道的烧灼感等尿路刺激症状为主，多数在晨尿时排出少量脓性分泌物，伴尿道痒感。膀胱受累则耻骨上部有不适，常有终末血尿，排尿后有少量乳白色分泌物流出。滴虫性肾盂肾炎时多伴有畏寒、高热、腹痛、脓尿、血尿等。部分患者也可无全身症状及尿路刺激症状。女性患者多伴有滴虫性阴道炎，表现为稀薄的泡沫状白带增多及外阴瘙痒，若有其他细菌混合感染则分泌物呈脓性，有臭味。瘙痒部位主要为阴道口及外阴，间或有灼热、疼痛、性交痛等。男性患者多伴有龟头炎。

（三）诊断

有上述尿路感染表现，而尿菌阴性者，尤其是有滴虫性阴道炎者，应注意本病的可能性。取新鲜尿液标本或尿道口分泌物镜检或培养发现滴虫，即可确诊。

（四）治疗

甲硝唑 0.2~0.4g，3 次/日，10 天为 1 个疗程。间隔 1 个月可重复 1 个疗程。替硝唑 2.0g 顿服，或 0.5g，3 次/日，共 10 天；或 0.5g，2 次/日，共 14 天。由于滴虫侵犯尿路常先有细菌性尿路感染存在，故亦可合用抗生素（如四环素）或与其他抗生素交替使用。配偶应同时治疗。

七、尿路阿米巴病

（一）病因与发病机制

尿路阿米巴（amebiasis of urinary tract）病是指溶组织阿米巴侵犯肾脏、膀胱、尿道所引起的疾病。溶组织内阿米巴为人体唯一的致病型阿米巴，在其生活过程中主要有滋养体和包囊两个时期，前者为溶组织内阿米巴的 2 病型，后者对外界环境抵抗力较强，为传播疾病的唯一形态。尿路阿米巴的感染途径为：①阿米巴肠病时滋养体直接穿进膀胱；②阿米巴肝病穿破进入右肾；③外生殖器阿米巴感染蔓延或经尿路侵入；④肠壁或肝内阿米巴经血行或淋巴转移至尿路。

（二）临床表现

临床症状常无特异性，类似普通细菌性尿路感染。根据病变、临床表现分为以下类型：①阿米巴膀胱炎、尿道炎：有尿频、尿急、尿痛以及排尿前后膀胱区痛等症状，同时有肾感染者可伴畏寒、高热、腰痛，肾区叩痛等。②阿米巴肾脓肿或肾周脓肿：由血行感染或肝、结肠的阿米巴脓肿穿破至肾所致，其主要临床表现有寒战、发热、腰痛、肾区压痛和叩痛、肾区腰肌紧张，可能触及局部肿物。

（三）诊断

在阿米巴肠病和肝脓肿患者，如出现尿路感染症状或右腰部出现痛性肿块，均应考虑到尿路阿米巴感染的可能。应反复取新鲜尿液做阿米巴检查，但自尿中查到阿米巴的机会极少。超声波、放射性核素、X 线及 CT 检查有助于肾脓肿、肾周脓肿的诊断。抗阿米巴治疗有效也有助于诊断。

（四）治疗

及时治疗阿米巴痢疾或肝脓肿是预防尿路阿米巴病发生的重要前提。甲硝唑（灭滴灵）为高效低毒的硝基咪唑类药物，兼杀组织内和肠腔内原虫，为目前对各种阿米巴病治疗的首选药。用量为 0.2g，3 次/日，7~10 天为 1 个疗程。其他药物，如盐酸吐根碱（肌内或皮下注射，30mg，2 次/日，10 天为 1 个疗程）、双碘喹啉、氯喹及四环素等均可酌情使用。中草药大蒜、鸦胆子、白头翁等都是很好的抗阿米巴药物。如出现肾脓肿或肾周脓肿，必要时应切开排脓。

（王红民）

第八章

泌尿系统先天畸形

第一节　肾先天性异常

一、肾不发育

双侧肾不发育罕见，约每 4 000 例出生儿中有 1 例，多见于低体重（<2.5kg）男婴，胎儿多并发孕母羊水量过少，有 Potter 面容（钩状鼻、小下颌，双侧低位耳郭等），并可有肺发育不全，30% 是死产，即使出生后尚存活的新生儿也于出生后不久死于呼吸功能障碍或肾衰竭，文献报道存活时间最长者为 39 天。

单侧肾不发育，每 1 000~1 500 例出生儿中有 1 例，略多见于男性，肾缺如多在左侧。女性单肾患者中 25%~50% 并发生殖系畸形，如单角或双角子宫、双子宫、双阴道、阴道分隔或近端闭锁等。男性单肾患者中仅 10%~15% 并发生殖系畸形。单肾常呈代偿性肥大，患者生活不受影响，可终身不被发现。1990 年 Sheih 等做 280 000 例小儿肾超声检查发现 235 例单肾。1988 年 Nakada 等在肾不发育患儿中 65% 同侧没有肾上腺，肾不发育除并发生殖系畸形外，25% 并发其他畸形，包括心血管系统、胃肠系统及骨骼系统。单肾的诊断常因尿路症状，有外生殖器畸形或其他系统的器官异常而被检出。

单侧肾不发育的发现较为困难，常由静脉肾盂造影见一侧肾不显影而引起注意，在儿童病例中，常由于一侧肾盂积水或在盆腔内扪及异位肾造成的肿块而做静脉尿路造影检查时，才发现对侧肾不发育；在成人则常由于并发肾凝结物，肾结核、肾挫伤、腰痛或其他泌尿系疾病做深入的泌尿系检查时才被发现。膀胱一般是正常的，但常见膀胱三角区不对称，患侧三角区有萎缩现象和输尿管开口缺如。有80% 的对侧肾有代偿性肥大，因此肾功能常是正常的。患此症的病例有 3% 的所有孤立肾处于异常位置。

单肾的检查包括排泄性尿路造影、超声、核素、CT 及 MRI。

二、附加肾

很多人将附加肾与常见的重复肾相混淆，附加肾罕见，是单独存在的第三个肾，较正常肾小。典型附加肾位于正常肾的尾侧，它的输尿管常是正常肾盂的分支。与之相反，位于正常肾头侧的附加肾，常有完全性双输尿管伴输尿管口异位，50% 病例并发凝结物及积水。可有尿路梗阻或感染，故常以发热、疼痛、腹部肿物就诊。如并发输尿管口异位，则有尿失禁。如因并发病变而有症状者可进行诊断及治疗。

三、肾发育不全

是指肾未充分发育，达不到正常肾大小，故也有称为小肾畸形。估计在 800 个出生婴儿中有 1 例肾发育不全。此症一般为单侧性，发生原因和胚胎期血液供应障碍与肾胚基发育不全有关。肾外形呈幼稚型，有胚胎性分叶，较正常肾小 1/2 以上，一般重 30~100g。肾细胞较少、肾盏短粗、肾盏数目减少、肾盂狭小、输尿管可通也可不通，肾分泌功能差。由于肾动脉的变异，患者常并有高血压症。对侧肾大多正常或有代偿性肥大。

肾发育不全无遗传，无性别差异。单侧肾发育不全者，如无其他并发症如感染、凝结物等，是难以被发现的。1/2 患此症的儿童有患侧腰部疼痛和高血压而怀疑为肾源性而做静脉肾盂造影，才发现一侧肾显影缩小、轮廓不规则、肾盏数目减少、肾盂萎缩。发育不全的肾位置较正常者更近中线。一个位置正常的小肾一般多有狭窄或梗阻，输尿管亦常发育不良，泌尿功能不正常，血管特别是动脉，亦常细小硬化。

肾发育不全也可能是两侧的，但两侧肾的大小可有差异。这种患儿常有慢性肾炎的临床症状，有时可伴有侏儒症和佝偻病。

1. 诊断　B 超、CT、静脉尿路造影和逆行肾盂造影可以确诊。过小的肾因分泌造影剂量过少而静脉尿路造影常不显影。B 超对肾定位可能优于前者，但小于 1 ~ 2cm 的小肾 B 超、CT 也不易显示或不易与周围淋巴结区别，因而定位诊断较困难。

2. 治疗　对侧肾功能正常可做小肾切除术，但有时寻找小肾甚为困难。并发输尿管开口异位的，静脉尿路造影显示功能良好的可做输尿管膀胱再植术。无症状或无并发症（如高血压等）不需要治疗。

四、孤立肾

孤立肾也称独肾，即人体内仅有一个肾，因无明显临床症状，故患病率不确切，也常不被发现，每 1 000 ~ 1 500 名出生儿中有 1 例，略多见于男孩，男女之比为 1.8 : 1。肾缺如多在左侧，10% 病例同侧肾上腺阙如，有些男孩同侧精索及睾丸缺如，有些女孩则同侧输尿管及卵巢缺如，尚可并发肛门闭锁及脊柱畸形，对侧易有异位肾。

1. 诊断　肾旋转不良及肾盂输尿管连接部梗阻，对侧肾常呈代偿性肥大，可以负担正常生理需要，故患者生活不受影响，可终身不被发现，偶尔于体检或因感染外伤或对侧肾有问题进行 B 超检查时而被诊断，并经静脉尿路造影、肾素扫描、CT 检查证实，膀胱镜检查患侧三角区不发育。

2. 治疗　无并发症者，无须处理；如并发凝结物、结核及外伤等则应在保留肾、保护肾功能及维持生命的前提下决定处理方案，切勿误切除孤立肾；如孤立肾的肾功能已严重受损，宜行透析治疗或肾移植。

五、重复肾、重复输尿管

双输尿管常引流重复肾，偶见引流一附加肾者。本症可分为不完全型（叉形或 Y 形）和完全型双输尿管。完全重复时，第二个输尿管开口可进入膀胱、尿道或其他组织。输尿管畸形中以双输尿管最常见。因无临床症状，故很多病例被偶然发现。当有尿路感染进行检查时，双输尿管被检出的机会比想象的要多，可能因上尿路淤滞、梗阻或反流而并发感染。双输尿管常因上输尿管口异位或异位输尿管囊肿而有症状。

根据临床及尸检材料，报道的患病率差别很大。Nation（1944）报道 230 例中，121 例是临床病例，另 109 例是尸检约 16 000 例所发现，147 例中有 1 例或为 0.68%。Campbell 等报道 51 880 例成年人、婴儿及儿童尸检中有 342 例，为每 152 例中有 1 例或 0.65%。综合上述材料，每 125 例中有 1 例或 0.8%。男女之比为 1 : 1.6，单侧是双侧的 6 倍，左右侧无明显差异。

双输尿管可能是常染色体显性遗传有不完全外显率。家系调查父母或同胞有双输尿管者，其发生率从每 125 例中有 1 例上升到每 8 ~ 9 例中有 1 例。另有报道环境因素可能影响双输尿管的发生。

下肾部输尿管口更靠头侧及外侧，而上肾部者更靠尾侧及内侧，所谓 Weigert – Meyer 定律，最初由 Weigert（1877）描述，其后由 Meyer（1946）做了改进。罕见上输尿管口位于内上侧，Stephens 曾收集文献上有 4 例，加上他的 7 例，该上输尿管位于下输尿管之前，两者不交叉。如上输尿管口位于尾端内侧，则上输尿管环绕下输尿管从前侧至内侧并终止于下输尿管口的后侧。Stephens（1958）认为对上输尿管口位于头端内侧，不符合 Weigert – Meyer 定律的学说是上输尿管起源于相邻接的输尿管芽—即刻分为二，而不是第二个输尿管芽。

1. 诊断　肾实质的 1/3 由上部集合系统引流。1976 年，Priivett 等报道肾单一系统引流者平均有

9.4个肾小盏，重肾有11.3个肾小盏，平均上肾部有3.7个肾小盏，下肾部有7.6个肾小盏。并注意到单一系统引流的肾经影像学检查97%正常，而有重复畸形者中29%有瘢痕和（或）扩张。若做排尿性膀胱尿道造影，有重复畸形者更常见反流占42%，而无重复畸形者仅占12%。下肾部常因并发反流而有积水，但也有下肾部并发肾盂输尿管连接部梗阻者，并发其他畸形的机会也多，在Nation组中，27例（12%）有其他泌尿系畸形，包括肾发育不全、肾发育异常及各型输尿管异常，其中有4例上输尿管口异位（占完全型双输尿管的3%）。Campbell组342例双输尿管中有129例并发泌尿系畸形，62例无泌尿系畸形。泌尿系畸形的病种也与Nation组相似，22例有对侧肾畸形。本组作者所见双输尿管或因不同原因血尿做尿路造影而被偶然发现，或因输尿管口异位、输尿管囊肿及各种原因所致尿路感染做超声或静脉尿路造影时被检出。

2. 治疗　不完全型双输尿管（Y形输尿管）在临床上常不重要，但尿液淤滞可引起肾盂肾炎。Y形输尿管会合支的横断面积一般小于两分支面积的总和，故从两分支输尿管下流的尿液至此发生淤滞及出现尿液往来流动于两根输尿管之间，并多流向较宽的一根，当Y形连接处越靠远端，或连接处较宽则尿淤滞的后果就更明显。如同时有膀胱输尿管反流则加重上述两输尿管间的尿回流，可发生腰痛。此时如两输尿管间的接口近膀胱壁，则可切除该Y形连接部，分别做两侧输尿管与膀胱再吻合术。反之，如反流严重而Y接口较高，则做接口以下输尿管与膀胱再吻合。如无膀胱输尿管反流，两侧输尿管间尿液往返回流重，如有症状时可做输尿管肾盂吻合，或肾盂与肾盂吻合同时切除上输尿管，以消除输尿管间的尿液回流。

六、马蹄肾

两侧肾的上极或下极相互融合在一起，形成马蹄铁形异常（图8-1），多发生在胎儿早期（第4~7周）。肾融合后阻碍其正常上升和旋转，因而它常位于盆腔内或稍高的位置，其输尿管较正常短，肾融合，而只有10%为上极融合。上极融合大多发生较迟，约在第9周时。两肾融合的部位称为峡部，其中85%的病例有肾实质而15%为纤维组织所替代。

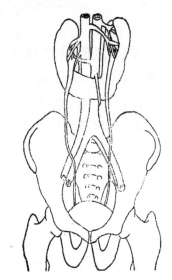

图8-1　两肾下极融合呈马蹄形

1. 诊断　此症的主要临床症状是腰部疼痛，尿频，脓尿和耻区肿块。静脉尿路造影和逆行肾盂造影，可显示异常阴影和两侧肾盂阴影下垂、靠拢和自外上方向内下方倾斜。如一侧肾功能不佳而不显影，则对侧肾可被误诊为单纯性肾旋转不良。马蹄肾患者，肾炎的发生率可高达80%。其他并发症也较高，最常见的并发症是肾盂积水、肾感染和凝结物形成。此外，腹部B超、肾盂逆行造影、CT及核素扫描对诊断也有帮助。

2. 治疗　如马蹄肾无症状及并发症者，则无须治疗。如有肾盂积水、尿路梗阻或较严重腰胁疼痛，影响工作和生活者，则可考虑做输尿管松解、峡部切断分离以及两肾及输尿管整形与固定术。如并发有凝结物或严重肾盂积水者，则应将患肾做相应的处理，甚至在必要时将严重被损坏的肾予以切除或部分切除。

七、单侧融合肾

一侧肾移位至对侧，并与对侧肾融合在一起，故又称为异位融合肾（图8-2）。发生率为7 500人中有1例，男性较多见，男和女性的发生率为3：2，右侧融合肾较左侧为多见，融合形式可以是端-端、端-侧或L形，融合肾所处位置较正常肾为低。有1/3~1/2的单侧融合肾病例有并发症，如肾盂积水、感染和凝结物。临床症状大多是由并发症所引起的，有时是因腰腹部扪及肿块而做进一步检查。静脉尿路造影可显示两肾位于同一侧，而对侧则不见有肾，有一根输尿管跨越过脊柱而正常地进入膀胱。如无并发症一般对患者无任何影响，但如有并发症则常需做手术矫治，但手术死亡融合肾较正常肾为高。

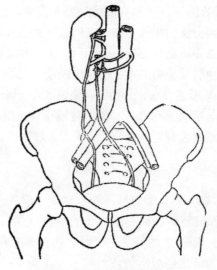

图8-2　单侧融合肾示意

八、盆腔融合肾

这是一少见畸形，它不同于孤立性盆腔肾，盆腔融合肾有两个完全分开的肾盂和输尿管（图8-3），而孤立性盆腔肾只有一个肾盂和一根输尿管，盆腔融合肾的后侧表面光滑，其前面呈分叶状，输尿管从前面引出。做腹部检查时可扪及肿块，静脉尿路造影或逆行肾盂造影可显示异常情况。无并发症也无症状者，一般无须治疗。

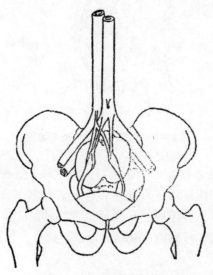

图8-3　盆腔融合肾示意

九、单侧异位肾

单侧异位肾发生率为 500 人中有 1 例。异位肾可位于腰骶部、骶髂部或盆腔部，异位肾常并有一定程度的向前旋转。异位肾的功能常是正常的，但易于并发肾积水、感染和凝结物形成。其临床表现一般是由其并发症所引起，主要为疼痛、血尿、排尿障碍（多尿或排尿困难），腹部肿块和胃肠道症状。耻区疼痛可被误诊为阑尾炎。腹部肿块可与结肠肿瘤、肠系膜囊肿和卵巢肿瘤混淆。静脉和逆行尿路造影、B 超、CT 常可明确诊断。本病的手术治疗常较为困难，如对侧肾正常，则可采用患肾切除。

十、两侧异位肾

两侧异位肾而不融合者是罕见的。两肾都位于正常肾位置水平骶髂区域之间的位置，这种异常必须和肾下垂相鉴别。尿路造影、B 超、CT 可明确诊断，如无并发症，两侧异位肾无须治疗。

十一、交叉异位肾

交叉异位肾也称为横过异位肾，即一侧肾横行跨过中线移位至对侧。异位肾分型如下。

1. 融合型　即两肾的大部分或小部分融合在一起，此型较为多见，异位肾大多处于正常肾的下方而与之融合在一起，但也有少数异位肾处于正常肾的上方。

2. 非融合型　即两肾完全分开，此型很少见。此型异位肾可在正常肾之下，也可在正常肾之上或两个异位肾相互交叉。异位肾临床表现主要是由于其畸形本身和其并发症引起的各种症状和体征，主要为腹部或背部疼痛、扪及肿块、胃肠道紊乱和泌尿系症状，如血尿与脓尿，常见的并发症是尿路感染、肾盂积水和凝结物形成，约 1/3 的病例有并发症表现。

异位肾常无明显症状，故诊断常有困难，有 35% 的病例是在尸体解剖时发现的，25% 的病例是在手术时发现的。静脉和逆行尿路造影以及膀胱镜检查对诊断有价值。异位肾常和先天性孤立肾、肾盂积水、肾下垂、肾肿瘤、腹膜后肿瘤、子宫肌瘤，卵巢囊肿、输卵管炎与腹主动脉瘤相鉴别。有必要时也可采用腹膜后空气造影与主动脉造影帮助诊断。异位肾如无症状又无并发症者，无须治疗。如有并发症者，则可按并发症的具体情况做相应的处理。

十二、胸腔内肾

除有肾血管异常外，小者只能通过肾蒂而无其他腹内脏器进入胸腔内。如无膈疝存在，则只能是膈下高位肾而非胸腔内肾。此症属稀见，一般无症状，少数病例有胸痛。大多的病例是在做胸部 X 线检查或胸部 CT 时发现。X 线片显示胸后下部有一椭圆形密度增深阴影，位于膈肌之上。此阴影需与纵隔肿瘤和肺肿瘤相鉴别。静脉尿路造影可做出诊断。胸腔内肾一般大小正常但略有旋转，输尿管加长，肾功能良好。一般无须治疗。

十三、肾旋转异常

肾旋转异常是肾蒂不在正常位置而造成的先天性异常（图 8-4）。肾旋转异常有腹侧旋转（旋转阙如），腹中向旋转（不完全旋转），侧向旋转（向反旋转）和背侧旋转（过度旋转）异常四种。尿路造影可明确诊断。在临床上肾旋转异常无重要意义，如无并发症存在则无须治疗。

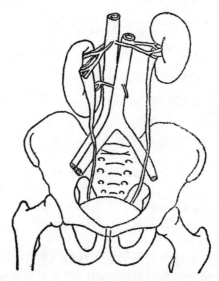

图 8-4 右肾旋转异常示意

十四、肾血管异常

原始的肾血管来自骶中动脉、髂动脉或低位腹主动脉。在正常发育下，肾逐渐上升，原有的血管逐渐萎缩而代之以肾动脉。如原始供应血管持续保留，则可成为肾血管异常原因之一，或成为肾或输尿管的副血管，从而可能导致肾盂输尿管连接处梗阻和肾盂积水。肾副血管常来自肾血管的主干、腹主动脉、下腔静脉或大血管的邻近支（如肾上腺动脉与髂动脉）。Grave 称供应肾下极的动脉各种变异如下。

（1）起源于靠近肾门的肾动脉主干多。

（2）起源于肾动脉与腹动脉连接处附近。

（3）直接起源于腹主动脉，与肾动脉主干完全分开。

（4）直接起源于腹主动脉，而睾丸或卵巢动脉则起源于此副血管。

（5）直接起源于腹主动脉并与肾动脉主干间隔相当距离。

（6）肾前、后的供应血管各自直接起源于腹主动脉。

迷走血管流经肾盂的前后方，因它们供应肾的上极或下极血管，故也称为肾极血管。肾血管多见于输尿管的前方或输尿管肾盂连接处附近，常可影响或阻碍正常尿液排泄，而供应肾上极的异常肾血管则不致造成尿路梗阻。在临床上肾血管异常除可产生输尿管梗阻外，无其他重要意义。对有慢性肾盂肾炎，久治不愈或并有腰部不适或疼痛的患者，也应考虑有异位血管造成尿路梗阻的可能。在尿路造影 X 线片上，可能显示在异位血管横过输尿管有一充盈缺损印迹和有不同程度的肾盂积水，严重者有肾实质破坏和肾衰竭导致肾显影不佳。在静脉尿路造影时应做延迟摄片或采用大剂量静脉滴注造影则更佳，在做逆行尿路造影时，应将输尿管导管插入至输尿管可能尿路梗阻处的下方而后做尿路造影，以便显示梗阻部位。有需要时肾动脉造影也有助于诊断。对有尿路梗阻症状的肾血管异常的患者，应尽早及时采用外科微创手术或开放性手术治疗，以尽可能保持患肾功能。如患侧肾已被严重破坏而致保留该肾无意义者，则只能将患肾切除。

十五、婴儿型多囊肾

婴儿型多囊肾属常染色体隐性遗传的肾多囊性疾病，大约 10 000 个新生儿中有 1 例，男女比为 2:1。本病主要发生在婴儿，也发生在儿童和成人，其发病机制不明。

婴儿型多囊肾双肾明显增大，外形光滑，切面呈蜂窝状，手感似海绵，远端肾小管和集合管呈梭形囊状扩张，放射状排列，肾盂肾盏被膨胀的肾实质压迫而变形，变狭小。肝门脉区胆管数目增加伴结缔组织增生，致门脉周围纤维化而并发门脉高压。根据发病年龄肾小管病变的数量和肝损害的程度分为如下 4 型。

1. 类型　如下所述。

（1）围生期型：肾显著增大；90% 以上的肾小管囊状扩张，伴轻度门脉周围纤维化，出生后 6～8 周死于肾衰竭。

（2）新生儿型：60% 的肾小管受累，肝受累的变化明显，1 岁以内即死于肾衰竭。

（3）婴儿型：25% 肾小管扩张，严重门脉周围纤维化，可存活到青春期。

（4）少年型：以肝病变为主，门静脉纤维化，少于 10% 的肾小管扩张，约 5 岁时出现症状，有的可存活到 30 岁。

2. 临床表现　患严重类型的围生儿和新生儿常有死产，或出生后数日内因肺发育不良死于呼吸衰竭，这类患儿多有 Potter 面容和出生时羊水过少的历史。肾异常肿大，严重的腹部膨隆可导致难产。新生儿通常少尿，但很少死于肾衰竭，可在生后数日内出现贫血、脱水、失盐等肾功能减退的症状，随年龄增长，逐渐发生肾衰竭。

幼儿和少年可有高血压和充血性心力衰竭。儿童期因门脉高压可致食管静脉曲张出血、脾亢进。非特异性的症状包括恶心、呕吐、生长发育迟滞。实验室检查显示，血清尿素氮、肌酐升高，酸中毒，中度贫血，尿比重低和轻微蛋白尿等。

3. 诊断及鉴别诊断　一般根据发病年龄、临床表现和阳性家族史而诊断。超声检查和静脉尿路造影是主要检测方法。影像学表现是造影剂在皮质和髓质的囊肿中滞留，显示不规则斑纹或条状影像，滞留在集合管内产生放射状影像。婴儿因造影剂分泌减少，肾盂肾盏几乎不显示，年长儿造影剂迅速分泌，可显示轻微变形的肾盂肾盏影像。超声显示肾增大，整个肾实质回声增强。逆行肾盂造影示肾盂肾盏轻微受损和肾小管反流，核素扫描对诊断无帮助。

新生儿期要与其他引起肾肿大的疾病相鉴别，如双侧多囊肾发育异常、双侧肾积水、双侧肾肿瘤及双侧肾静脉栓塞等。儿童期鉴别诊断应包括进行性肾损害的其他病因，如儿童期发病的成人型多囊肾、家族性青少年肾结核症（FJN）等，肝病者应与肝先天性纤维化相鉴别。

4. 治疗　婴儿型多囊肾无治愈方法，主要是对症治疗。长期肾透析可延长寿命，有条件时可行肾移植。无论肾或肝损害预后均不良。

十六、成人型多囊肾

成人型多囊肾属常染色体显性遗传的肾多囊性疾病，是以肾囊肿的发生、发展和数目增加为特征。500～800 个尸检中有 1 例，人群发生率为 0.1%～0.5%。无性别差异，目前已知致病基因在第 16 对染色体。

成人型多囊肾的病变为双侧性，早期囊肿较小，肾大小正常，两肾病变发展不对称。后期肾显著增大，腹部膨隆可如足月妊娠，肾表面和切面布满大小不等的囊肿，只残留少量肾实质。囊内液体澄清或浑浊或呈血性。

1. 临床表现　发病缓慢，大多数在 40 岁后出现症状，患者可有持续或间歇性腰腹痛，有时剧痛；镜下或肉眼血尿，轻微蛋白尿，肾浓缩功能低下，可出现多尿、夜尿。体检时可扪及腹部肿块。60% 患者有高血压，可并发尿路感染、凝结物形成，并有慢性肾功能不全，最终出现尿毒症。40%～60% 患者并发肝囊肿，随年龄增长，囊肿的数目和大小也逐渐增加。此外，胰、肺、脾、卵巢、睾丸、附睾、子宫、膀胱也可有囊肿形成。10% 患者有颅内小动脉瘤。

2. 诊断　超声、静脉尿路造影和 CT 为主要诊断方法。X 线表现肾外形增大，轮廓不规则，肾盂肾盏受压变形，有似肾癌的影像，但为双侧病变。核素扫描示肾内放射性减少，单侧肿大要与肾肿瘤、肾积水、多房性单纯性肾囊肿鉴别，晚期诊断无困难。B 超对诊断很有帮助，简单又可反复进行，目前应用广泛。

3. 治疗与预后　成人型多囊肾无治愈方法，目的仅在于防止并发症和保存肾功能。巨大囊肿可行去顶减压术，以缓解症状，尿毒症者需做肾透析和肾移植。成人型多囊肾发病年龄越轻，预后越差，平均死亡年龄为 50 岁，一般在多在症状出现后 10 年。主要死于肾衰竭、心力衰竭、急性感染或颅内出血。本病为遗传疾病，患者虽可结婚，但应劝其绝育。

（王玉升）

第二节　输尿管先天性异常

一、输尿管不发育

输尿管不发育是由于胚胎发育时输尿管芽缺如所造成。同侧的肾也不发育，同侧的膀胱三角区有缺如或发育不全，也无同侧尿管开口。两侧输尿管不发育或两侧肾不发育的患儿都不能存活，这些病例都是在尸体解剖中发现的。

二、输尿管发育不全

单侧或两侧输尿管发育不全是由于输尿管芽发育缺陷所致，并常伴有同侧或两侧相应的肾发育不全，如输尿管呈纤维条索状或呈残剩输尿管。输尿管开口细小或阙如和膀胱三角区发育不良。有时发育不良的输尿管形成囊样病变和有腹部肿块症状，可引起误诊。静脉尿路造影在诊断上是必要的。按患侧肾病变情况可能不显影。一般无症状的病例不予处理。

两侧输尿管严重发育不全的患儿常无法生存，故无实际临床意义。

三、输尿管开口异位

在正常情况下，输尿管开口于膀胱内。由于胚胎发育异常，可发生输尿管开口异位。女性较男性多见，约 4∶1。70%～80% 的输尿管开口异位是并发于重复肾和双输尿管病例，且多数输尿管开口异位来自重复肾的上肾段，此症很少发生于单根输尿管病例。开口异位在男性可发生于后尿道、射精管、精囊、输精管和直肠等处；女性则可开口于前尿道、前庭、阴道和子宫等处。由于解剖位置关系，在男性异位输尿管开口仍受外括约肌控制，故无滴沥性尿失禁症状；而女性患者因开口常在外括约肌控制之外，故常有滴沥性尿失禁症状。这也是临床上女性患者较男性为多见的原因之一。

1. 输尿管开口异位的类型　如下所述。

（1）单侧重复肾，上肾段的输尿管口异位。

（2）两侧外表正常肾，一侧输尿管开口异位。

（3）两侧重复肾，一侧上肾段的输尿管开口异位。

（4）两侧单根输尿管开口异位。

（5）单侧重复肾，两根输尿管开口均异位。

（6）两侧重复肾，两侧上肾段的输尿管开口均异位。

（7）额外肾的输尿管开口异位。

（8）一侧输尿管下端分叉，其中一支输尿管开口异位。

（9）两侧重复肾，左侧为不完全性双输尿管，右侧上肾段的输尿管开口异位。

（10）输尿管移向对侧并开口异位。

（11）马蹄肾、双侧重复肾，其中一根输尿管开口异位。

（12）单侧完全性三根输尿管，其中一根开口异位。

（13）单侧完全性三根输尿管，其中两根开口异位。

上述各种类型中以单侧重复肾，其上肾段的输尿管开口异位最为多见。异位开口的输尿管常有全部或部分扩张（在开口的上方），一般也均以输尿管开口狭窄来解释，但也有输尿管开口并无狭窄而其输尿管呈扩大或扭曲，这是否是由于异位开口输尿管的神经肌肉发育不良引起尚未能肯定。在男性患者，单根输尿管开口异位较双输尿管中的一根输尿管开口异位为多。另外，异位输尿管末端在膀胱外常见有

— 114 —

袋形扩张，致使膀胱颈部受压移位而引起部分性梗阻。双侧单输尿管开口异位的病例是罕见的，并有膀胱颈部发育不全和膀胱三角区缺如。从胚胎发育来看，膀胱颈部是泌尿生殖窦的一个部分，位于输尿管口和中肾管口之间，以后发育为膀胱颈部的肌肉组织。如两侧单根输尿管的开口均保持在中肾管部位，则泌尿生殖窦的这部分就不存在，相应的肌肉组织就不产生而造成膀胱颈部缺如或不发育。这种患者常并有肾严重异常或肾盂积水或肾不发育，输尿管扩大和小膀胱。尿路造影常见膀胱不显影，而膀胱尿道逆行造影常见尿道输尿管有反流。由于两侧异位开口常位于尿道的远端；在括约肌之外，故患者都有持续的滴沥性尿失禁，使膀胱处于排空状态。此外，一侧肾有三根输尿管异常并有一或两根输尿管开口异位者是非常罕见的病例，这种患者常并有其他严重异常。

2. 临床表现　异位开口患者的主要症状是滴沥性尿失禁和尿路感染。女性患者除有正常排尿外，平时还有尿漏。尿失禁在坐立位时较平卧时更甚。仔细检查患者的外阴部，尤其是尿道口周围很重要，如见有一输尿管开口于前庭，则可见有液体由此异位开口处滴出。可试将一输尿管导管插入异位开口做逆行造影。对疑有输尿管异位开口于阴道的患者可采用鼻窥镜做详细阴道探查，必要时可用小号气囊导尿管的气囊堵住阴道外口，而后将20%～30%泛影葡胺30～40mL缓慢地经气囊导尿管注入阴道，使造影剂经阴道内异位开口逆行进入输尿管。对疑有异位开口于尿道的患者，可经导尿管将亚甲蓝溶液注入膀胱内，然后拔掉导尿管，观察尿道滴出的尿液。如滴出液不含蓝色，则提示输尿管异位开口于尿道内。

在男性如输尿管异位开口于精囊，则患者常有骶部疼痛和反复发作附睾炎。由于附睾炎在小儿是较少见的，因而这种症状提示有输尿管异位开口于精囊的可能。肛门指检探查精囊有无肿胀和压痛对诊断有帮助。必要时可做输精管造影，有时可显示开口于精囊的输尿管。膀胱镜检查在诊断输尿管异位开口是必需的，特别是观察两侧输尿管开口和膀胱三角区的情况，如两侧输尿管口都位于三角区的同侧角，而对侧未见有任何输尿管口，又如三角区的一侧角未发育等。如在膀胱镜检查后做两侧输尿管插入导管和做逆行尿路造影，则更能显示两侧输尿管的变异情况。X线静脉尿路造影在诊断上也很重要，常是初步诊断必需的。但需注意，异位开口输尿管的肾由于长期梗阻和感染而使其功能受到损坏，因而患者的滴沥性尿失禁症状可能随时间的消逝而逐渐减轻，感染严重的病例可使原清晰的滴沥漏尿转变为脓性尿液。另外，排尿时膀胱尿道造影也有一定帮助，特别是显示尿液经异位开口反流至输尿管内的情况。总之，要尽可能将两侧输尿管的形态、功能和异常情况都诊断清楚，然后才可制订出切合实际的有效治疗方案。

3. 治疗　输尿管开口异位手术方法的选择取决于患者肾功能情况，具体方法如下。

（1）重肾双输尿管异位输尿管口：其相应的上肾部发育不良或重度积水致功能很差者，应做上肾部切除术。如仅有轻度或中度肾积水，功能尚好者，可做抗反流性输尿管膀胱再吻合术，或上、下肾部的输尿管端－侧吻合。

（2）单侧肾发育不良并输尿管开口异位：应做肾切除术，但术前一定要了解不显影的肾大小及部位，免得术中措手不及。因发育不良的肾一般较小，位置偏低，可小到蚕豆甚至玉米粒大小，往往位于盆腔，如无术前B型超声及CT检查帮助，难以找到。作者曾收治66例单一输尿管开口异位并肾发育不良病例，较典型的1例肾0.5cm×1.2cm×1.8cm，位于髂总血管前面，切断输尿管向远端注入亚甲蓝由会阴部排出；另1例发育不良的肾位于膀胱后骶髂关节处，为0.7cm×1.3cm×1.6cm，呈圆柱状，但积水的输尿管粗4.6cm，术后经病理证实为肾组织。

一侧单一输尿管开口异位，相应的肾积水（轻、中度积水），尚有保留的价值者则做抗反流的输尿管膀胱再吻合术，如肾功能严重（重度肾积水）受损应做肾切除术。

（3）双侧单一异位输尿管口：该病比较少见，治疗复杂。男性输尿管异位开口多位于前列腺尿道部，女性多位于尿道远段。胚胎发生上，尿生殖窦在中肾管口与输尿管间的部分发育成膀胱颈肌肉。如双侧输尿管仍停留在中肾管口的位置，膀胱颈肌肉就不发育。因为未形成膀胱三角区及底盘，故膀胱颈宽大而无括约能力。双侧单一异位输尿管口并发膀胱及尿道不发育甚为罕见，婴儿常不能存活。

所引流的肾常有发育异常或不同程度积水，输尿管常扩张并有反流。膀胱容量小，膀胱颈无括约功能，故婴儿持续滴尿。男孩外括约肌有一定程度的控制能力故尿失禁不重，膀胱容量也较大。

膀胱镜检查，男孩输尿管口恰好位于膀胱颈远侧，清楚显示小膀胱容量及宽松膀胱颈。女孩则难以找见输尿管口，位于远端尿道偶尔位于生殖管道。异位输尿管口畸形与尿道上裂相类似，尿道短，膀胱颈无括约力。与尿道上裂不同的是该类畸形肾及输尿管异常的患病率高，膀胱容量小。

治疗主要是行输尿管再植及重建膀胱颈，如 Young – Dees – LeadbetterIL 术式并加做悬吊膀胱尿道连接部。为了充分暴露手术野可采用经耻骨入路。手术成功率男多于女。假如能控制排尿则膀胱容量能扩大，有些病例须用肠管行膀胱扩大术（回肠或结肠均可）。

四、输尿管囊肿

输尿管囊肿是指膀胱内黏膜下输尿管末端的囊性扩张。囊肿外层为膀胱黏膜，中间为薄层肌肉胶原组织，内层为输尿管黏膜。多见于小儿，1 岁以下的占 30%，5 岁以下占 60%，发病率女性较高，女与男之比为（2~3）：1。在异位输尿管囊肿病例，女孩的发生率较男孩更高，如 Dorst 报道的 15 例中仅 2 例为男孩，Ericsson 报道的 26 例中男孩只有 2 例，William 报道的 59 例中只有 9 例为男孩。左右侧发生率无显著差异，两侧者占 10%~20%。输尿管囊肿大多和肾与输尿管重复异常并发，且常发生于上肾段所属的输尿管末端。临床上的患病率差别也大，有一组泌尿外科住院患儿 100 人中有 1 例，而另一组，5 000~12 000 名住院患儿中仅有 1 例。

输尿管囊肿有家族性，如发生于母女两代。在小儿组中异位输尿管囊肿较在膀胱内者更常见。本症成人病例较少见。

输尿管囊肿临床上可作如下分类。

（一）原位输尿管囊肿或单纯性囊肿

成人男性较小儿多见，输尿管开口部位正常或近于正常的，囊肿完全位于膀胱中。小的囊肿可产生轻度输尿管梗阻，但不阻塞膀胱颈部，因而患侧肾常只受到轻度损害或根本无影响。大的囊肿可造成一侧或两侧输尿管梗阻，有时也可梗阻膀胱颈部而导致尿潴留，如并发凝结物常有血尿出现。文献统计 75% 的这种囊肿并发有双输尿管异常。

（二）异位输尿管囊肿

小儿较成人多见，小儿输尿管囊肿的 75% 属此类型（图 8 – 5、图 8 – 6）。1974 年 Ericsson 认为输尿管囊肿都延伸至尿道内，并认为它们发生于同侧重复肾的上肾段的输尿管。1978 年 Brock 与 Kaplan 指出异位输尿管囊肿可发生于双输尿管异常，也可发生于非双输尿管异常，但其开口可在一个异位位置。这样的囊肿一般较大，它的开口可像正常者一样是圆形的，但也有呈裂隙状长达 1cm，并可累及膀胱颈部和后尿道。由于开口在外括约肌以上部位，故不引起尿漏。William 对异位输尿管囊肿从解剖学观点将其分为：①凸出在膀颈部的小囊肿，其基底部相对狭小，膀胱造影显示有半圆形缺损阴影，尿道镜检查可见到一肿块伸向后尿道凸出，引起轻度膀胱颈部阻塞，但不直接影响其余输尿管口；②基底很宽的囊肿，可占膀胱三角区的大部分并向后尿道延伸，嵴样的在后尿道中线隆起而管开口较大，可引起膀胱颈部和其余输尿管口的梗阻；膀胱镜检查见囊肿占据大部分膀胱，使内镜诊查困难；膀胱造影显示膀胱颈部上方有一巨大缺损阴影；③是由上述第二种类型发展而形成在后尿道后壁的囊肿。

（三）输尿管囊肿脱出

是一个异位输尿管囊肿经膀胱颈部和尿道而脱出于尿道口外，也可以说是异位输尿管囊肿的一并发症。此症多发生于女孩，一般会自行复位，但有的也可发生嵌顿而成为一大而紫红色肿块凸出于尿道口外。这样的囊肿需与尿道黏膜脱垂相鉴别。尿道黏膜脱垂，在尿道口呈圆形翻出，其中央处有一孔可插入导尿管，而输尿管囊肿脱出尿道口在其侧旁而不在中央，且囊肿处有时可见到输尿管开口，并可经开口插入输尿管导管与造影。

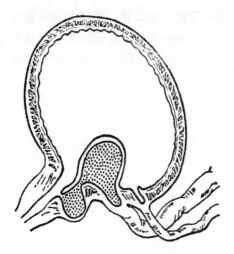
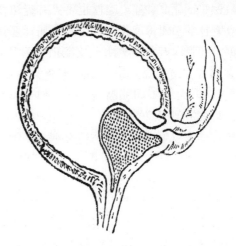

图 8-5　异位输尿管囊肿示意　　　　　　　图 8-6　异位输尿管囊肿基底部较宽
后尿道后壁有一小囊袋　　　　　　　　　　输尿管后方的膀胱壁薄弱

（四）输尿管盲端囊肿

这是由于输尿管末端开口阙如，造成在膀胱三角区内的隆起的输尿管囊肿。众所周知，胎儿 3 个月时肾已开始泌尿，因而此症患者的患侧肾在出生时已有严重损坏。

输尿管囊肿的病因和发病机制至今尚未能肯定。一般认为在胚胎 15cm 时，输尿管和尿生殖窦之间被一层膜分隔。在胚胎 28cm 时，肾开始泌尿，此膜破裂或吸收而成输尿管口。由于某些原因，此膜继续存在或吸收不全而形成输尿管口闭锁或狭窄，使排尿不畅或受阻和输尿管压力增高，导致输尿管末端扩张而成囊肿。也有人认为输尿管 Waldeyer 鞘先天性发育不良，导致膀胱内段输尿管松弛而易于扩张而形成囊肿。Tokunaka 等（1981）用光镜及电镜检查输尿管囊肿，发现与近端输尿管相比，输尿管囊肿顶部缺乏肌束且肌细胞小，在囊肿的肌肉中没有厚肌原纤维。并认为，这些发现说明多数输尿管远端有节段胚胎停滞，这在输尿管囊肿形成中有一定作用。

1. 临床表现　输尿管囊肿的主要临床表现为尿路梗阻和反复发作的尿路感染症状，其他有排尿障碍、尿流中断、血尿和并发凝结物等。此症常在诊断肾重复异常时被发现。长时期的尿路感染或梗阻会导致慢性尿毒症。此症的诊断主要依据于尿道镜检查、膀胱镜检查、静脉和逆行尿路造影以及逆行膀胱尿道造影等。

膀胱镜检查时，可见到在膀胱底部有一圆形肿块，该处黏膜有不同程度的炎性病变。输尿管囊肿的开口位于囊肿的下后方，有时不易找到。静脉尿路造影应注意两肾形态和功能情况，及有无肾与输尿管重复异常。在膀胱部位常可见到一密度减退阴影，即在膀胱三角区有一空泡样偏向一侧造影剂较淡阴影呈圆形或椭圆形，或是在膀胱区内见有一蛇头样或圆形密度增深阴影，其周围有一圈透亮区。如患者排尿后再摄一张膀胱区 X 线片，则见膀胱内的造影剂已排空而潴留于膀胱内的造影剂显示有一囊肿阴影。在做膀胱造影时，造影剂用量不宜过大，如膀胱内压力过高，致使输尿管囊肿压缩而影响显影。在异位输尿管囊肿伴有膀胱后壁软弱的病侧，在排尿时造影摄片上常见有囊肿周围有一膀胱黏膜的环状沟突出于正常膀胱边缘之外。

2. 诊断　如下所述。

（1）输尿管囊肿并发畸形或其他并发症者：①患侧重肾双输尿管对侧肾脏正常。②患侧重肾双输尿管对侧不全性双输尿管。③双侧均为重肾双输尿管。④患侧重肾双输尿管对侧异位输尿管口。⑤患侧上肾部功能良好。⑥患侧上肾部轻度积水。⑦患侧上肾部功能严重受损。⑧患侧上肾部发育异常伴巨大输尿管积水。⑨患侧上肾部功能严重受损伴同侧下肾部及对侧肾积水。⑩患侧上、下肾部功能均严重受损。

（2）静脉尿路造影：是主要的诊断方法，由于输尿管囊肿 X 线影像多样化，应仔细进行分析。①单一输尿管囊肿：因多为原位，如肾功能良好，膀胱内可见如蛇头样充盈缺损，有时也可见囊肿周围有透气阴影为输尿管囊肿壁，有时也可见有凝结物影。②异位输尿管囊肿：通常来自重肾的上肾部，由于梗阻造成上肾部功能差或无功能，因此上肾部常显影不良或不显影，仅见显影的下肾部向外下呈低垂状的花朵样，膀胱内有一光滑的充盈缺损，阻塞尿道内口，部分病例囊肿进入尿道，囊肿小的直径仅1～2cm，大的可占据膀胱大部。与膀胱肿瘤边缘不整齐的充盈缺损阴影较易鉴别。若静脉尿路造影膀胱内囊肿影像显示不清，可做膀胱造影，但造影剂不宜过浓，一般用15%泛影葡胺即可，否则会掩盖囊肿阴影，尤其是已瘪缩的囊肿。

（3）超声检查：可见输尿管末端呈囊性无回声，凸向膀胱腔内，随患者射尿而有大小改变，检出膀胱内直径1cm以上的囊肿。

3. 治疗　输尿管囊肿除少数患肾已有严重或不可逆转的损坏不宜保留而需作截除者外，均宜采取非手术治疗。

对原位输尿管囊肿者，可采用经膀胱镜切开囊肿或经尿道行输尿管囊肿电切去顶术。此法适用于成人，但需注意止血。小儿宜采用耻骨上切开膀胱和暴露输尿管囊肿，而后从囊肿上的输尿管开口向下剪开4～5mm或行切开成形术。输尿管囊肿较大的病例，则应采用囊肿切除手术，囊肿切除后其周围壁层和膀胱黏膜用4-0肠线做间断缝合1圈。

对异位输尿管囊肿患者，仅做囊肿切开是不够的，主要是视患侧肾破坏程度、输尿管扩张程度、对侧肾功能，以及是否有双输尿管异常、感染和凝结物等并发症。一般是采用经耻骨上切开膀胱，将囊肿全部切除，包括延伸至尿道部分，以防手术后发生尿道梗阻。异位输尿管囊肿应根据囊肿大小，相应肾受损情况制订手术方案如下。

（1）患侧为重肾双输尿管：相应上肾部功能正常或有轻度积水，可先试行经内镜在囊肿基底部做扩窗术，若囊肿瘪缩，症状消失，又无反流则为治疗成功，否则需进一步做囊肿切除及抗反流的双输尿管膀胱再吻合术。

（2）患侧重肾双输尿管：相应的上肾部功能严重受损或发育异常，应做上肾部及输尿管切除术。若症状不能缓解再做囊肿及输尿管残端切除。

（3）双侧重肾双输尿管并双侧上肾部输尿管囊肿：若双侧肾功能均严重受损，应行双侧上肾部切除术，但两侧应分期进行，两期相隔最少2周。

（4）患侧上、下肾部功能均严重受损或呈囊性发育异常，应做患肾切除术。

一般手术后患者的症状和肾盂与输尿管扩张都可有改善。

五、输尿管瓣膜症

先天性输尿管瓣膜症是输尿管腔内有一横行黏膜皱褶，大多位于膀胱输尿管交接处的3厘米内，可引起近端输尿管的梗阻和扩张。虽然早在1937年Wolffer在100例新生儿尸体解剖发现有20%的输尿管有不同程度的皱褶存在，但这种黏膜皱褶在出生后会自行逐渐消失，不引起梗阻症状，故无临床意义，且近50年内对此症进行研究的报道不超过30例，故属罕见病症。

1. 临床表现　此症无特异的临床表现，故而常很难在手术前作出诊断，大多是手术时方被认识。我国顾方六在1961年报道1例。手术前诊断为左输尿管下端乳头状瘤，而在手术时见为先天性输尿管瓣膜症，瓣膜呈圆锥尖状。

2. 诊断　输尿管瓣膜诊断的依据如下。

（1）输尿管黏膜内含有平滑肌纤维束的横行皱褶。

（2）瓣膜以上的输尿管有扩张而其以下者属正常。

（3）无其他机械性或功能性梗阻。静脉尿路造影和逆行尿路造影对诊断有帮助。

3. 治疗　此症可按具体情况选用下列治疗方法：①单纯瓣膜切除术；②将有瓣膜的输尿管段切除而后行输尿管端-端吻合术；③如患侧肾已损坏至肾功能丧失不宜保留者，则做患侧肾及输尿管切除术。

六、先天性输尿管盲端

临床上先天性输尿管盲端极为罕见。此症可分为高位型和低位型两种。高位型者，都并有同侧肾不发育或发育不全和盲端以下的输尿管呈纤维条索状；低位型输尿管盲端侧的输尿管开口可能是正常的但较小，盲端以下的输尿管腔也较小或有间断性狭窄，同侧肾常发育不全或不发育。输尿管盲端可能发生于双输尿管中的一根。有时输尿管盲端可形成一巨大囊肿，而常被误诊为腹部囊性肿瘤：这种先天性异常是在手术探查、静脉尿路造影或逆行尿路造影时被发现。如有疼痛、感染或肿块巨大等，则可手术切除。

七、先天性巨输尿管症

此症也被称为反流性巨输尿管和先天梗阻性巨输尿管症和非反流非梗阻性巨输尿管症。应和继发性梗阻性巨输尿管和反流性巨输尿管相鉴别。多数典型巨输尿管症的输尿管没有或仅有轻度迂曲，虽源于远端梗阻，却也不并发明显的解剖上的梗阻，故曾被称为失弛张型输尿管、原发性梗阻性巨输尿管、无蠕动远段输尿管及功能性梗阻性巨输尿管。对名称及形态观察的解释在文献上引起混淆。研究输尿管的结构及超微结构，才使人们对巨输尿管症的病理生理及临床表现有了正确理解。

多数的先天性巨输尿管是单侧性，左侧者较多见，有9%的病例伴对侧发育不良或有较严重的膀胱输尿管反流。20%的先天性巨输尿管为双侧者，女性较多见，男女性的比例为2：5。

1. 病因　病因目前尚未完全阐明。目前存在多种解释：①近膀胱0.5~4cm节段的输尿管缺乏蠕动而不能使尿液以正常速度排入膀胱；②末端输尿管壁内纵肌缺乏（环肌正常），因而造成功能性梗阻；③末段输尿管肌层和神经均是正常的，当肌层内存在异常的胶原纤维干扰了融合细胞层排列，阻碍了蠕动波传送而产生功能性梗阻。

2. 分类　如下所述。

（1）反流性巨输尿管：①原发性先天性反流性巨输尿管症；②继发性尿道瓣膜、神经源性膀胱等。

（2）梗阻性巨输尿管：①原发性：先天性输尿管远端狭窄，无功能段输尿管等。②继发性：肿瘤、尿道瓣膜、神经源性膀胱等。

（3）非反流非梗阻性巨输尿管：①原发性：原发性巨输尿管。②继发性：糖尿病、尿崩症、巨输尿管手术后残留的输尿管扩张。

以上分类虽尚有缺点，但目前多数专家认为还是比较合理和全面的。有时需根据治疗的情况进行明确分类。如诊断为后尿道瓣膜引起的继发性梗阻性巨输尿管，在经尿道电灼瓣膜后，输尿管扩张好转，可诊断为非梗阻非反流性巨输尿管。

3. 临床表现　尿路感染是最常见的症状。另外，也可见血尿、腹痛、凝结物、腰痛、腹部肿块、尿失禁、生长发育延迟而做静脉肾盂造影时被发现，晚期出现肾功能异常。部分患者可出现消化道症状，如恶心、呕吐、食欲缺乏等，患儿常发育迟缓。有时做腹部手术或腹部疾病检查时发现巨输尿管。继发性巨输尿管症往往是在原发病检查时被发现。

4. 诊断　根据症状、体征，怀疑有巨输尿管症者，应做如下检查。

（1）静脉尿路造影：该方法是最常用也是必做的一项检查。了解肾功能及上尿路形态，大部分巨输尿管可被发现，输尿管膨出、异位输尿管口也可被初步诊断。

（2）排尿性膀胱尿道造影：可发现反流性巨输尿管症及继发性输尿管反流的原发病，如尿道瓣膜、神经源性膀胱，了解输尿管反流的程度及有无肾瘢痕。

（3）超声检查：在B超检查中不易发现正常的输尿管，而扩张的输尿管在充盈的膀胱后方可被检出。利用B超代替经皮肾穿刺造影及排尿性膀胱尿道造影筛选有无巨输尿管可取得理想的效果。

（4）经皮肾穿刺造影：常用于诊断梗阻性巨输尿管。经皮穿刺肾盂注入造影剂，15~30分钟后拍片，了解造影剂的排泄情况。正常情况下，注入造影剂15~30分钟内可排至膀胱，如排出延迟或未排出应考虑梗阻性巨输尿管，同时应注意梗阻部位。

（5）膀胱镜检查及逆行插管造影：膀胱尿道镜直接观察有无尿道瓣膜、尿道狭窄，了解膀胱内有无肿块及膀胱黏膜的情况，观察输尿管口位置。逆行输尿管插管行逆行肾盂造影可帮助了解有无梗阻性巨输尿管及梗阻的具体部位。

通过上述几种方法基本可明确巨输尿管症的病因。当区分梗阻性与非梗阻非反流性巨输尿管困难或需确切诊断梗阻性输尿管时，可行利尿性肾图检查。

5. 治疗　原发性巨输尿管的治疗，目前存在较多分歧，特别是在小儿，近十多年来非手术治疗的趋势增加。

（1）非手术治疗：对于症状不重，扩张较轻者，可采取非手术治疗，定期复查，严密观察病情变化。

（2）输尿管膀胱移植术：将有梗阻作用的末段输尿管切除，做抗反流的输尿管膀胱移植术，对于过大的输尿管应做裁剪和折叠。若患者肾功能差，并发感染，全身状况差，可先行肾穿刺造瘘，待肾功能恢复、全身情况好转后可行输尿管再植。指征为：临床症状反复发作，有肾积水、肾功能不全或输尿管扩张逐渐加重者。术前常规尿培养检查，根据药敏选择用药。先天性巨输尿管症的患者只要肾功能没有丧失，无反复尿路感染，一般手术治疗效果良好。

八、反流性巨输尿管症

正常情况下，尿液只能自输尿管进入膀胱，不能由膀胱反流进入输尿管，如某些原因影响了膀胱输尿管连接部的生理功能，导致这种瓣膜作用受损，将产生膀胱输尿管反流。膀胱输尿管反流在正常儿童中发病率为1%～18.5%，而在有尿路感染的婴儿中反流的发生率高达70%，膀胱输尿管反流常在出生前被诊断为肾积水。

反流性巨输尿管症包含原发性反流性巨输尿管症、继发性反流性巨输尿管症及输尿管反流并发狭窄，现分述如下。

1. 原发性反流性巨输尿管症　本症无明确的梗阻部位，其由于膀胱壁内输尿管太短、先天性输尿管旁憩室或其他输尿管膀胱连接部紊乱所致。

2. 继发性反流性巨输尿管症　是指继发于下尿路梗阻的输尿管反流。常见的原发病有尿道瓣膜、神经源性膀胱、外伤性尿道狭窄，其他如输尿管膨出、肿瘤，放射性膀胱炎等。这类巨输尿管的治疗应先处理原发病，如后尿道瓣膜患者40%～60%的输尿管反流，电灼瓣膜后反流症状有1/3可得到缓解，1/3可被药物控制，1/3须手术。通常因为输尿管口解剖异常（如输尿管口周围憩室）而行手术治疗。后尿道瓣膜电灼术后反流持续存在的同侧肾通常无功能，在做肾核素扫描后，可根据肾功能情况决定做肾切除或输尿管再植。但应注意的是，一侧输尿管反流由于缓解了膀胱内压反而对另一侧肾功能有保护作用，所以如有反流的无功能肾的对侧肾、输尿管也须手术时，可先做对侧手术，当其成功后再做无功能肾切除，有助于对侧手术后的恢复。

神经源性膀胱并发输尿管反流在控制原发病，如间歇导尿后大部分可停止进展，需手术的占少数。

3. 输尿管反流并发狭窄　少部分输尿管反流患者同时并发狭窄。该类病多可归类于原发狭窄继发反流。梗阻是由于输尿管壁肌肉被破坏、输尿管口憩室等造成，输尿管反流往往是轻度的，且随年龄增长可自愈，但输尿管狭窄仍存在，对肾功能有危害。

4. 反流的分级　在过去的30年曾提出了几套膀胱输尿管反流分级方案，但目前得到公众认可的为国际反流研究委员会提出的分类法，根据排尿期泌尿系造影下输尿管及肾盏的影像学形态改变将原发性膀胱输尿管反流分为5度。

Ⅰ度：存在反流，反流达输尿管。

Ⅱ度：反流至肾盂、肾盏，但无扩张。

Ⅲ度：输尿管有轻度扩张或弯曲，肾盂轻度扩张和穹窿轻度变钝。

Ⅳ度：输尿管有中度扩张或弯曲，肾盂肾盏中度扩张，但多数肾盏仍维持乳头状形态。

Ⅴ度：输尿管有严重扩张或纤曲，肾盂肾盏严重扩张，多数肾盏失去乳头形态。

5. 临床表现　如下所述。

（1）反复尿路感染：膀胱输尿管反流的患者常有尿路感染症状，表现为尿频、尿急、尿痛，可伴发热、脓臭尿等。

（2）腰腹部疼痛：肾盂肾炎常可导致腹部不确定性疼痛，部分患者在膀胱充盈或用力排尿时感觉腰肋部胀痛。

（3）其他症状：患者可有恶心、呕吐、厌食等消化系统症状，部分患者可有生长缓慢、嗜睡、高血压等症状，少数患者出现肾功能不全相关症状。

6. 诊断　患儿反复出现尿路感染，特别是并发高血压、肾功能受损时应考虑该病可能，诊断主要靠排尿期泌尿系造影。临床常用的辅助检查如下。

（1）实验室检查：感染时，尿常规检查常显示白细胞明显增多，对于尿路感染特别是伴发高热的患者应做中段尿细菌培养及药敏试验，肾功能受损时，血肌酐和尿素氮增高，酚磺酞试验示酚磺酞分泌总量显著下降。

（2）超声检查：可以提示肾的总体大小，有无瘢痕的存在，以及对侧肾、输尿管的异常。彩超下可以发现尿液通过膀胱输尿管连接处呈喷水样改变。可作为怀疑有膀胱输尿管反流时的首选检查。

（3）静脉尿路造影：可显示肾形态，可估计肾的功能和肾的生长情况，肾盏变钝和输尿管扩张可能是膀胱输尿管反流的表现。

（4）排尿期泌尿系造影：在荧光屏监视下的排尿期尿道、膀胱及输尿管造影，可确定诊断及反流分级。

（5）膀胱镜检查：在诊断反流中的作用有限，主要用于了解输尿管口的形态、位置、膀胱黏膜下输尿管的长度、输尿管口旁憩室、输尿管口是否开口于膀胱憩室内或异位输尿管口等。

7. 治疗　如下所述。

（1）非手术治疗：原发性反流的儿童有较大可能自愈而不需手术，对于尿路造影示上尿路正常和膀胱镜检查示膀胱输尿管交界基本正常，膀胱造影剂显示有暂时或仅在高压时反流的患者，可行非手术治疗。

非手术治疗宜根据尿培养结果选用抗菌谱广、尿内浓度高、肾毒性小，对体内正常菌群影响小的抗生素，感染控制后，使用最小剂量以预防感染。可多次及定时排尿，减少膀胱内尿量，可使反流至输尿管和肾盂的尿液减少，排尿时肾盂内压力减轻。对于女婴如有明显上尿路扩张可留置导尿管，目的是使扩张的输尿管、肾盂缩小，保护肾功能。

每个月一次尿常规检查后，3个月一次尿细菌培养检查，如保持阴性则是预后良好的指征，可每4~6个月行膀胱造影检查一次。

（2）手术治疗：常用的为输尿管膀胱成形术，手术指征为：①反流程度达到Ⅳ度以上者；②Ⅲ度以上的反流经一段时间非手术治疗无效，程度加重者；③反流与输尿管膀胱连接处畸形有关，如输尿管呈洞穴状、输尿管旁囊性病变、输尿管开口于膀胱憩室药物治疗而感染不能控制者，或无法坚持非手术治疗者。抗膀胱反流手术可经膀胱内或膀胱外，术前应常规做尿培养及药物敏感试验，并使用有效抗生素1~2周。

其他手术：①单侧反流且同侧肾已严重损害，对侧肾正常时可行肾切除；②重复肾半肾已无功能者，可行半肾及输尿管切除；③单侧反流时可将反流的输尿管下端与正常侧输尿管吻合。

九、梗阻性巨输尿管症

1. 原发性梗阻性巨输尿管症　包括输尿管膀胱连接部以上部位的梗阻，如输尿管狭窄、瓣膜、闭锁、异位输尿管开口及远端无蠕动功能输尿管等。

（1）先天性输尿管狭窄：狭窄可发生在输尿管的任何部位，狭窄段长短不一，最常见的部位是膀胱输尿管连接部。大体观察见输尿管解剖狭窄，镜下可见管壁肌肉大体正常，可有近端肌细胞肥大及数目相对增多，狭窄段有胶原组织增生。病因可能是胚胎11~12周输尿管发生过程中假性肌肉增生或血管压迫所致。

（2）输尿管瓣膜：输尿管瓣膜很少见，为含有平滑肌纤维的横向黏膜皱褶呈瓣膜样造成梗阻，多发生在上、下段输尿管。病因不明，可能是胚胎期输尿管腔内正常多发横向皱褶的残留。另有如心脏瓣膜、帆布样瓣膜发生在远端输尿管。

（3）远端无蠕动功能输尿管：所致梗阻位于输尿管远端，梗阻段长 3～4cm。管腔无解剖狭窄，只是无蠕动功能，近端输尿管扩张。此病较多见于男性，左侧较右侧多，25% 是双侧病变，1 岁以内双侧病变更常见。10% 有对侧肾发育不良。有人认为病因同先天性巨结肠，但无确切证据。病理组织学可见病变输尿管内胶原纤维增加、肌肉相对缺乏、环形肌肉增生等。电镜观察肌肉细胞之间的胶原纤维增生，干扰了细胞之间的紧密连接，阻止正常电传导及蠕动，未发现肌细胞超微结构异常。远端输尿管鞘增厚也是梗阻的原因。胚胎学认为远端输尿管发育异常，输尿管远端发育最晚，而环形肌肉发育早。因血管压迫，在男性可能是输精管压迫导致输尿管纵行肌肉发育差，而引起无动力性输尿管。近端输尿管扩张程度不等，也有并发肾盂肾盏扩张者。

治疗应根据梗阻的临床表现。对于仅远端输尿管扩张患者可随诊观察，如症状不缓解、肾积水加重、并发凝结物者等应行手术治疗，手术时应切除无功能段输尿管，然后做输尿管再植。

2. 继发性梗阻性巨输尿管症　多见于尿道瓣膜、神经源性膀胱、肿瘤、输尿管膨出等下尿路梗阻引起的膀胱内压增高，膀胱壁或输尿管远端纤维化。后尿道瓣膜是最常见的原因。在电灼瓣膜后如输尿管扩张无好转应怀疑该病。发病机制可能是高张力逼尿肌、输尿管口或周围憩室纤维化，引起膀胱输尿管连接部梗阻。

输尿管膨出继发输尿管扩张的原因多为输尿管口狭窄，也有的膨出造成对侧输尿管扩张。有的巨输尿管症继发于腹膜后肿块或血管压迫。

医源性梗阻性巨输尿管症，最常见的是继发于输尿管再植术后输尿管狭窄，也有外伤致输尿管狭窄。有的输尿管再植术后狭窄为一过性，可以恢复，有的与输尿管蠕动功能有关，在输尿管皮肤造口或肾造口术后，经休息一段时期，输尿管功能可恢复。

治疗：如临床症状反复发作，肾积水、输尿管扩张症状持续加重、肾功能恶化、明确有输尿管梗阻者应行手术治疗。手术治疗的目的是抗输尿管反流，切除梗阻段输尿管。

手术方式：应用最多的是 Cohen 手术，横向膀胱黏膜下隧道输尿管膀胱再吻合术。如输尿管过度扩张，需先做裁剪。通常只裁剪远端输尿管。因上段输尿管迂曲扩张可随梗阻解除而缓解。只有当梗阻加重，肾功能恶化时，才裁剪上段输尿管。裁剪输尿管方法有两种：①切除过多的输尿管后缝合，保留适当的管腔。②做扩张的输尿管折叠，该方法优点是保留了输尿管血供，但有可能造成输尿管壁外膨出。如巨输尿管侧肾已无功能或无法控制的重度感染，则应行巨输尿管侧的肾、输尿管全切除术。

十、下腔静脉后输尿管畸形

下腔静脉后输尿管，又称环绕腔静脉输尿管，是一种少见的先天性异常。Harill 在 1940 年第一个报道在手术前作出诊断，在此之前所报道的 27 例都是在手术中或在尸体解剖中发现。该症可见于任何年龄，但多数发生在 30～40 岁，男性多于女性，约 3：1。

本症是右侧输尿管绕过腔静脉之后，走向中线，再从内向外沿正常路径至膀胱。肾盂及上段输尿管伸长扩张，但不都发生梗阻。临床上可分两型。

Ⅰ型临床少见。Ⅰ型没有肾积水或仅有轻度积水，输尿管在更高位置走向腔静脉之后，肾盂及输尿管几乎呈水平位，无扭曲，如有梗阻是因位于腔静脉侧壁的输尿管受椎旁组织的压迫所致。Ⅰ型梗阻部位在髂腰肌缘，该点是输尿管先向上行再转向腔静脉后下行。

Ⅱ型较常见。有肾积水及典型梗阻征象，梗阻近端输尿管呈鱼钩样（图 8-7）。

1. 临床表现　下腔静脉后输尿管畸形的临床表现，主要是下腔静脉对输尿管的压迫症状所导致的上尿路梗阻症状，如腰部不适、胀痛、肾盂及输尿管扩张及伴发的尿路感染、凝结物和血尿等，严重者能导致患侧肾功能损害。

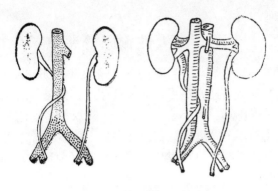

图 8-7 腔静脉后输尿管畸形

2. 诊断　主要是依据于静脉尿路造影和输尿管逆行造影，显示输尿管移位，向正中线越过第3、第4节腰椎而形成镰刀状或"S"形异常，致使受压近侧段输尿管扩张和肾盂积水。在X线斜位片上，正常输尿管和腰椎之间有一定距离，而在下腔静脉后输尿管的斜位片上则是紧贴下面几节腰椎。如上项检查仍未能明确诊断，则可先做右输尿管插入导管，再从股部大隐静脉插入一X线不透光的导管至下腔静脉，然后摄片，可更好显示右输尿管和下腔静脉之间的关系。超声、CT及磁共振成像对诊断血管畸形有帮助，如有必要可选用CT以避免逆行插管肾盂造影。

3. 治疗　此症的治疗主要依据患侧肾功能受损害情况而异。有25%的病例无明显或有轻微症状而肾和输尿管也只有轻度积水者，则一般无须治疗。如患侧肾有严重肾盂积水，或有反复尿路感染或并发有凝结物或肾功能严重受损，而对侧肾功能良好者，则可做患侧肾和输尿管截除。如患侧肾情况和功能尚佳，则宜采取保存肾手术。可在肾盂输尿管连接处上方切断，而后游离输尿管和套过下腔静脉，使之复位，最后做两端吻合。也可采用切断输尿管下段而做游离复位输尿管和最后做输尿管端-端吻合。后者方法易于产生吻合口狭窄或损伤其供应血管。如患侧输尿管由于感染和纤维性变而和下腔静脉长段（>6cm）紧密粘连，无法剥离，可先做腔静脉段输尿管保留，即在腔静脉两侧切断输尿管，充分游离肾使之下垂，然后行腔静脉前输尿管和输尿管的端-端吻合。如上述方法吻合困难，患侧肾功能较差时，也可在对侧肾功能良好情况下将患肾切除。

十一、髂动脉后输尿管畸形

1960年Corbus报道第1例髂总动脉后输尿管，继之1969年Mehl报道第2例和1972年Hanna等报道1例8岁男孩患两侧髂总动脉后输尿管并有两侧肾盂和输尿管积水。此症属罕见，其临床表现主要为尿路梗阻，如腰部不适和疼痛症状，有时并发有尿路感染。静脉尿路造影见肾盂和输尿管有积水和输尿管有弯曲下降。文献报道的病例均未能在手术前作出诊断，并并发有其他脏器畸形，如肛门闭锁、直肠阴道瘘、食管闭锁和气管瘘、孤立肾和马蹄肾等。治疗原则基本与下腔静脉后输尿管的治疗相同。笔者认为在特殊情况下，如孤立肾或对侧肾功能不足以负担全身的需要，则考虑做髂动脉切断而后游离复位输尿管和做髂动脉再吻合，如此可避免输尿管切断、吻合术后发生狭窄的危险，如同时并发其他先天性异常则应做相应处理。

十二、输尿管疝

输尿管疝较罕见，可向腹股沟（多见于男性）或股部（多见于女性）疝出。大多见于成人，小儿少见，也可发生于坐骨孔或向髂血管和腰大肌间隙处疝出，输尿管疝一般无疝囊。Jewett报道1例输尿管经腹股沟管疝入阴囊的患者。在所有腹股沟斜疝和阴囊中如有膀胱疝出者，常同时有输尿管疝出的可能，应加以注意。此症的临床表现为输尿管梗阻，如腰部疼痛或并发的尿路感染症状。静脉尿路造影可能显示部分输尿管在腹股沟或阴囊异位部位，对诊断有所帮助，否则难以做出诊断。如患侧肾功能良好，则采用切除疝出部分的输尿管和做输尿管端-端吻合。如患侧肾已有严重损坏不宜保留者，则做肾、输尿管切除术。

十三、先天性输尿管憩室

真性先天性输尿管憩室罕见，但它需与有盲端的双叉输尿管（blind - ending bifid ureter）和后天性输尿管憩室相鉴别。真性先天性输尿管憩室是由于输尿管芽过早分裂，因而它有完整的输尿管壁层，包括肌层和黏膜层，大多为圆形或椭圆形，大小不一，憩室含有尿量多则达 1 600mL，而有盲端的双叉输尿管大多呈管状或梭形，其长度至少为宽度的 2 倍，并和另一根输尿管连接成一锐角。先天性输尿管憩室多数发生于输尿管膀胱连接处附近，但也可发生于输尿管的任何部位。Culp 自 1947—1973 年共报道 3 例，都发生于肾盂输尿管连接处。

后天获得性输尿管憩室，常是继发于输尿管某段的梗阻、凝结物或损伤，使其上方输尿管的某部分受压膨出而形成。先天性输尿管憩室一般无何特殊症状，但憩室内有尿液潴留，易于引起感染和凝结物形成，也可能压迫输尿管，大多数输尿管憩室患者并有肾盂积水。其主要症状是腰痛和尿路感染。尿路造影可明确诊断，一般逆行尿路造影较静脉造影为好。

多发性输尿管憩室更为少见，至 1991 年共报道过 27 例，大多是成人病例。这种多发性憩室呈小圆形囊袋状；散在分布于输尿管，可以是单侧性或双侧性的。大多病例的临床表现为顽固性尿路感染，也可伴有疼痛和血尿。膀胱是正常的，对肾影响不大，除非并发感染，输尿管直径无明显改变。膀胱镜检查和逆行尿路造影可明确诊断。由于一般患者症状较轻，常可用有效抗生素控制感染，而无须用手术治疗。

十四、先天性输尿管扭转

先天性输尿管扭转罕见，文献报道在 12 080 个尸体解剖中仅见到 2 例。在胚胎发育期，当肾上升旋转时输尿管不随之旋转而产生输尿管扭转。如扭转足以引起输尿管阻塞，则造成肾盂积水。尿路造影是诊断本病的重要方法。

治疗：输尿管扭转未引起任何临床症状者不必处理。如输尿管扭转引致输尿管阻塞积水较重者可考虑手术治疗。

十五、输尿管折叠（输尿管纠缠）

输尿管折叠又称为输尿管纠缠，大多继发于输尿管梗阻处近侧的扩张输尿管，或由于肾活动度较大所造成，真性先天性输尿管折叠是极少见的。大多患者因诉有腰部疼痛或尿路感染而进行泌尿系检查才被发现。很多患者无明显症状。如折叠是继发的并有症状者则应设法消除原发病灶，如凝结物或输尿管狭窄等。如手术探查时见折叠处的输尿管发育不良，则应做病变段切除和输尿管端 - 端吻合术。

十六、倒 Y 形输尿管畸形

倒 Y 形输尿管罕见，病因不明，1987 年 Shigeai，Smuki 等报道迄今只见有 27 例，临床上见有三种情况：①倒 Y 形输尿管两支都开口于膀胱；②两支中的一支输尿管开口异位多（图 8 - 8）；③两支中的二支输尿管远端闭锁。两支输尿管可在任何部位汇合在一起，而引流一个正常肾的尿液。右侧倒 Y 形输尿管较左侧者多见。至今只见有 1 例报道为双侧者。除非倒 Y 形输尿管中的一支输尿管开口异位或并发凝结物，一般很少有症状出现，因而此症常是在手术或尸体解剖时才被发现。此外，在做膀胱镜检查，静脉尿路造影或逆行尿路造影时，偶然也可发现此症。除非凝结物而引起血尿和疼痛者外，一般无须治疗。

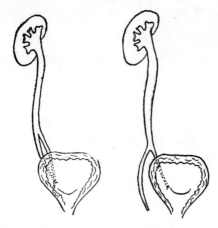

图 8-8　倒 Y 形输尿管

图左侧示：两根输尿管均开口于膀胱；图右侧示：其中一根开口于膀胱内

（王玉升）

第三节　膀胱先天性异常

一、膀胱不发育

在下尿路发育异常中，膀胱不发育是罕见的，并因它常伴有肾不发育，故少有能生存者。自 1654 年第一次报道该症以来，文献上仅有 37 例记载，在 29 例活胎中仅 8 例存活，其中 7 例为女性。虽然认为泄殖腔腹侧部发育缺损可能是膀胱不发育的原因，但其确切病因至今仍不清楚。由于在膀胱不发育病例中，脐血管常是存在的，因而尿囊缺如也非致病的原因。在幸存的病例中，肾可有扩张积水或肾盂肾炎，输尿管或相互分开或汇合成一根，有直接开口于正常的尿道，也有开口于阴道前壁者。在女性病例，其外生殖器基本正常，但细致检查外阴部，则可发现有两个尿道口或尿道缺乏。大多数患此症者并有其他器官的严重发育异常而无法生存。幸存者有尿失禁或反复尿路感染等症状。静脉尿路造影结合尿道或阴道镜检查对诊断有帮助。唯一治疗方法是尿流改道手术。

二、膀胱外翻

膀胱外翻是一种较少见而复杂难以治疗的先天性异常。Von Grafenberg（1597）首先描述本病临床所见，1780 年 Chaussier 始用膀胱外翻一词。Syme（1852）做了首例输尿管乙状结肠移植术，但 9 个月后患者死于肾盂肾炎。Nyman（1885）成功闭合 5 日龄新生儿膀胱外翻。Treridelenberg（1892）试用截骨术使耻骨靠近。Young（1942）和 Miehon（1948）分别报道首例女性及男性膀胱外翻关闭术后能控制排尿。Lepor 和 Jeffs（1983）报道 22 例经手术修复后有 19 例（86%）能控制排尿。

1. 胚胎发生　膀胱外翻是胚胎发育的反常，而不是单纯发育过程停顿于某一阶段，因正常胚胎发育过程上并不经过膀胱外翻阶段。至今对膀胱外翻形成原因的假设不一。Patten 和 Barry 认为，成对的生殖结节原始基处于尾端，在此泌尿直肠隔和泄殖腔膜相遇，如它们不向腹侧移位而反过向尾端，则泄殖腔膜的尿生殖部的后退受阻和沿下腹壁前置。泄殖腔膜的位置异常妨碍中胚层进入这个区域。当泄殖腔膜破裂，则整个泌尿生殖道即向外开放而造成膀胱外翻和尿道上裂。Marshall 与 Iuecke 认为，泄殖腔膜过度发展而缺乏移向尾端，因而它像栅门一样阻止了中胚层长入该区。这样下腹壁和耻骨联合的中部发育受阻而形成膀胱外翻。Johnston 和 Kogan 认为，由于脐部下区域的中胚层病变，是发育延迟而不是缺如，从而导致腹壁关闭不全，形成膀胱外翻。

2. 发病率　膀胱外翻发病率为 1/50 000～1/10 000，男性为女性的 2～5.1 倍。Shapiro（1984）等报道膀胱外翻和尿道上裂患者子女 225 例中有 3 例膀胱外翻，其患病率为 1/70，是正常人群患病率的

500 倍。此症虽无明显遗传因素，但文献上有兄弟姊妹同患此症的报道，说明具有家族性。

3. 临床表现　膀胱外翻包括骨骼肌肉、泌尿系统、男女生殖系统及直肠肛门异常。膀胱外翻见膀胱前壁阙如，后壁黏膜向前外突，色泽鲜艳，触之易出血、疼痛和敏感。完全性膀胱外翻都并有尿道上裂。在外翻的黏膜下方两侧，相当于膀胱三角区处可见有两侧输尿管开口，有时呈小乳头状隆起，有尿液间断地喷出，因其外露于体表而易于导致上行性感染，耻区都并有腹肌和骨骼方面的发育障碍，如腹股沟疝或股疝、两侧隐睾、阴茎短小扁平和阴囊膜发育不良。在女性则有阴蒂分裂和阴道外露。骨盆发育异常，耻骨联合分离，有时颇为严重而致两侧股骨外旋，患者步态蹒跚。少数患者并发有脊柱裂、脊髓脊膜膨出、唇裂和腭裂等。上尿路一般正常，也可并发马蹄肾、肾发育异常、巨输尿管等。输尿管下端一般从膀胱下外侧垂直进入膀胱，背侧没有肌肉支持，功能性膀胱修复后几乎 100% 有膀胱输尿管反流。

4. 治疗　膀胱外翻的治疗是采用外科手术，目的是修复腹壁和外翻膀胱，使能控制排尿，保护肾功能及在男性重建外观接近正常并有性功能的阴茎。手术方法有功能性膀胱修复和膀胱全切尿流改道。其中功能性膀胱修复应为首选。

（1）功能性膀胱修复：一般来说，在生后 72 小时以内做膀胱内翻缝合，不需做截骨术。3 ~ 4 岁时做抗反流输尿管移植、尿道延长、膀胱颈紧缩成形术。两期手术之间修复尿道上裂。尿道上裂修复术前可试用睾酮肌内注射（25mg/次）每月一次，共 3 次，促进阴茎发育，便于手术。也有学者主张在 8 ~ 18 月龄时做双侧髂骨截骨及膀胱内翻缝合。也可一期完成髂骨截骨、膀胱内翻缝合、抗反流输尿管移植、膀胱颈紧缩成形和尿道上裂修复术。

1）髂骨截骨术：俯卧位，骶髂关节外侧纵切口，达髂骨翼。上起髂后上棘下至坐骨切迹，全层凿开髂骨翼骨质，保存前侧骨膜使耻骨联合能在中线对合或仅余 1cm 以内间隙。术后双下肢悬吊牵引加用宽带将骨盆向上悬吊，亦有学者用外固定架固定骨盆。髂骨截骨术可与膀胱内翻缝合同期或于数日前进行。Jeffs 报道双侧髂骨截骨术的优点有三：①耻骨联合对合可减小闭合腹壁缺损的张力。②把尿道放入骨盆环内可减小输尿管膀胱角及重建膀胱颈后便于悬吊尿道。③使尿生殖膈及肛提肌靠拢，协助排尿控制。

2）膀胱内翻缝合术：仰卧位，沿外翻膀胱边缘切口，头侧向上延长包绕脐部，在精阜远侧横断尿道板，后尿道和膀胱下缘两侧皮肤做矩形皮瓣。沿两侧脐动脉在腹膜外游离膀胱到骨盆底部膀胱颈水平。游离两侧皮瓣，在精阜远端完全切断尿道板，显露耻骨间束。局部注射 1 : 200 000 肾上腺素可减少出血。将尿道板近端、前列腺与海绵体分离使膀胱能复位到骨盆内。显露海绵体组织，从耻骨支上游离两侧海绵体并于中线缝合以延长阴茎及矫正上弯。两侧皮瓣用 6 - 0 Dexon 线或其他可吸收线做 Y 形缝合，用以修复尿道板缺损和加宽后尿道。可吸收线缝合膀胱，留置双侧输尿管支架管。缝合膀胱颈和后尿道，尿道内留置导尿管，必要时膀胱内置蕈状管造口。从两侧耻骨上分离耻骨间束。缝合耻骨间束包绕前列腺部尿道。缝合腹横筋膜，强力线（用 Maxon 线或粗丝线）褥式缝合耻骨联合防止缝线嵌伤尿道。逐层缝合腹壁各层，脐带置于切口上端或结扎切除。多数学者主张在生后 72 小时内做膀胱内翻缝合。手术时需注意新生儿特点，保温，减少及补充失血量。生后 72 小时内关闭膀胱优点为：①胱壁柔软易于复位。②尽早使膀胱黏膜不受外界刺激，避免一系列继发改变和失用性膀胱萎缩。③不必做髂骨截骨。④有助于排尿控制。生后 72 小时以后手术需做髂骨截骨方能关闭骨盆环，术后牵引外固定 3 ~ 4 周使之有牢固的纤维性愈合。双侧输尿管支架管留置 1 ~ 2 周，尿道支架管留置 2 ~ 3 周。

3）膀胱颈重建、抗反流输尿管膀胱吻合及悬吊膀胱颈：原下腹正中纵切口或下腹横纹切口，腹膜外显露膀胱前壁纵行切开。双侧输尿管口插入支架管作标记。Cohen 法从膀胱内游离下段输尿管，在黏膜下横行隧道内向对侧推进 2.5 ~ 5.0cm，做输尿管膀胱再吻合。或从膀胱外侧找到输尿管，在入膀胱处切断，远端结扎，近端引入膀胱经黏膜下隧道做吻合。其目的在于抗反流和便于裁剪膀胱三角区重建膀胱颈。裁剪三角区中部矩形宽 1.8cm 黏膜缝合成管长约 3cm，并将两侧去黏膜形成 2 个三角形肌层瓣。新膀胱颈须能通过 F10 ~ 12 号支架管。重叠缝合三角区肌层瓣紧缩膀胱颈，即 Young - Dees - Leadbetter 术式。为使膀胱颈与尿道间形成一定角度，增加尿道阻力，用 Marshall - Marchetti 手术或带蒂腹直肌及筋膜鞘悬吊新膀胱颈。手术后留置双侧输尿管支架管 1～2 周，膀胱造瘘管 2～3 周。Mollard（1980）报道剪裁三角区形成横向和纵向两侧肌层瓣，分别包绕尿道和膀胱颈，同样使膀胱与尿道间形成一定角度，术后 60% 患儿能控制排尿。膀胱外翻功能性修复术后功能控制训练十分重要，首先使患儿有尿意感方可能控制排尿。有部分患儿需一段时间清洁间歇导尿，不宜短期内评价手术效果或决定再次手术。术后需定期复查静脉尿路造影、彩超、排尿性膀胱尿道造影，了解上尿路情况及有无膀胱输尿管反流。如膀胱容量过小，可考虑用肠管扩大膀胱。膀胱功能性修复患者中 10% 因尿失禁而做尿流改道。Gearhart 等认为尿道闭合压力高于 44.1mmHg 才能有效控制排尿，排尿控制与膀胱容量、顺应性、肌肉弹性等多因素有关。男性青春期前列腺发育，排尿控制可有显著改善。经膀胱功能性修复的女性患者妊娠后宜行剖宫产，以防产后尿失禁及子宫脱垂。已做尿流改道者，宜经阴道分娩，以免产生腹腔并发症。部分女性患者成年后性活动前可能需做阴道成形术。

（2）尿流改道：膀胱功能性修复后仍不能控制排尿或仍有反复严重的尿路感染及肾输尿管积水可考虑尿流改道手术。目前，常用方法有回肠膀胱术、乙状结肠膀胱或回盲肠膀胱术。Cock（1982）报道可控性回肠膀胱，受到广泛重视。其手术要点是将旷置肠管对系膜缘剖开并重建，形成容量大、压力低的贮尿囊，选择回肠或阑尾做流出道，并做隧道或内翻乳头增加阻力，使流出道内压力峰值高于贮尿囊内的压力峰值，达到可控目的，1986 年报道的 Mainz 袋手术和 1990 年 Wenderoth 等报道的回肠新膀胱术较 Cock 手术简单，效果也很好。尿流改道术后同样需要定期检查静脉尿路造影、B 超、血生化检查，结肠膀胱患者还需定期做内镜检查，以期尽早发现可能发生的肿瘤。

三、膀胱多房分隔

膀胱多房分隔罕见（图 8-9）。文献上只有少数报道。此症膀胱外形正常，但腔内有多数不规则隔膜将膀胱分隔成多数大小不一的小房，有些是密封的，有些彼此有交通，都并发有重复输尿管，每根输尿管进入一小房。治疗主要是解除排尿梗阻。

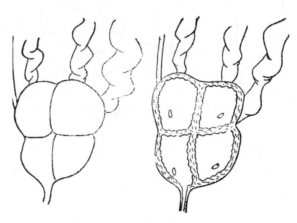

图 8-9　膀胱多房分隔示意

四、膀胱完全性重复

两个膀胱完全分开，侧侧相贴，其间有腹膜反褶和疏松结缔组织间隔，各个膀胱各自引流同侧的输尿管及其肾，并各自由其尿道流出尿液（图 8-10）。自 Schatz 1871 年首次报道以后，至今仅有 33 例，阴茎常有完全性或不完全性重复异常，也可有一个阴茎具有两个尿道异常。阴囊常分裂成两个独立部分。如在女孩则常见有两个阴道入口、双阴道和单角子宫，50% 以上的病例伴有低位消化道重复异常。并发先天性肛门直肠闭锁、直肠膀胱瘘、直肠尿道瘘和直肠阴道瘘者并不少见，也有并发低位腰骶重复的报道。

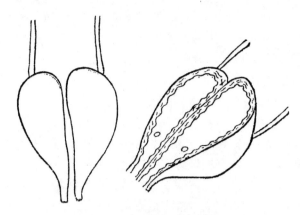

图 8-10　膀胱完全性重复示意

　　临床上常是在发现患者有外阴部异常或因有反复尿路感染而进行泌尿生殖系统检查而被发现。对可疑患者做静脉尿路造影，排尿时膀胱尿道造影，钡剂灌肠，瘘管造影和膀胱尿道镜检查等，对此症的诊断很有帮助。治疗应根据膀胱病变情况和并发的其他器官先天性异常的具体情况而制订治疗方案，包括外生殖器的整形，保护膀胱功能和消化道异常的矫治等。

五、膀胱不完全性重复

　　膀胱被一纵隔或矢状隔分隔成两个房腔，但在其远端相互交通，并经同一尿道排泄尿液（图 8-11）。

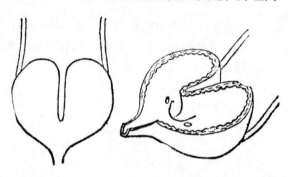

图 8-11　膀胱不完全性重复

　　自 Cattirri 1670 年报道第 1 例以来，现共计有 16 例，和完全性重复膀胱异常相对照，未见并发有生殖道、小肠或骨骼方面异常的报道。如无尿路梗阻，患者一般无症状也无须治疗。膀胱造影和膀胱镜检查可确定诊断。如有尿路梗阻者，则可采用将膀胱隔切除，最大限度地使两房腔沟通。

六、膀胱葫芦状分隔

　　本症罕见，文献上只有 34 例报道。患者膀胱中部有环状收缩致形成上下两个等大或不等大的房腔，两房腔间的通道大小依据于增厚的收缩环，输尿管开口大多位于下腔，但也有开口于上腔者，两侧输尿管开在同一水平。此症大多在成人期做出诊断，但其所有症状如尿频、夜尿，遗尿和排尿不全等均在儿童时即开始，反复的尿路感染是常见的症状。膀胱造影可显示膀胱呈葫芦状。此症需和膀胱脐尿憩室相鉴别。膀胱镜检查可确定葫芦状分隔口径的大小和确定是否需做手术治疗，口径狭小者应予扩大。

七、先天性膀胱颈梗阻

　　1834 年 Guthrie 在尸体解剖上首先发现此病，并指出在膀胱颈部有一纤维环。1933 年 Marion 在国际泌尿外科学会上发表膀胱颈部病的报道。他称"该病的特征是排尿障碍，与尿道周围腺瘤压迫所致者同，排尿障碍是由于膀胱颈部改变所致，但无明显病灶，也非由于脊髓病变所造成"，并认为此症是先天性的，因而被称为"Marion 病"，但也有称为"膀胱颈挛缩"或"原发性膀胱颈硬化症"。由于各学者对于此症的诊断标准的掌握不同，因而文献上对此症发生率的报道有很大差异，不仅两个地区的发生率且同一地区的两个学者对此症的发生率都有很大差别。例如德国的 Bischoff 称膀胱颈部病是小儿下尿路梗阻中最常见的疾病，他曾见到过 500 余例，而他的国内同道 Hoafeliner，de Mayence 和 Mellin，d'Essen 共报道 16 例，加拿大和美国也有类似情况。

原发性膀胱颈硬化的基本性质迄今尚无定论。Marion 认为它像幽门肥厚性狭窄，是膀胱颈部的平滑肌发生肥厚。1951 年 Canpbell 认为此症是一单纯膀胱颈部肌肉张力过强或颈部括约肌收缩。Kerneis 做了此症的局部组织学研究，发现局部组织的神经 – 肌肉有增生现象和贲门痉挛相类同。1957 年 Bodian 认为此症的病变主要是后尿道周围纤维弹性组织的炎症。Gil – Vernet 对膀胱括约肌的解剖和生理做了大量研究后认为：括约肌不是导致膀胱颈部梗阻的原因，原发病灶事实是膀胱颈周黏膜炎症，并有绒毛膜增生和黏膜下层纤维硬化。这种炎症性硬化延伸至整个尿道周围黏膜鞘，从而损害膀胱颈部的弹性。他认为在膀胱括约肌处所见到的病变，如过度张力、肥厚或硬化等都是继发于膀胱颈 – 尿道黏膜和黏膜下层的病变。但是大多研究膀胱颈部病的学者们都倾向于认为它是一种先天性疾病，是由于泌尿生殖系在胚胎期的发育障碍造成，而不是由于感染。有时膀胱颈部硬化可并有先天性尿道口狭窄和膀胱壁内输尿管狭窄，因而有理由认为这些不同病变是由不同因素导致，膀胱颈部梗阻远端的后尿道直径大多正常，少数病例有扩张现象。产生扩张是由于炎症使后尿道的平滑肌张力减低，或由于尿液冲出阻塞处时力量增大致尿道受到冲击。膀胱颈部梗阻处的近端尿路，在初期或代偿阶段见膀胱壁厚，出现膀胱小梁。膀胱壁增厚又加重膀胱颈部梗阻。由于壁肌的增厚压迫膀胱壁层段输尿管而使之狭窄，从而引起输尿管和肾盂扩张积水。如不予纠整矫治，则进入后期或失代偿阶段，见膀胱小梁延伸发展，有小憩室形成，主要位于输尿管开口附近。壁层段输尿管逐渐被推向膀胱外，出现膀胱输尿管反流和尿路感染及肾功能损坏。

1. 临床表现　先天性膀胱颈梗阻多见于男性、患者 75% 是儿童或少年，只有 25% 见于婴幼儿时期。由于迄今对此症的认识还不足，故诊断较困难，尤其在婴幼儿，不易发现其排尿异常情况，年龄越小，症状不显著，诊断越困难。由于此症属先天性；因而它可存在于胎儿中。在此症初期的临床主要表现为排尿困难。儿童患者排尿时有哭吵和排尿用力，表示内括约肌开放作用有障碍，排尿后尿液有点滴流出，表示膀胱颈口收缩动作也有障碍。此时膀胱还无扩张，肥厚的逼尿肌尚能克服膀胱颈的梗阻。如疾病继续发展，排尿困难依然存在，甚至更剧，排尿次数增加，进入膀胱完全性尿潴留时期。这个时期久暂不一，随着时间的推延，疾病可发展到完全性尿潴留，后者有时可突然出现，但也可能缓慢地进展到充溢性尿失禁。尿路感染也是此症的主要症状之一，这是由于膀胱颈部梗阻产生残余尿，从而易于发生感染，严重者可有脓尿，并引起全身症状如发热、呕吐和生长发育延迟等。晚期患者常可有输尿管、肾盂和肾盏的严重积水以及肾功能有不可逆转的损坏。一般患此症者的年龄越小，颈部纤维性变发展越快，排尿困难越严重，发展至完全性尿潴留也越迅速。尿潴留在此症是一重要信号，应引起医生和家长的严重关注。

2. 诊断　膀胱颈部梗阻的诊断并不容易，因而对所有疑有此症的患者都应做全面的泌尿系检查。静脉尿路造影可大体上了解上尿路的情况。膀胱造影在此症可显示膀胱阴影增大，严重者呈宝塔形膀胱，边缘不规则表示有慢性感染或小憩室形成可能，在左右 X 线斜位片上，有时可显示有输尿管旁较大的憩室和造影剂反流入输尿管的阴影。采用排尿时尿道膀胱造影可鉴别后尿道瓣膜、先天性尿道狭窄和先天性尿道憩室等异常。在膀胱颈部梗阻患者，后尿道一般正常或有轻度扩张，也可观察有无膀胱输尿管反流存在。膀胱镜和尿道镜检查，对诊断膀胱颈部梗阻也很重要，当膀胱镜插入时感到膀胱颈处有阻力。在膀胱颈部可见其后唇呈典型水平面或凸出状态，膀胱后壁凹陷，后尿道也呈下陷状，因而后尿道和膀胱后壁之间似架起一"桥梁"，因而在膀胱镜检查时须将膀胱镜抬高或将膀胱颈部下压才能窥到膀胱后壁。膀胱黏膜见有不同程度的炎症现象，可见有小梁和小房形成，输尿管口扩大，有时见有输尿管旁憩室。经尿道镜检查可证实有无后尿道瓣膜或精阜增生等异常存在。

3. 治疗　膀胱颈部梗阻的患者采用非手术方法，如探子扩张和抗感染等，效果不佳时，主要采用手术治疗，即经尿道通过气化电切或等离子电切切除膀胱颈部下唇，对有严重梗阻者，可做膀胱颈切除术。此外，对并发疾病，如膀胱输尿管反流、憩室和凝结物等，应同时或分期做相应的处理。手术后的预后主要按原疾病发展的程度而异。如手术时在初期阶段，膀胱还未明显扩张，也无膀胱输尿管反流，则手术治疗有获得痊愈的可能。有些无严重肾盂与肾盏扩张的膀胱输尿管反流的病例也可得以恢复，但那些并发有严重肾实质性病变和有感染的肾盂肾盏极度扩张的病例，则预后不甚理想。

八、脐尿管异常

在胚胎第 3 周，从卵黄囊顶部尾侧的内胚层生出一细胞索，它迅速演变为一中空的盲管，突入体蒂，形成尿囊，其根部参与膀胱的形成。从膀胱顶部至脐孔的一段变成为脐尿管。脐尿管最后完全闭塞成为一条索状带，即脐中韧带。在胚胎发育过程中脐尿管如发生变异，则可产生下列四种异常：①脐尿管不闭塞而保持开放状态，一端开口于脐孔而另一端和膀胱相通，形成脐尿管瘘；②脐尿管两端段闭塞，但其中段部分不仅未闭塞且呈囊样扩张，形成脐尿管囊肿；③靠近脐部残留一段未闭合的管道而形成脐尿管窦；④靠近膀胱顶部残留一段未闭合管道而形成膀胱脐尿管憩室。现分述如下。

（一）脐尿管瘘

其临床表现为脐孔处有间歇性尿液流出，尿液流出的多少则按瘘管口径大小而异。14%～28% 的脐尿瘘管患者并有下尿路梗阻，但下尿路梗阻并非是脐尿管瘘发生的原因，因从胚胎发育过程来看，脐尿管闭塞发生在尿道形成之前，故下尿路梗阻对形成脐尿管的过程应无任何影响。只能说有下尿路梗阻的病例有较多尿液从脐孔漏出。

诊断此症可用下列各方法：①由脐孔瘘口处注入亚甲蓝后，观察染料在尿道排出；②由脐孔瘘口处注入造影剂并拍摄 X 线片，显示造影剂进入膀胱内；③由尿道插入导尿管至膀胱，并注入亚甲蓝溶液或造影剂，可得到和①与②相反方向的结果；④静脉注射靛胭脂或酚磺酞，可见蓝色或红色尿液从脐部瘘口处流出；⑤用排尿时膀胱尿道造影来观察下尿路有无梗阻存在；⑥如有需要则做膀胱镜检查，以窥视膀胱脐尿管的开口位置和其大小。

脐尿管瘘与卵黄管未闭相鉴别。卵黄管和肠道相通，排出物和尿液不同，多黄色粪水，有粪臭，由瘘口注入碘化油后做腹部正侧位 X 线片，可见有造影剂进入小肠腔内，即可明确诊断。

外科手术切除是此症唯一有效治疗。如并发感染，则需待感染控制后再行处理。

（二）脐尿管囊肿

脐尿管囊肿较脐尿管瘘多见。出于液体（可能是浆液性、黏液性或纤维蛋白性的液体）的潴留，使此症造成囊状扩张的肿块。囊壁内层的上皮细胞和膀胱黏膜的上皮细胞相同，都是变形上皮。囊肿大多位于脐尿管的下 1/3 段，而很少发生于上 1/3 段。一般体积不大，且无明显症状，因而只有 1/3 的病例见于婴儿时期。在对此症患儿做体格检查时偶然在耻区中线处扪及肿块，如若囊肿较大，则可见在耻区中线处有一圆形肿块凸起，呈囊性感觉，从而引起注意和进一步检查。随着囊肿的增大，可引起耻区疼痛。囊肿继发感染者多见于成人患者，而偶见于小儿。局部出现红、肿、痛和热等炎性症状。脓肿形成后可穿向脐部或膀胱，也可能穿破腹膜而进入腹腔内，从而产生各种相应的症状，如脐炎、尿路感染、腹膜炎等。无感染的脐尿管囊肿应与膀胱憩室、卵黄管囊肿、脐疝和卵巢囊肿相鉴别；而感染的脐尿管囊肿应与腹壁脓肿相鉴别，有时也可与急性阑尾炎、膀胱炎和梅克尔憩室等相混淆。膀胱造影侧位片对诊断此症有帮助，可显示囊肿位于腹膜外，并使膀胱顶部移位。超声检查也有助于诊断。对此症的治疗，不论有无感染均应将囊肿彻底切除。如因感染严重无法将囊肿切除者，则可将囊肿切开，排出脓液和尽可能刮除囊壁上皮使囊肿呈袋形，然后用纱布填塞引流，常可随炎症消除而自行愈合。

（三）脐尿管窦

是继发于脐尿管囊肿，感染后向脐部穿破所造成。临床表现为脐周围炎、流脓、皮肤发红、疼痛和间歇性发热等。有的也有脐部肉芽形成。有时窦道底部有一细小管道通向膀胱顶部而引起尿路感染。窦道造影可明确诊断。脐尿管窦鲜有自行愈合者，故均应在控制感染情况下，经腹膜外途径将脐尿管窦完部切除。

（四）膀胱脐尿管憩室

此症是靠近膀胱顶部的一段脐尿管未完全闭塞而形成。憩室体积的大小依未闭塞的脐尿管长度和口径而异。下尿路梗阻可和膀胱脐尿管憩室同时存在，但前者并非是后者的病因。一般此症无临床表现，而常是由于反复发作的尿路感染或凝结物形成而引起注意，从而进行泌尿系统检查才被发现。对无症状的憩室，无须处理。否则，此症治疗方法是外科手术切除憩室，切除憩室后应牢固缝合膀胱，并经尿道留置导尿管 7~10 天。如同时并发下尿路梗阻者，则应同时做处理。有时也有可能在下尿路梗阻解除后，症状消失而无须再做憩室切除。

（王玉升）

第四节　睾丸先天性畸形

一、先天性无睾症

本症命名较混乱，不同的作者对病名含义界定不尽相同。如先天性无睾症又称睾丸消失综合征（Vanishing testes syndrome）或睾丸退化综合征（testicular degradation syndrome），亦有学者称之为睾丸阙如。是一种少见的先天性睾丸发育异常疾病，迄今文献报道约 200 例，国内只零星报道。

单侧无睾症多发生在右侧，多伴有同侧肾及输尿管缺如，并常有附睾输精管同时缺如。本病的病因未明，最大的可能是血管栓塞导致睾丸组织萎缩，遗传因素和其他先天性异常尚有待证实。

临床表现与睾丸组织退化的时间有关，睾丸组织退化如在胚胎 8 周以前，则患者的内外生殖器均为女性型，发生在胚胎 8~10 周间，外生殖器呈两性畸形，中肾管和副中肾管可有部分发育或完全阙如，如发生在胚胎 13~14 周以后，则外生殖器为男性型，伴有小阴茎。

先天性无睾症的诊断标准如下。

（1）LH，FSH 基础水平增高（9 岁以下双侧无睾症患者则可不升高）。

（2）睾酮的基础水平低（停留在青春期前水平）。

（3）hCG 注射试验：hCG 1 500U 隔日肌内注射一次，连续 3 天，血睾酮水平无增高反应。

（4）剖腹探查未能发现睾丸组织。

（5）染色体核型正常（46，XY）。

诊断一旦确定，即应在患者达到青春年龄（13~14 岁）时开始睾酮替代治疗，庚酸睾酮的初始剂量为 100mg 每 6~8 周肌内注射一次，1~2 年后改为每 4 周肌内注射 100mg，再过 1~2 年增加至每 4 周 200mg。有人用这种方案治疗 11 例取得了明显疗效。

二、先天性多睾症

多睾症也称重复睾丸，是囊内有两个正常睾丸外还有一个睾丸在一侧阴囊内。这是由于生殖嵴内上皮细胞群分裂的结果。此症极为少见，1978 年 Pelander 报道的 1 例是文献记载的第 53 例（我国 1994 年至今未见报道），也从未有 3 个睾丸以上的报道。多睾症的额外睾丸可能较正常者为大，也可能较小。它可具有正常的附睾和输精管并有精子生成能力，但有的额外睾丸不附有管道也无精子生成能力，多睾症一般无症状，除非并有疝或额外睾丸发生扭转等并发症时才被注意发现。一般是患者在阴囊内扪及一无法解释的肿块而做手术。多睾症都需用手术探查和组织检查方能确诊。

如额外睾丸属正常情况则无须切除，如有萎缩或其他病理情况，则可切除。切除时需注意勿误伤同侧正常睾丸的输精管。

三、融睾症

融睾症是两个睾丸相互融合成一个，很罕见。我国潍坊医学院学报于 1994 年 3 月报道 1 例，至今未见报道。融合睾可位于阴囊内或腹腔内，其所属的附睾和输精管各自分开，大多数融睾症并发有重要的泌尿生殖系异常或其他器官异常，如融合肾、马蹄肾、脑积水、脑脊膜膨出和脊柱侧突等。

融睾症如无临床症状，无须治疗。

四、隐睾症

隐睾，也称睾丸未降或睾丸下降不全，是指睾丸未能按照正常发育过程从腰部腹膜后下降至阴囊。据报道，早产儿隐睾的患病率30%，新生儿为4%，1岁时为0.66%，成年人为0.3%。患病率在生长和发育中逐渐降低，表明在出生后睾丸仍可继续下降，但至6个月后，继续下降的机会明显减少。此症可能有一定的遗传性，文献曾有兄弟俩同患隐睾症的报道，但临床上较少见。

（一）病因

隐睾症发生的原因有很多假说，其中主要有以下几种原因。

1. 解剖上的机械因素 ①精索血管过短，大多数隐睾者有精索血管过短而造成睾丸下降不全，少数有输精管过短；也有人认为，促性腺激素可增加睾丸血流、血管直径和睾丸体积。②睾丸韧带功能异常，睾丸韧常退变后，收缩异常，使睾丸发生不同程度的下降不全（异位）。③睾丸下降途径上的障碍，睾丸的体积超过腹股沟管的直径，过紧的腹股沟管或环口或外环远端进入阴囊的口（也有人称此为第三腹股沟环）缺乏，则睾丸无法进入阴囊内。④睾丸和后腹壁组织的粘连，如胚胎期发生腹膜炎、输尿管凝结物，则可能发生腹膜粘连，阻碍睾丸下降。⑤提睾肌变异，如提睾肌纤维增厚或肌纤维缺乏弹性都可能产生隐睾症。动物实验显示：切断小白鼠提睾肌的营养神经或生殖神经，可造成小白鼠的隐睾症。⑥睾丸结构异常，如两侧睾丸融合在一起，睾丸和脾融合，以及睾丸和附睾不相连接等都可阻碍睾丸沿着正常途径下降。

2. 内分泌因素 有些学者认为，母体促性腺激素刺激胎儿睾丸的间质细胞产生雄激素，这对睾丸下降起重要作用。睾丸下降发生在促性腺激素在血液中浓度很高时期，即胎儿最后1个月和青春期，这说明母体的促性腺激素和青春期垂体促性腺激素在睾丸下降可能起到重要作用。睾丸下降一般不会在胚胎8个月前发生，因此时的睾丸还未成熟，对促性腺激素不产生下降反应。因而，在妊娠后期隐睾，尤其是两侧睾丸未降入阴囊，可能和绒促性素不足或存在有遗传性缺陷与胎儿睾丸对该激素不发生反应有关。

最近有研究证实，睾酮 - 双氢睾酮通过生殖股神经的间介，转化为降钙素基因相关肽（CGRP），其受体定位在睾丸引带上，将离断的睾丸引带孵育在降钙素基因相关肽溶液中，可观察到睾丸引带有节律性收缩。如果对幼鼠阴囊内注射降钙素基因相关肽受体拮抗药，则可阻止或延缓幼鼠的睾丸下降。因之，睾丸下降过程与睾酮水平密切相关。

3. 副中肾管抑制物质（MIS）不足 在胚胎性别决定之前，每个胎儿同时具有副中肾管和中肾管。当胚胎确定为男性后，原始性腺发育为睾丸。睾丸内间质细胞分泌睾酮，而睾丸内支持细胞分泌副中肾管抑制物（MJS），抑制副中肾管发育。如果副中肾管抑制物质不足或匮乏，则副中肾管残留或完全没有退化。残余的副中肾管，在睾丸经腹移行期，可能是重要的障碍。

4. 睾丸本身发育缺陷 对隐睾进行手术时发现，1%～3%仅有睾丸和附睾残余或精索血管和输精管残端，提示睾丸和附睾在出生之前已经萎缩，可能是由于宫内睾丸扭转所致；也有出生后反复或急性睾丸扭转。

5. 医源性 少数疝修补术后患儿的继发性睾丸萎缩。

（二）病理

1. 大体病理 未降入阴囊内睾丸常有不同程度的发育不全，体积明显小于健侧，质地松软。少数患侧睾丸已经阙如，仅见精索血管残端。

隐睾患侧伴有附睾和输精管发育畸形，发生率为36%～79%。但是对于附睾是否异常并无明确的定义。有人提出，如果附睾比正常长2倍和（或）不附着于睾丸下极者即为附睾异常。正常附睾长度如何，仍无普遍承认的标准。至今报道隐睾并发附睾畸形者，大都是对隐睾行睾丸固定时的解剖所见，而对于非隐睾者其睾丸与附睾的关系如何，虽有一些报道，但意见也有分歧。Belloli 等对 456 例 522 个隐睾解剖时发现附睾畸形者共 99 个，占 19%，而对照组 50 例成年人尸体解剖和 96 例小儿疝或鞘膜积液的睾丸和附睾未见有解剖上不连接。Elder 的资料表明未降睾丸伴附睾异常者占 71%，而降入阴囊内（疝成鞘膜积液术中所见）的睾丸其附睾异常者为 50%。Turek 等对 94 例非隐睾者（如疝、鞘膜积液、精索静脉曲张等）进行阴囊探查，对 112 个附睾的形态进行检查，其中 83.9% 为附睾头与附睾尾附着于睾丸，而附睾体与睾丸之间有相当的距离，一般可容指尖；附睾与睾丸完全紧贴占 12.5%。

2. 组织病理　正常睾丸曲细精管内生殖细胞的发育过程是：生殖母细胞→Ad 型精原细胞→Ap 型精原细胞→B 型精原细胞→初级精母细胞→次级精原细胞→精子细胞→精子。

正常男孩出生后 60~90 天的睾酮峰波促使生殖母细胞发育为 Ad 型精原细胞。这个过程在婴儿 3~6 个月时完成。隐睾者生后 60~90 天的黄体生成素（LH）和促卵泡成熟激素（FSH）潮涌受挫，胎儿间质细胞数目减少，不能形成睾酮峰波，从而导致生殖母细胞不能转变成 Ad 型精原细胞，其组织学标志是：①1 岁以后仍持续出现生殖母细胞。②Ad 型精原细胞数减少。可见，隐睾的病理组织学主要表现为生殖细胞发育的障碍。其次是间质细胞数量亦有减少。但即使是双侧隐睾，仍有适量的雄激素产生，可维持男性第二性征的发育，也很少影响成年后的性行为。

隐睾的曲细精管平均直径较正常者小，曲细精管周围胶原组织增生。隐睾的病理组织学改变随年龄增大而愈加明显。成年人的隐睾，其曲细精管退行性变，几乎看不到正常精子。

隐睾组织病理学改变的程度，也与隐睾位置有关，位置越高，病理损害越严重，越接近阴囊部位，病理损害就越轻微。

（三）诊断

隐睾诊断并不困难，体检可见患侧阴囊扁平，双侧者阴囊发育较差。触诊时，患侧阴囊空虚，无睾丸。但应注意，阴囊内未扪及睾丸者，并非都是隐睾。检查时让患儿取坐位，两腿分开，呈髋外展位。检查者的双手应温暖，室温也不宜过低。检查时应注意以下 4 点。

（1）小儿因提睾肌反射比较活跃，受到某些刺激，如寒冷或惊吓后，提睾肌收缩，可将本来位于阴囊内的睾丸提至阴囊近端，甚至进入腹股沟管内，临床表现颇似隐睾。但如仔细检查或经热敷后，可将睾丸推回阴囊内，松手后睾丸可在阴囊内停留一段时间，此称为睾丸上缩或回缩性睾丸，多见于学龄期前后的儿童，常被误诊为隐睾。另一方面，有些睾丸可从腹股沟部被逐渐地推入阴囊，但松手后，睾丸即退回原来位置，此称为滑动睾丸，应属于隐睾。经过仔细反复检查，80% 的隐睾可在腹股沟区被扪及，压之有胀痛感，可与腹股沟淋巴结区别。隐睾的体积一般较对侧阴囊内睾丸为小，随着年龄增长，差别也逐渐明显，20% 的隐睾在触诊时难以触及，但这并不意味着这些隐睾都位于腹内。触不到的隐睾在手术中，80% 可在腹股沟管内或内环附近被发现，而其余的 20% 经手术探查，仍未能发现。如为一侧找不到睾丸，称为单睾或单侧睾丸缺如，发生率占隐睾手术探查的 3%~5%，约 5 000 个男性中有 1 例单侧睾丸缺如；如双侧隐睾经探查，均未能发现睾丸，称为无睾畸形，约 20 000 个男性中仅有 1 例。

（2）仔细探查股部、耻骨部、会阴部，以异位睾。

（3）对于不能触及的隐睾，术前如何判断患侧有无睾丸及隐睾所处的位置，可通过一些特殊检查，如疝囊造影、睾丸动脉或静脉造影，这些检查有一定的损伤和并发症，结果也不容易明确，现已很少应用，无损伤性检查，如彩超、CT、磁共振检查，也只能作为参考。

（4）双侧触不到睾丸者，可行性激素试验。试验前应检查血浆睾酮基础值，然后应用人绒促性素（hCG）1 000~1 500U 肌内注射，隔日一次，共 3 次。复查睾酮浓度。如睾酮浓度上升，提示有睾丸存在。无论是哪一种检查，都有一定的局限性，手术探查仍然不失为最后确定的手段。

近年腹腔镜用于不能触及隐睾的手术检查（一般在上述检查仍不能确诊情况下），术中既可以探查又可以根据探查结果、灵活选用腹腔镜下隐睾固定术，效果令人满意。

（四）治疗

隐睾一经诊断，就应尽早进行治疗。目前认为，应从新生儿开始对隐睾进行监护，因此应与产科医务人员密切配合。新生儿睾丸相对大于其他各年龄期，尚无提睾肌反射。如果发现新生儿阴囊内无睾丸。即应想到隐睾，并嘱家长去有关专科进行随访。生后 6 个月，如睾丸仍未下降，则自行下降的机会已经极少，不可再盲目等待。

1. 激素治疗　基于隐睾的病因可能与内分泌失调有关，以及隐睾患者的内分泌改变和睾丸生殖细胞发育障碍等现象，激素用于治疗隐睾受到普遍重视。生后 10 个月仍为隐睾者，就应开始进行激素治疗。

用于治疗隐睾的激素，早年是人绒促性素，因有一定不良反应，如阴茎增大、睾丸胀痛，如果剂量掌握不当，或较长期使用，可导致骨骺早期愈合等。20 世纪 70 年代有黄体生成激素释放激素（LHRH）或称促性腺激素释放激素（GnRH），绒促性腺已非首选药。但目前黄体生成激素释放激素尚不能普遍供应，绒促性素仍被广泛采用。

人绒促性素主要成分是黄体生成激素，它刺激间质细胞，产生睾酮。睾丸内的睾酮浓度升高，使生殖母细胞转变为 Ad 型精原细胞。黄体生成激素释放激素作用于腺垂体，促使垂体释放 LH 和 FSH，被释放的 LH 进入了与 hCG 作用的同一轨道。

应用人绒促性素的剂量，每周 2 次，每次 1 000～1 500U，肌内注射，连续 9 次为 1 个疗程，总剂量约 13 500U 为宜。

黄体生成激素释放激素已可采用鼻黏膜喷雾给药，每侧鼻孔 200μg，3/d，总量 1.2mg，连续 28d，鼻黏膜喷雾给药无任何痛苦，即使感冒流涕仍可继续治疗。

术前应用黄体生成激素释放激素治疗隐睾，对未能下降的隐睾进行睾丸固定术时睾丸活检的资料表明，其组织学的光镜和电镜检查，与未接受激素治疗者对照，有明显改善。睾丸固定术前未用激素者，在术后追加激素治疗，睾丸内生殖细胞均值亦高于安慰剂组和直接手术组。但如 7 岁以后行睾丸固定者，即使加用激素治疗，效果并不明显。

激素治疗引发隐睾下降，因目前对隐睾尚无统一的分类，激素治疗隐睾的疗效也缺乏统一的评价标准，治疗对象中是否真正完全排除回缩睾丸等因素，对激素治疗隐睾的效果很难加以评估，各报道者之间也有很大差异。一般资料指出，人绒促性素治疗后隐睾部分下移者 30%～40%，黄体生成激素释放激素的有效率为 30%。如果在黄体生成激素释放激素治疗后隐睾仍未下降，再加黄体生成激素释放激素 1 500U 连续 3 天，使部分隐睾继续下降，而增加总有效率。

激素治疗的效果与隐睾所处的位置密切相关，位置越低，疗效越好，与单侧或双侧隐睾并无明显关系。腹内隐睾的激素治疗几乎无效。

2. 手术治疗　经激素治疗无效时，睾丸固定术应在 1～2 岁进行，最晚不超过 3 岁。

手术分传统手术与微创手术（腹腔镜下隐睾固定术）。

术中无论隐睾处于什么部位，都必须进行睾丸和精索的广泛游离。将隐睾连同鞘膜提起，鞘膜囊附着耻骨结节部或阴囊上方。分离切断鞘膜囊附着部，开始游离睾丸和精索。通过内环的隐睾几乎都有未闭鞘状突，分离提睾肌后，于接近内环部切开闭鞘状突前壁。此时可将鞘膜囊内睾丸翻出检查。记录其大体解剖所见，特别是附睾与睾丸关系。并测量睾丸体积，将睾丸还纳入鞘膜囊内。从鞘状突的后壁仔细推开睾丸动脉、静脉和输精管，避免损伤。横断鞘状突并游离至内环高度，予以缝扎。于内环部切开腹内斜肌和腹横肌 2～3cm，即可进行腹膜后精索游离直至手指可以扣及肾下极，经腹膜后广泛游离。隐睾可从原来的位置平均下降 5.5cm，以增加精索长度，其中，腹膜后广泛游离后，精索平均延长 2cm，精索经广泛游离后，几乎都能将睾丸无张力地置入阴囊。广泛游离精索时，只要保护睾丸动脉、静脉，可免致睾丸缺血萎缩，同时还应注意尽量保留精索血管与输精管之间的膜状组织，如果输精管周围组织做过多剥离，则可能后遗输精管蠕动障碍而失去输送精子的能力。

睾丸精索游离后，发现输精管跨越腹壁下动脉、静脉进入盆腔，在将睾丸和精索向阴囊牵引时，因腹壁下血管横位阻挡，可造成输精管行程成角或受压，可将睾丸和精索从腹壁下血管的深侧穿过，或将腹壁下血管结扎、切断。使精索下降不受障碍。

少数病例虽经广泛游离，精索长度仍不足以将睾丸无张力放入阴囊，6 个月后再次手术，绝大多数病例可将睾丸放入阴囊。

为解决再次手术时睾丸精索与周围组织粘连，可用硅胶薄膜片包裹整个精索和睾丸，然后缝合创口。第二次手术时拆除硅胶薄膜，精索和睾丸与周围组织全无粘连，避免损伤。

尚有其他睾丸固定的方式，目前多不采用。有研究表明，缝线贯穿睾丸实质，都会引起损害反应，尤以铬制肠线为甚。76%发生急性炎症，65%形成脓肿，82%发生完全无精子，88%曲细精管坏死。用尼龙线者29%无精子，29%曲细精管坏死，58%曲细精管萎缩、内膜与周围粘连，44%发生正常精子，23%小灶性曲细精管萎缩。

自体睾丸移植术，对一些高位隐睾，在条件允许时可采取血管显微外科技术，将切断的精索动脉、静脉远端与切断的腹壁下动脉、静脉近端吻合，睾丸缺血时间不得超过30分钟。

有些术前不能触及的隐睾，在腹股沟管内未能找到睾丸，如发现有精索盲端，则提示已无睾丸，不必再做广泛探查。如果只发现盲端输精管或附睾，应考虑输精管、附睾可能与睾丸完全分离，必须继续在腹膜后探查，直至睾丸原始发育的部位。睾丸原始发育虽为腹膜后器官，但不少高位隐睾都位于腹腔内，精索周围常有腹膜包裹，形成系膜，在探查时应加以注意。

睾丸固定术的禁忌证：①单侧隐睾生精或输精管功能缺陷，特别是单侧腹内隐睾，常伴有附睾异常。②严重内分泌异常与缺陷，下丘脑－垂体－睾丸激素水平降低或缺乏，导致睾丸发育和功能障碍，隐睾仅是异常表现之一。纠正激素异常，可能使睾丸正常下降，如失败，睾丸固定术可能无意义。③智力发育不全者。④射精障碍，如脊髓脊膜膨出或腹壁肌肉发育缺陷综合征者。⑤青春期后单侧隐睾，无论是腹股沟型或腹内型，睾丸固定并无实际意义。

（王玉升）

第五节　附睾、输精管、精囊前列腺及阴茎异常

一、附睾和输精管异常

附睾和输精管在妊娠第13周完成分化，此时前中肾管的丧失，不但可导致附睾和输精管缺如，还可造成同侧肾缺如，如在此时期后发育发生障碍，则睾丸可能是正常的，但常使睾丸和附睾之间不连接。输精管异常包括部分或全部闭锁或缺如（图8-12），输精管异常有时发生于两侧导致男性不育。Klotz指出，输精管缺如或闭锁常发生于囊性纤维性变患者。附睾异常和输精管异常同时存在，但这种缺陷大多数局限于附睾尾部。附睾异常包括：

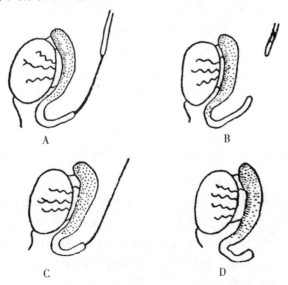

A　　　　　　　　　B

C　　　　　　　　　D

图8-12　输精管异常
A. 短段阻塞；B. 短段阙如；C. 长段阻塞；D. 输精管阙如

（1）近端输出管呈盲端。

（2）附睾头部囊肿。

（3）体部纤维性变。

（4）体部分离。

（5）体和尾部阙如，包括输精管阙如。

（6）附睾延伸（图 8 - 13）。在儿童附睾和输精管先天性异常与隐睾症并发。在所有男性不育症中，由附睾与输精异常造成者占 3.5% ~ 8%。

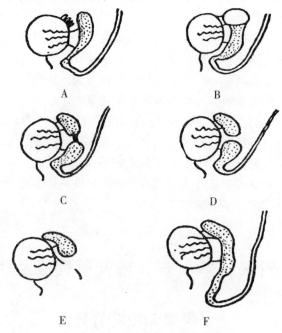

图 8 - 13 附睾先天性异常

A、B. 附睾与睾丸曲细精管发育异常；C. 附睾体部未发育或阻塞；D. 附睾体部阙如；E. 附睾尾部阙如；F. 附睾残部曲细精管阙如

二、精囊异常

精囊异常包括一侧和两侧精囊缺如、重复畸形、发育不良、精囊囊肿和输尿管开口于精囊内等。明确诊断有赖于细致的膀胱镜检查、CT、MRI、精囊造影和静脉尿路造影等检查。精囊缺如在临床上无特异症状，但患者无生育能力。足以压迫膀胱或尿道的精囊囊肿，则可出现不同程度的尿路梗阻症状，对这种患者应做精囊切除治疗。输尿管开口于精囊内常，会引起精囊扩张和炎症。这样输尿管开口异常所连接的肾常是重复肾的上肾段，并常并发有感染和功能不佳，需做该肾上肾段及其所属输尿管切除术。

三、前列腺囊

在男性后尿道前列腺部的后壁上，其正中线为一纵行的隆起，为尿道嵴。呈圆丘，称为精阜。正常的精阜中央有一凹陷，称为前列腺囊（prostatic utricle）或前列腺小囊，其下方为两个射精管开口。马骏等统计 50 例正常成人前列腺囊平均长度 13mm。前列腺囊是由于胚胎时期，苗勒管（副中肾管）退化不全，或尿生殖窦男性化不足形成的，又称苗勒管囊肿（Mullerian duct cyst）。Ritchev 等将苗勒管残余的囊性扩张分为扩张型和囊肿型，前者囊腔与后尿道相通，多见于小儿。前列腺囊起源于苗勒管的融合末端，并被认为和女性的子宫与阴道上部相类同，故被称为男性子宫。90% 前列腺囊伴有尿道下裂或两性畸形，尤其在重度尿道下裂中发生率较高，而且前列腺囊的开口常出现在精阜之外。

由于前列腺囊多与尿道下裂、两性畸形及隐睾同时存在，常因缺乏临床症状，易被漏诊。由于尿道成形术可增加尿道阻力，使原有的前列腺囊进一步扩大而出现反复的附睾炎、睾丸炎，出现滴尿、脓尿等症状，引起临床医生的注意。临床上大部分病例是在尿道成形术后出现尿道狭窄，在行 VCUG（排泄性膀胱尿道造影）检查后确诊的。在 VCUG 检查中，排尿时后尿道后方位于中线的类圆形充盈对比剂的囊腔，是本病的主要征象。前列腺囊在排尿时充盈，因此，在 VCUG 检查过程中需要对排尿过程中及排尿后的膀胱、尿道情况进行认真观察，才能保证检查结果的准确性。前列腺囊多开口于后尿道，有时可见囊腔通过一管腔与尿道相通，但前列腺囊在后尿道的开口多数没有明确显示。考虑其主要原因如下。

（1）前列腺囊与后尿道之间的通道较细小，难以显示。

（2）同时存在尿道畸形，或排尿功能异常，尿道本身不能很好地显示。

（3）患儿年龄较小，检查过程不能合作。在行 VCUC 检查的病例中，观察到的前列腺囊的囊壁均较光滑，其中少数囊顶可见向上延伸的管状影，考虑为苗勒管残留。

在 VCUG 检查过程中，如前列腺囊较大，有时导尿管会直接插入前列腺囊中，注入对比剂后，需要与膀胱鉴别。前列腺囊开口较膀胱低是其重要特征，在检查过程中需要认真观察。如果有 B 超或 CT 检查可协助确诊。如果前列腺囊与膀胱距离较近，需与重复膀胱或膀胱憩室相鉴别：

1）前列腺囊内常有尿液潴留，对比剂浓度常比膀胱低。

2）排尿时，前列腺囊内的对比剂不能与膀胱同时排出，在较大的前列腺囊内，甚至可以见到排尿时对比剂浓度增高的情况。

3）前列腺囊不与膀胱相通。另外，重复膀胱都有各自的输尿管，如结合 IVP 检查不难诊断。小的前列腺囊还需要与精囊囊肿等一些后尿道的憩室样改变相鉴别，居于中线、囊壁光滑是前列腺囊的重要特点。小儿前列腺囊多并发尿道下裂，因此，有无尿道下裂可作为鉴别诊断的重要临床依据。

B 超也是诊断本病的重要手段，但对于囊腔较小且只有在排尿时才充盈的病变诊断较困难，MRI 可以清楚地显示囊腔与周围软组织的关系，但 MRI 及 CT 检查同样对于没有尿液潴留的病变诊断较困难。并且，患儿难以做到在扫描的同时排尿，因此，尿道显示不满意。VCUG 检查较为简便，阳性率高达98%，并且能够清楚地显示囊腔的位置、大小和形态，因此，VCUG 检查是诊断本病的首选方法。

除并发有感染、凝结物和囊肿者外，前列腺囊临床上常无任何症状。肛门指检可扪及前列腺处有一囊性肿块，如囊肿巨大则可压迫尿道而造成尿路梗阻和排尿困难，有时也可有性功能紊乱。有严重症状的病例可做前列腺切除术。

四、阴茎异常

（一）先天性阴茎阙如

先天性阴茎缺如是一罕见异常，至 2011 年文献上只有 40 例报道。大多数此症患者有尿道开口异位于近肛门口的直肠内或会阴部，有少数患者尿道开口于阴囊前方或耻骨上，但阴囊和睾丸大多发育正常。

先天性阴茎阙如者常并有其他泌尿生殖系的异常，如隐睾、前列腺阙如或发育不全、多囊肾或异位肾等，也有和肛门、直肠畸形并发者。有这些并发其他严重畸形的患儿，常在出生后即刻或不久死亡。对出生后存活的病婴，则应作为女婴抚养，出生后不久即做睾丸切除术，并在发育期后做阴道成形术。

（二）双阴茎

双阴茎异常可分为两种类型：一种是分枝阴茎（bifid penis），即阴茎被纵向分隔成两个阴茎，分隔也可能只限于阴茎头部而阴茎体是一个，尿道开口一般处于分隔处的深部。这种异常可能是由于生殖结节融合缺陷所造成。它的治疗手术整形将分隔开的两半阴茎相互缝合在一起。另一种双阴茎异常是真性双阴茎（true diphallia），即患者有两个基本上完整的阴茎，两个阴茎可能是完全分开的，也可能两者相互依附在一起。两个阴茎各有其尿道，阴囊也可分裂成两半，其内各有一个睾丸或两个睾丸。两根尿道各自分别进入膀胱，有时亦呈双膀胱异常，并各自连接同侧的输尿管和引流同侧肾尿液。尿道开口常是正常的，但也可并发尿道上裂或下裂。两根尿道的排尿一般是同时进行的，但有两尿道不在同时期内排尿。除特殊情况外，一般无尿失禁。此症的并发症有耻骨分离，低位脊柱畸形如重复脊柱、肠重复，以及上尿路和下尿路其他先天性异常等。在决定治疗此症前必须对患者并发的各系统，特别是泌尿生殖系统的异常情况诊断清楚，而后制订较完整的和适合的整形方案，对双阴茎异常主要保留一个阴茎。

（三）小阴茎

在胚胎第 10 周阴茎长约 3mm，此后每周以 0.72mm 速度增长，至新生儿出生时阴茎长约 2.5cm（测量时阴茎应处于静止悬垂状态而自耻骨量至阴茎头顶部）。婴儿出生后阴茎继续生长至 6 岁，此时其长度可达 5~6cm，但自 6 岁至儿童青春发育前期，阴茎发育几乎处于停顿状态，至青春发育期开始阴茎又行发育增长。至成人后它的平均长度约为 10cm，较新生儿时增加 4 倍。如阴茎长度不足 3cm 则被称为小阴茎。

1. 发病原因　如下所述。

（1）在胎儿外生殖器发育过程中，胎儿性腺缺少睾酮分泌。这种功能上的变化可能是先天性的也可能是获得性者，如单纯性腺发育不良或染色体异常，或因感染、损伤和胎睾扭转萎缩等引起。睾酮分泌缺乏也可因垂体分泌黄体化激素和（或）生长激素不足所造成，如促性腺激素分泌不足的性腺功能减退（下丘脑分泌异常）、促性腺激素分泌过多的性腺功能减退（睾丸分泌异常：睾丸缺如或下降不全等）。

（2）性染色体异常：Klinefelter 综合征（47，XXY）、多 X 综合征（48，XXXY、49，XXXXY）、多染色体畸形（69，XXY）。

（3）包茎或包皮过长伴反复感染时阻碍阴茎正常发育。

（4）少数原因不清的原发性阴茎短小症（特发性小阴茎）。

（5）双氢睾酮转化过程受到部分障碍如 Riefenst 综合征。

2. 诊断　收集家族遗传史、母亲孕育史等相关资料。检查外生殖器，测量阴茎长度和周径，睾丸位置、大小及质地。影像学检查主要检查脑部有无下丘脑和垂体畸形。实验室检查主要检查染色体核型和性腺激素（FSH，LH）。对睾酮和促卵泡成熟激素 - 黄体化激素值均低的病例，则病因可能来自中枢。在患儿 1 岁时应做黄体化激激素 - 释放激素和绒促性素测定。

根据患儿的年龄和其阴茎的长度与周径大小。阴茎长度测量是指牵张长度，即用手提阴茎头尽量拉直，使其长度相当于阴茎充分勃起的长度，用测量尺测量从耻骨联合前到阴茎头顶端的距离。对于隐匿性阴茎，应向阴茎根部推挤开脂肪进行测量。

一般诊断小阴茎并不困难，但此症应和隐匿阴茎相鉴别，并通过一定的内分泌检查分析，以探索其可能造成的原因而制订治疗方案。对有小阴茎的新生儿，在最初 3 个月应做系统的随访观察并测量其促卵泡成熟激素、黄体化激素和睾酮的数值。如患儿 1 岁时睾酮值正常，在 3 个月时促卵泡成熟激素 - 黄体化激素升高，则应考虑小阴茎属特发类型。

3. 治疗　根据阴茎短小的发病原因，早期内分泌治疗是第一选择。对于脑垂体功能异常的患儿，用 hCG 500U，肌内注射，每 5 天一次，共 3 个月。对于下丘脑功能异常的患儿，应用 LHRH 等促性腺激素释放激素直接替代。对于单纯睾丸分泌不足的患儿直接用睾酮替代疗法。

如患儿身材短小，并有低血糖症表现或有中线神经管闭合不全的症状，则应做生长激素测定如见患儿有生长激素缺乏，则在出生第 1 个月里即应给以相应治疗，除并有性激素不足的患儿外，生长激素治疗一般可以奏效。生长激素对控制低血糖也有效果，在患儿 3 个月时见促卵泡成熟激素与黄体化激素正常或升高而睾酮低下，提示致病原因不在中枢，则即使可明显扪及睾丸，也应考虑有睾丸发育不全可能，对患儿应做染色体检查。

如此症是由睾丸本身所引起，则可采用长效睾酮治疗，剂量应参考患儿的年龄和局部效果而定。对于内分泌治疗无效，成年后阴茎发育仍差，可以考虑阴茎延长加粗术或阴茎再造术。部分患者对于延长术的过高期待是术后引起医患矛盾的主要因素，因此术前应与患者仔细交代，并在手术前后拍照对比。对于 Klinefelter 综合征患者，雄激素不敏感，无男性青春期特征，却具有乳房女性化体征，加之性欲极度低下，若患者本人强烈要求，可以考虑变性手术。

（四）蹼状阴茎

蹼状阴茎属先天性发育异常。其主要表现是阴囊皮肤向阴茎腹侧延伸，使整个阴茎体干皮肤和阴囊相连，形成蹼状（又称阴茎阴囊融合）。有的与阴茎系带相连成蹼状。

根据上述表现，诊断较易，这种异常对患儿除形态上异常外无何其他妨碍，但如蹼状皮肤伸展至阴茎龟头者，则在成人时可能造成性交困难。

治疗上应做手术横行切开蹼状皮肤而纵行缝合即可。蹼状阴茎的手术方式较多，有些术式术后远期效果不甚理想，但国内余墨声、龙道畴等采用倒"V－Y"成形术，使皮瓣最终结合成"W"形，术后瘢痕不挛缩，有助于阴茎勃起时的伸展，不易形成腹侧弯曲。

蹼状阴茎在阴茎勃起状态下最能反映其形态及对性生活的影响。因此，术前应使阴茎处于勃起状态下做好手术切口标记。有人术前在阴茎根部注射 30mg 盐酸罂粟碱注射液，使阴茎勃起维持一段时间，以便术前精确设计，利于操作。

设计的三角形皮瓣夹角不应太小，以免尖端血供障碍、坏死或延迟愈合。术后弹力绷带包扎固定，减少因反复阴茎勃起引起出血。在行弹力绷带包扎时，压力以不影响排尿为宜。

（五）阴茎阴囊转位

阴茎阴囊转位症是指阴茎移位于阴囊的后方的异常，其病因不明。有的学者认为是由于初阴和生殖结节发育延迟而阴囊隆起部分在其前方继续生长发育所致，也有的认为在阴茎阴囊同时生长发育的情况下，阴囊隆起部分不向阴茎后方移位，从而造成阴茎阴囊相互移位。这种异常罕见，据 Campbell 国外文献报道有 17 例，国内章仁安和郭应禄各有 1 例报道，作者亦见 1 例 11 岁男孩有此异常。此异常患者多并发有其他严重的泌尿生殖系和其他系统的异常，因而常于出生后不久死亡。此症应和阴囊分裂型的尿道下裂相区别，前者阴茎发育正常，不伴有阴茎弯曲和尿道口移位。

治疗方法为整形手术。阴茎阴囊转位的矫治术式较多，较常用的是隧道复位法，但阴茎腹侧须充分游离达到阴茎松解，上提无牵拉困难感为佳。阴茎海绵体背侧与耻骨联合固定，腹侧与桥状皮瓣或转移皮瓣固定，以防阴茎回缩。隧道法复位由于上移幅度较大，可以达到满意外观，适合较重的不完全及完全型阴茎阴囊转位。现介绍如下（图 8－14）。

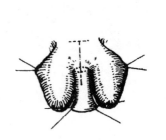

切开复位法皮肤切口

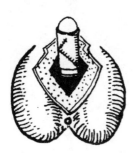

阴茎背侧皮肤转到腹侧并
游离阴茎根部

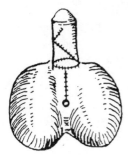

阴茎上移后缝合阴茎根部
及阴囊皮肤

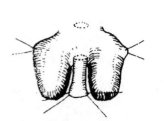

隧道复位法皮肤切口

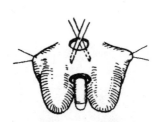

于阴囊正中分离隧道

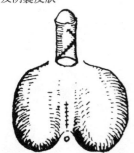

阴茎经隧道达正位后缝合切口

图 8－14　阴茎阴囊转位隧道法矫正示意

于尿道口远侧阴茎根部做环形切口，切除阴茎海绵体腹侧纤维条索，达到阴茎伸直满意。于阴茎背侧正中向阴茎头侧做纵向切口，阴茎背侧皮肤转移到腹侧做"Z"形缝合，如果已做过阴茎伸直则不做此步。在耻骨前下正位阴茎处做横长圆形切口。于阴囊正中分离皮下做隧道，阴茎经此隧道达阴囊前正位处。缝合切口。保留导尿管加压包扎。

（王玉升）

第九章

泌尿系统肿瘤

第一节 肾脏肿瘤

肾脏肿瘤并不少见，占全身肿瘤的 2%~3%，而在泌尿系肿瘤中，它是仅次于膀胱肿瘤的常见肿瘤。肾脏原发肿瘤大多为恶性肿瘤，主要包括肾细胞癌、肾母细胞瘤和肾盂癌三种。肾细胞癌约占肾脏肿瘤的 80%，是最常见的肾脏肿瘤；肾母细胞瘤主要发生于小儿，是最常见的小儿腹部肿瘤；而肾盂癌多为移行细胞癌。良性肿瘤中最常见的是肾血管平滑肌脂肪瘤，又被称为错构瘤。

一、肾癌

肾细胞癌（renal cell carcinoma）又被称为肾腺癌，是一种较常见的泌尿系统的恶性肿瘤，占成人肾脏恶性肿瘤的 80%~85%，在泌尿外科中，其发病率仅次于膀胱癌。近年来，随着我国健康人群体检的普及和 B 超、CT 影像学技术发展，有更多的肿瘤被发现，肾癌的临床发病率逐渐升高，占成人全部恶性肿瘤的 2%~3%。发病年龄多为 40~70 岁，发病随年龄的增长而增加，发病年龄的中位数为 65 岁，有时发生在较年轻的人群，但 20 岁以下患者较罕见。男、女发病率比例约为 2：1。据美国国家癌症研究机构统计，每年约 24 000 人发生肾癌，其发病率尚无增加的趋势。上海医科大学泌尿外科研究所近 5 年所收治的 230 例肾癌患者中，其年龄的是 53 岁。城市居民较农村发病率高。

（一）病理

肾癌起源于肾小管上皮细胞，生长速度一般较慢，可发生于肾实质的任何部位，并可浸润肾包膜，并向外进一步侵及肾周围脂肪。左右两侧的发病率相等，病变发生率占 1%~2%。肿瘤质硬，外观为不规则的圆形或椭圆形，有一层纤维包膜包裹，血供丰富，表面常有怒张的血管。而肿瘤的颜色则受到血管多少、癌细胞内脂质含量、出血和坏死等影响。通常，生长活跃区域为白色，含脂质丰富的区域呈金黄色并发亮，颗粒细胞和未分化细胞呈灰白色。瘤体内常有囊性变，有新鲜出血、陈旧出血灶，坏死部位为红色或暗红色，中心坏死、钙化。

显微镜检查：癌细胞类型主要包括透明细胞、颗粒细胞及未分化细胞，最常见的则是透明细胞。透明细胞因胞质中含有大量的糖原和脂质，在切片染色过程中胞质被溶解，故而切片中癌细胞多呈透明状，细胞常排列呈片状、乳头状或管状。颗粒细胞呈圆形、多边形或不规则形，色暗，胞质量少，较深染。颗粒细胞癌的细胞生长活跃，恶性程度较透明细胞癌高。这两种类型的癌细胞可单独存在，也可同时出现于同一瘤体内。若肿瘤大多数由透明细胞组成，则称为透明细胞癌；主要为颗粒细胞，则称为颗粒细胞癌；兼有两种癌细胞组成者，则称为混合型肾癌。若癌细胞呈梭形，细胞核较大或大小不等，有较多的核分裂象，表现为肉瘤样结构，则称为未分化癌，恶性程度很高。

肾癌可通过直接浸润、淋巴途径和血运转移。

1. 直接浸润　肾癌达到一定体积后突破包膜，向内侵入肾盂，向外突破肾包膜，侵及肾周脂肪组织和筋膜，蔓延到邻近的组织，如肝、脾、肾上腺及横膈等。向内侵入肾盂后常发生血尿。

2. 淋巴途径　25%的肾癌都有区域淋巴结转移。左侧经淋巴管转移到肾蒂、主动脉和主动脉左外侧淋巴结。右侧首先累及肾门附近和下腔静脉周围淋巴结，并可向上蔓延到颈部淋巴结，也可直接通过膈肌淋巴结转移到肺。

3. 血行转移　肾癌具有向静脉侵入的倾向，故血行转移是肾癌重要的转移途径。肾癌细胞侵犯静脉，在静脉内形成瘤栓，进一步延伸至下腔静脉，甚至到达右心房，并转移到骨骼和肺等其他脏器，引起广泛血运转移。癌细胞转移至肾静脉的概率为20%，而转移至下腔静脉的概率则为10%。大多数瘤栓为自右侧肾癌的转移，个别来自于肾上腺内的转移灶。

肿瘤转移并不是与原发肿瘤大小完全相关。恶性度较低的肿瘤常会保持有完整的包膜，即使体积巨大，仍可没有发生转移。恶性程度较高的肿瘤，虽然肉眼看来肿瘤包膜保持完整，实际上癌细胞往往已侵入和穿出肾包膜。而对于淋巴转移和血行转移来说，少数恶性程度很高的肾癌在原发肿瘤体积很小时即已出现转移。

（二）分期

为了对肿瘤进行有效的治疗，并判断其预后，一般可依据原发肿瘤情况、淋巴结和肿瘤远隔转移情况进行肿瘤分期。临床常用的是1968年提出的Robson分期。

1期　肿瘤局限于肾包膜内，肾周脂肪、肾静脉和区域淋巴结均未受侵。

2期　肿瘤已侵入肾周围脂肪，但尚局限于肾周围筋膜之内，肾静脉及局部淋巴结尚未受侵。

3期　肿瘤已侵犯肾静脉或局部淋巴结，有或无下腔静脉和肾周脂肪的受累。

4期　肿瘤侵犯邻近脏器（肾上腺除外），或已有远隔转移。

1987年，国际抗癌协会提出TNM分期方案，将静脉受累和淋巴结转移分开，使分期更好预测肿瘤的发展。

T　原发性肿瘤：

T_x　无法估计原发肿瘤情况

T_0　无原发肿瘤证据

T_1　肿瘤最大直径≤2.5cm，局限于肾包膜内

T_2　肿瘤最大直径>2.5cm，局限于肾包膜内

T_3　肿瘤超出肾脏

T_{3a}　侵犯肾上腺或肾周组织，但不超出Gerota筋膜

T_{3b}　肿瘤侵入肾静脉或膈下的下腔静脉

T_{3c}　肿瘤侵入膈上的下腔静脉

T_4　肿瘤超出Gerota筋膜，或累及邻近器官

N　淋巴结：

N_x　无法估计淋巴结转移情况

N_0　无淋巴结转移

N_1　单个淋巴结转移，最大直径≤2cm

N_2　单个淋巴结转移，最大直径2~5cm，或多个淋巴结转移

N_3　局部淋巴结转移，直径大于5cm

M　转移：

M_x　无法估计远处转移情况

M_0　无远处转移

M_1　有远处转移

（三）临床表现

1. 局部肿瘤引起的症状和体征　如下所述。

（1）血尿：无痛性血尿是肾脏肿瘤最常见的症状，约60%的患者都有肉眼或镜下血尿，多表明肾

癌已侵犯进入肾盂肾盏等集合系统。最常见的表现为间歇性、全程性、无痛性肉眼血尿。

（2）腰痛：肾癌引起的腰痛多为持续性隐痛，发生率约为40%。原因主要是由于肿瘤生长导致肾被膜张力增加，另外还可因晚期肿瘤侵犯周围脏器或腰肌所造成。也可导致持续性的腰部疼痛，且疼痛较剧烈，此外，血块经输尿管排出时，也可以引起肾绞痛。

（3）腰部肿块：肾癌患者的腰部肿块质地较硬，表面不光滑。目前仅见于少量瘦长体型患者和边远地区就诊患者，随着我国健康人群体检的普及和B超、CT影像学技术发展，肾癌患者已多在肿块发展到此阶段前，已获确诊和治疗。检查者如能触及肿瘤，表明肿瘤已处于晚期，预后不佳。

（4）精索静脉曲张：多见于左侧。由于左侧精索静脉汇入左肾静脉，可因左肾静脉内瘤栓影响精索静脉血液回流而致。右侧亦可由于下腔静脉内瘤栓影响右侧精索静脉血液回流而致，但较少见。其特点为平卧位后曲张静脉仍然怒张，没有明显减轻或消失。传统上，将上述血尿、腰痛和腰部肿块三大表现称为"肾癌三联征"，实际上，"肾癌三联征"的出现，说明肿瘤已发展到晚期。

2. 全身症状和体征　如下所述。

（1）发热：在肾癌患者中也较常见，发生率为10%～20%。部分患者发热是其就诊的唯一症状，常为38℃以下的低热，偶为稽留高热。发热的原因多认为与肿瘤产生的致热原相关。另有研究发现，原发肿瘤可能分泌白细胞介素-6，从而导致肿瘤性发热。在切除肿瘤后，体温多能恢复正常。

（2）高血压：约有20%的肾癌患者同时伴有高血压，主要原因有肿瘤压迫导致肾素分泌过多、肿瘤内动静脉瘘以及肿瘤压迫肾脏血管等。但应注意，只有近期出现的并且在切除肾癌后恢复正常的高血压才可以说是由肾癌引起的。

3. 生化指标异常　如下所述。

（1）贫血：25%的患者可伴有轻度的正常红细胞贫血。目前多认为是肾脏肿瘤毒素影响骨髓造血功能，以及肾脏自身的促红细胞生成素的分泌不足造成的。

（2）血沉快：发生率约为50%，其出现血沉加快的原因尚不清楚。血沉快的患者多预后不良，对持续血沉快的患者应做。肾脏B超检查以除外肾癌的可能。

（3）高血钙：发生率在10%左右，其原因尚不清楚。肿瘤切除后血钙水平可恢复至正常，如果肿瘤转移或复发亦可重新升高。高血钙也可能是由于转移到骨骼引起的。

（4）红细胞增多症：其原因尚不清楚，可能与肿瘤直接分泌红细胞生成素或肿瘤压迫刺激分泌红细胞生成素有关。当手术切除后，肿瘤切除后红细胞水平可恢复至正常，肿瘤转移或复发后又重新出现。

（5）肝功能异常：不能确定就是由于肿瘤转移到肝脏引起的，患者可能还有肝脾增大、血清碱性磷酸酶升高、α_2球蛋白升高等表现。切除肾肿瘤后肝功能恢复正常，因此肝功能异常并非是肾癌根治术的手术禁忌证。

（四）诊断

1. 肾癌的发现　目前临床的重要问题是依据上述肾癌的临床表现寻找早期发现肾癌的线索。许多肾肿瘤患者的早期临床表现并不典型，需要我们提高警惕，予以甄别。首先，对于间歇性出现的无痛血尿患者，应予以重视，即使是镜下血尿，亦应予以检查。同样，对于持续性的腰部隐痛患者，以及具有贫血、血沉快和其他肾外表现的患者，也应谨慎对待，寻找上述表现的原因。体检时应注意有无腰部或腹部包块和锁骨上淋巴结病变。精索静脉曲张平卧不消失提示有肾肿瘤伴静脉瘤栓之可能。

2. 肾癌的确诊　肾癌的确诊大多并不难，B超、静脉肾盂造影和CT等影像学检查的结果，均能够提供最直接的诊断依据。同时，影像诊断学技术还能够做出准确的肿瘤分期，从而在手术以前明确病变的性质和病变的发展侵犯情况。目前，临床依据患者的临床表现考虑。肾癌的可能性后，首先选择的影像学检查应是B超，因为B超检查操作简便易行，而且是无创的检查，并具有易重复的特性。在发现肾脏肿瘤后，根据情况可直接选择CT扫描，以确切了解肿瘤的位置、大小、范围、性质和淋巴结情况及有无转移，并进一步明确诊断肾癌。静脉肾盂造影的诊断价值比较小，现主要是对肾盂癌的鉴别，并了解对侧肾脏功能。MRI检查应在CT检查后，肿瘤与相关脏器关系不清时，利用其冠状面和矢状面的影像来进行分析。肿瘤瘤栓情况则多应用彩色多普勒 B 超、MRI 和腔静脉造影来进行鉴别诊断。

（1）B 超：B 超检查操作简便易行，而且是无创的检查，现已作为无痛性肉眼血尿患者首选的影像学检查。有很多无症状的肾癌是在 B 超体检是发现的。其发现肾脏肿瘤的敏感性比较高，完全可作为首选检查方法。尤其是 B 超可以很容易地将肾囊肿、肾积水等疾病与肾癌鉴别开来。在 B 超声像图上，肾实质内的圆形或椭圆形、边界较清楚的团块状回声是肾癌的典型征象。其内部回声多变，中等大的肿瘤多呈低回声，仅少数呈强弱不等的混合回声或等回声；体积较小的肾癌有时表现为高回声团块。较大的肿瘤向肾脏表面突起，使肾脏轮廓呈现局部增大突出，表面凹凸不平。B 超还可以提供肾门、腹膜后淋巴结情况和肝脏、肾上腺及有无转移。彩色多普勒超声可用来了解肿瘤瘤栓侵犯静脉的程度，在静脉及下腔静脉内瘤栓的诊出率较高可达到百分之九十三。

（2）CT：CT 能够准确看出肿瘤所占的范围及邻近器官是否受累情况，准确性较高，是目前最为可靠的肾癌诊断的影像学方法了。

1）典型的肾癌：在 CT 图像上呈圆形、椭圆形或不规则形占位，平扫时，肾癌呈现的密度略低于肾实质，但非常接近，因此很容易遗漏掉较小的肿瘤灶。做增强 CT，肾癌病灶的密度会轻度增强，而正常肾实质的密度则呈现明显增强，二者形成对比，使肿瘤的边界更明显。由于肾癌病灶中会存在程度不等的坏死、出血、囊性变甚至钙化灶，因此肾癌灶在 CT 图像上会呈现出密度分布不均。部分肾癌有钙化灶，在肿瘤内呈不规则分布。

2）静脉瘤栓：肾肿瘤侵入肾静脉或下腔静脉后，CT 平扫可发现静脉内低密度区肿块影，增强扫描可见肿块增强不明显，形成管腔内的低密度充盈缺损区。

3）淋巴结转移：CT 可确定肿瘤淋巴结转移情况。肾门周围直径大于 2cm 淋巴结多为肿瘤转移所致。肾门区淋巴结直径小于 2cm 则为可疑淋巴结转移。

（3）MRI：MRI 在肾癌诊断中的敏感度和准确性与 CT 相当，肾癌灶在 T_1 加权像上呈现低信号，在 T_2 加权像上呈高信号，肿瘤内组织信号不均匀，表现为椭圆或者不规则的肿块，可见肾脏形状的改变，边缘能见到假包膜形成的环状低信号区。MRI 在显示周围器官受侵犯及与肿瘤与周围脏器关系上明显优于 CT，可以确定肾蒂淋巴结转移情况。由于 MRI 有冠状面、额状面和矢状面多种层面的影像，可以轻易地界定肿瘤与肾脏、肾上腺以及下腔静脉的关系，确定肿瘤的来源，使肾脏上极肿瘤与肝脏和肾上腺肿瘤得以鉴别。

（4）X 线平片：X 线平片对于肾癌诊断的价值不大，较大的肾癌可显示肾脏轮廓影局限性突出，肾癌可显示细点状钙化。

（5）静脉尿路造影：尿路造影是 B 超、CT 等未得到广泛应用前肾脏肿瘤的主要诊断手段。通过了解肾脏肿瘤对肾盂、肾盏的压迫情况来明确诊断。当肿瘤体积较小、仅限于实质内时，集合系统可无异常改变，容易导致漏诊。静脉尿路造影的主要表现是：①肾盂、肾盏变形、狭窄、拉长、闭塞或移位。②当肿瘤刚侵入肾集合系统后，则可使肾盂、肾盏轮廓表现出不规则、毛糙，甚则出现充盈缺损。③当患侧肾功能丧失时，由于造影剂进不去故不显影。

（6）逆行上尿路造影：该检查对肾癌的诊断并没有多少帮助，但是对于肾功能丧失造影不显影的肾脏，则可用来鉴别其他的上尿路病变。

（7）肾动脉造影：随着造影技术的发展，血管造影多采用选择性数字减影的方法来清楚地显示病变。肾癌动脉造影的主要征象有：肿瘤区出现多数迂曲、不规则、粗细不均、分布紊乱的小血管，肿瘤周围的血管呈包绕状；由于肿瘤内存在动静脉瘘，在动脉期即可见肾静脉显影；如向肾动脉内注射肾上腺素时，正常肾脏血管和良性肿瘤内的血管会发生明显的收缩，然而肾癌组织内的肿瘤血管却不会因为肾上腺发生收缩。近年来，肾动脉造影多应用于肿瘤来源不清时的鉴别诊断，通过对肿瘤主要供血动脉来源的分析，可以轻易分辨肿瘤的来源。

（8）除外转移灶：肾癌患者就诊时有 20% ~35% 已发生转移，因此在进行根治性肾切除术前，必须行胸部 X 平片、肝脏 B 超，除外肺部和肝脏转移的存在。如有骨转移和脑转移的证据，亦应行全身核素骨扫描和脑部 CT。

（五）治疗

1. **手术治疗** 根治性肾癌切除术是目前肾癌主要的治疗方法。根治手术的范围包括切除患侧肾脏、肾周脂肪、肾周筋膜、肾上腺、区域淋巴结和肾静脉及下腔静脉内的癌栓。手术时应注意采用能获得良好暴露的切口，争取在分离肾脏以前即首先结扎肾动脉，以防手术时肿瘤的扩散和癌栓的转移。对肿瘤体积较小的 I 期肾癌可采用腰部第 11 肋间切口；而对于肿瘤较大的或 II、III 期肿瘤则应采用腹部切口，以保证区域淋巴结清扫的彻底进行；如肿瘤巨大并偏向肾脏上极，则可采用胸腹联合切口。手术时首先应结扎肾蒂，从而避免手术操作时造成的肿瘤转移，并减少手术时肿瘤分离过程中出血。

由于肾癌，特别是 II、III 期肿瘤，常常侵犯肾周围脂肪，手术时在处理肾蒂后，应在肾周筋膜外进行分离，才可确保预防术中肿瘤局部残留和种植。在对肿瘤上方或外方与肾周筋膜外分离出现困难时，可首先扩大切口，改善切口暴露情况，而不能轻易决定进入肾周筋膜内。根据 Beare 和 McDonald 对 488 例肾癌标本的研究，发现 70% 的标本中癌细胞已浸润肾包膜或肾周围脂肪，所以，在临床上将肾周围筋膜及筋膜内容物作整体切除，是十分重要的。

肾上腺组织位于肾脏上方，肾周筋膜内，与肾脏和肾周脂肪关系密切，因此发生肾癌后同侧肾上腺容易受累。资料显示肾癌患者中 10% 伴有肾上腺转移，所以肾脏上极肿瘤必须将同侧肾上腺一并切除，而中下极肿瘤，则可视情况而定。

尽管根治性肾癌切除术已明确必须包括区域淋巴结的清扫，但在实际工作中，对于肾癌淋巴结清扫仍存有争议。这是由于肾癌淋巴引流途径非常丰富，虽然主要的淋巴回流是聚集至肾蒂周围的淋巴结，但是后腹膜区域淋巴回流途径的存在，使某些没有肾蒂淋巴结转移的患者出现腹膜后的广泛转移。此外，许多存在肾蒂淋巴结转移的患者，多已伴有血行转移，使得肾癌的区域淋巴结清扫术的效果存在疑虑。但综合地看，区域淋巴结清扫术，仍有其重大意义：Golimho 的结果显示 II 期肾癌患者，在进行区域淋巴结清扫后，5 年生存率提高了 10%～15%。区域淋巴结清扫的范围：下方从肠系膜下动脉起始部位水平开始，上方达肾上腺血管处即可。只需在上下界之间清扫腹主动脉（右侧为下腔静脉）前方和外侧淋巴脂肪组织，而腹主动脉和下腔静脉之间及背侧的组织多不需清扫。现有人主张扩大手术清扫范围，自横膈以下至主动脉分叉水平，手术损伤明显增大，但手术效果可能并无明显改善，因为如主动脉前后组淋巴结已出现转移，则转移业已广泛，单纯区域淋巴结清扫已无法彻底清除肿瘤。

难于切除的巨大肾脏肿瘤，可行肾动脉栓塞术，栓塞后肿瘤缩小，从而增加手术切除的机会。肾癌血运丰富，术中容易出血。术前进行肾动脉栓塞后，肿瘤会因为缺血发生广泛坏死，肾肿瘤表面静脉发生萎缩，肿块也会缩小，肾周围水肿后，肿瘤容易分离，术中出血会减少，这样可以提高手术切除率。此外便于肾切除前直接结扎肾静脉，减少手术操作难度。肾动脉栓塞是在术前经股动脉穿刺，逆行插管置患侧肾动脉，注入致栓物质，使动脉闭塞。通常可根据肿瘤部位和范围选择在肾动脉主干还是在其分支进行栓塞。

原发性肾癌已转移至邻近脏器的，预后极差，可以经患者允许，将原发肿瘤连同邻近受累的器官和组织一并切除，术后再辅以化疗和免疫治疗。也可首先行肾脏动脉栓塞后再行手术治疗。

肾细胞癌可能发生在先天性孤立肾和因良性疾病对侧肾脏切除病例，双侧肾脏也可同时或连续发生肾癌。由于对肾脏内血管分布的进一步了解和外科技术的发展，现提出了保留肾脏组织的肾肿瘤手术方式。处理原则是如未发现远处转移，则应在彻底切除。肾癌组织的同时，尽可能保留正常肾组织，使残留的肾组织可以维持相应的肾脏功能，而不需要透析，从而避免肾癌根治术后的尿毒症和血液透析。主要的方式是双侧单纯肿瘤切除或切除一侧小的肿瘤，对侧行根治性肾癌切除。手术中操作困难者可以行肾切除后，采用肾脏降温和离体手术操作技术，在体外行肿瘤切除，完成操作后，再行自体肾移植。

部分肾切除治疗肾癌的主要问题是肿瘤局部复发，平均为 6%～10%，某些复发病例，实际是因为肾脏内未发现的癌多发病灶，因此，保留肾组织肾癌手术，应严格控制适应证。

2. **放射治疗** 肾癌对放疗并不敏感，因而放射治疗目前仅被用于的辅助治疗，主要应用于：

（1）恶性程度较高和 II、III 期肿瘤手术后对手术野的照射。

（2）晚期肿瘤患者的姑息治疗。

（3）原发肿瘤巨大，不易切除的，可在手术前照射，使肿瘤缩小，提高手术切除成功率。

（4）骨骼等转移癌的放疗，以减轻症状。

3. 化学治疗　肾癌对化学治疗不敏感，常用的药物有环磷酰胺、丝裂霉素、6 - 巯基嘌呤、长春碱、放线菌素 D 等。现在对肾脏肿瘤进行肾动脉栓塞治疗时，将化疗药物直接注入肾癌的供血动脉，提高局部的药物浓度，减轻全身反应。最常用的药物是丝裂霉素，每次 20 ~ 40mg。

4. 内分泌治疗　有研究显示，正常肾和肾癌组织的细胞膜上含有雄性激素和孕激素的受体，肾癌的发生与激素水平有相关性。临床上，常对肾癌术后及晚期肿瘤患者，给予甲羟孕酮 100mg，每日三次，或 400mg 肌内注射，每周 2 次，对 15% 的肾癌患者具有治疗效果。

5. 免疫治疗　近年来，对于肾癌进行免疫治疗，获得了较放射治疗、化学治疗和内分泌治疗更好的结果。主要应用的药物是干扰素和白介素 - 2，目前多应用于术后和无法行肿瘤根治术的患者。但现在免疫治疗仍比较昂贵，影响了它的普及应用。

（1）干扰素：可增强 NK 细胞的活性，以及对肿瘤的细胞毒作用，抑制肿瘤细胞的分裂，是治疗肾癌转移的有效方法。用法：干扰素 300 万 U 肌内注射，隔日 1 次或每周 5 次，连续 3 个月。可重复使用。

（2）白介素 - 2 和转移因子：均能促进和调节淋巴细胞的免疫功能，近年来得到一定的应用。

（六）预后

近年来，肾癌的治疗并无明显进步，因此肾癌的预后，与十年以前相比并无明显改善。Giberti 的 1997 年统计数据显示肾癌术后 5 年生存率为 50.7%，10 年生存率为 35%，15 年生存率为 29%。

与肾癌预后关系最密切的因素主要是病理分级和肿瘤分期。

1. 肿瘤分期和预后的关系　肿瘤分期是影响肾癌预后的关键因素。I 期肿瘤 5 年生存率为 70% ~ 90%，II 期已侵犯肾周脂肪的肿瘤患者的 5 年生存率即降为 60% ~ 70%，III 期肿瘤患者已有淋巴结转移，5 年生存率仅为 40% ~ 50%，而有肿瘤远处转移的 IV 期患者 5 年生存率即降为 10% ~ 20%。

在肾癌分期对患者预后的影响方面，主要是以下三个因素的作用。

（1）肿瘤大小：根据分析，肿瘤的直径大小与肿瘤浸润范围明显相关，一般来讲，肿瘤直径越大，肿瘤直接浸润的范围就越大，治疗也不容易彻底。此外，肿瘤的大小与肿瘤的转移概率也有相关性，Petkovic 统计结果证实：肿瘤直径如果超过 5cm，则 56% 已发生转移，而肿瘤直径超过 10cm，75% 已发生转移。

（2）区域淋巴结侵犯：区域淋巴结是肾癌首先转移的部位，代表了肿瘤转移的倾向，伴有肾蒂淋巴结转移的患者，预后明显较无淋巴结转移患者要差。

（3）肾静脉和下腔静脉的侵犯：以往认为，只要有静脉瘤栓的患者，预后多明显不良，但近年研究表明：只要瘤栓能够在手术中完整取出，并不明显影响肿瘤患者的预后，尤其是瘤栓仅限于肾静脉的患者。

2. 肾癌分级与预后的关系　肾癌细胞的类型与预后也有很大关系，透明细胞癌恶性程度较低，预后较好；颗粒细胞癌恶性程度较高，预后较差；梭形细胞癌分化最差，预后也最差。但有很多肾癌的细胞类型是混合的，此时应以恶性程度最高的癌细胞类型来估计预后（表 9 - 1）。

表 9 - 1　肾癌分级与生存率的关系

生存率（%）	1 年	3 年	5 年	10 年
低度恶性肿瘤	90	83	71	40
高度恶性肿瘤	60	45	29	18

二、肾盂癌

肾盂癌是肾盂或肾盏黏膜上皮细胞发生的恶性肿瘤，约占肾肿瘤的 10%，绝大多数为移行细胞癌，鳞癌约占肾盂肿瘤的 15%，腺癌极为少见。肾盂癌的好发人群为 40 岁以后的男性。左、右侧肿瘤发病率基本相同，双侧发生肾盂肿瘤者较为罕见。肾盂、输尿管和膀胱的上皮同属于移行上皮，常发生的肿瘤均为移行上皮癌，但肾盂肿瘤恶性程度偏高，有50%的肾盂病例在输尿管和膀胱内同时伴有移行细胞癌。

（一）临床分级和分期

肾盂癌的病理和临床分期与膀胱癌相似。

0 期：仅限于黏膜，无浸润。

A 期：侵犯肾盂黏膜固有层或局部浅表肾锥体。

B 期：侵犯肾盂肌层或镜下弥漫侵犯肾锥体。

C 期：肉眼侵犯。肾实质或肾盂周围脂肪组织。

D 期：D_1 淋巴结转移；D_2 远隔器官转移。

（二）临床表现

1. 间歇性、无痛性、全程肉眼血尿　见于80%～90%的病例，为患者首发症状和主要症状，也是肾盂癌患者就诊的主要原因。出血严重时可有条形血块。

2. 肾区疼痛　多为钝痛，血块堵塞输尿管时可发生绞痛。

3. 其他　多无阳性体征，触及肿块者少见，偶有锁骨上淋巴结肿大或恶病质。

（三）辅助检查

1. B超　具有一定的诊断意义，表现为肾盂肾盏的高回声区内出现中低回声的团块，边缘不整齐。伴有积水时，可兼有肾积水的超声表现，并能清晰显示肿瘤的形态。肾的皮髓质结构紊乱，说明肿瘤已侵及肾实质；肾脏轮廓不规则、变形，提示肿瘤已侵及实质深层或穿透肾包膜。

2. 静脉肾盂造影或逆行尿路造影　是主要辅助诊断方法，表现为肾盂内充盈缺损，可伴有肾积水。不过需要注意的是大量血尿时肾盂内血块也可有同样的表现。

3. CT 或 MRI　肾盂内实质性肿块 CT 值与肾实质相比相似或略有增高；可伴有肾盏扩张、肾窦脂肪受压移位；增强扫描显示肿块强化不明显；增强后充满造影剂的肾盂内出现形态不规则的充盈缺损，与肾盂壁相连。肾脏外形多正常。在肾盂癌和肾癌的鉴别中很有帮助，但如果肾盂癌侵犯肾实质时与肾癌的鉴别还是困难。CT 检查还能明确是否有局部淋巴结转移。

4. 膀胱镜检查　有重要诊断价值，应常规进行。不仅可发现或排除伴发的膀胱癌，还可同时行逆行造影和留取肾盂尿作常规检查及尿脱落细胞检查。

5. 脱落细胞检查　膀胱尿找到恶性细胞有助于定性诊断，肾盂尿发现恶性细胞则同时有定位价值。低分化癌阳性率较高，可达60%以上，高分化癌阳性率较低。

6. 输尿管肾盂镜检查　可直接观察到肿瘤，同时可取活组织进行病理检查以明确诊断。肾盂输尿管镜对肾盂的诊断准确率为83%。

（四）治疗

1. 肾盂癌根治性切除术　诊断明确、无远处转移者应行肾盂癌根治性切除术，范围包括患侧的整个肾脏、全部的输尿管和患侧输尿管口周围的膀胱壁。尿路上皮肿瘤存在多器官发病的可能，其发生的次序是从上而下沿尿液方向出现，因此肾盂发生移行细胞癌后，该侧输尿管和输尿管周围的膀胱壁必须一并切除。肾盂癌患者进行患侧输尿管部分切除，超过半数病例的残余输尿管可发生移行细胞癌。目前，肾盂癌手术多主张进行肾切除，而不必行肾周脂肪清除和肾蒂淋巴结清扫。

孤立肾或双肾同时发生肾盂癌，如肿瘤属低期、低级，尿脱落细胞阴性，应争取保留肾脏，有条件时可经肾盂输尿管镜行肿瘤切除；肿瘤属高期、高级者则必须行根治性切除，术后行透析治疗。

随访膀胱镜，目的是预防多中心移行细胞癌发生。

2. 非手术治疗　有远处转移的晚期患者可行放疗或化疗，方案基本同膀胱癌，但疗效不理想，预后差。

三、肾母细胞瘤

肾母细胞瘤（Nephroblastoma）是小儿泌尿系统中最常见的恶性肿瘤，肾母细胞瘤约占小儿恶性实体瘤的8%。肿瘤发病年龄1~5岁者占75%，而90%见于7岁以前，个别病例见于成人。男女性别及左右侧发病例数相差不多，双侧患者占3%~10%。1899年德国医生Max Wilms对此病作了详细的病理描述，故习惯上又将肾母细胞瘤称为Wilms瘤。罕见肾外肾母细胞瘤，可在后腹膜或腹股沟区发现，其他部位还包括后纵隔、盆腔后部及骶尾部。

近年来肾母细胞瘤的治疗效果获得惊人成功。这主要是由于美国国家Wilms瘤研究合作组（National Wilms Tumor study）和国际小儿肿瘤协会（The International Society of Pediatric Oncology）共同努力的结果，对预后良好的肿瘤类型的治疗进行改良，以减少放疗和化疗带来的危害，而对预后极差的病例进行强化治疗。

（一）病理

肿瘤起源于未分化后肾胚基，肾母细胞瘤可发生于肾实质的任何部位，与正常组织边界清晰，有纤维性假包膜。肿瘤剖面呈鱼肉样膨出，灰白色，常有出血及梗死，偶形成巨大囊性肿瘤，囊壁不规则。肿瘤破坏并压迫正常肾组织，可引起梗阻和血尿。肿瘤钙化呈蛋壳样位于肿物边缘，肾被膜被突破后，便会入侵到周围器官及组织。

显微镜下可见肿瘤由胚基、间质及上皮三种成分构成。胚基成分为排列紧密的较小的幼稚细胞，其核呈卵圆形、核仁不明显，胞质中等量，核分裂象常见，对周围组织有侵袭性。上皮成分形成发育不全的肾小球、肾小管、乳头等肾脏上皮组织。间质成分多为幼稚间叶组织，包括原始细胞及不同量的横纹肌、平滑肌、成熟结缔组织、黏液组织、脂肪及软骨等成分。肿瘤可经淋巴转移至肾蒂及腹主动脉旁的淋巴结，亦可通过静脉侵入下腔静脉，甚至到达右心房。最终可扩散至全身的各部位，其中以肺转移最为常见，其次为肝，甚至可转移到大脑。

（二）组织学分型

肾母细胞瘤的组织成分与肿瘤的预后关系密切。根据病理组织分型与预后的关系，NWTS经过一系列研究，逐渐加深对其认识，将肾母细胞瘤分为两大类：

1. 不良组织类型　包括间变型、肾透明细胞肉瘤和肾恶性横纹肌样瘤。此类型虽然只占肾母细胞瘤的10%，却占肾母细胞瘤死亡病例的10%。越来越多专家认为肾透明细胞肉瘤与肾恶性横纹肌样瘤与后肾胚基没有多大关系，并不属于肾母细胞瘤的范畴。间变的标准是：①间变细胞核的直径至少大于非间变同类瘤细胞核的三倍以上，细胞核染色质明显增多。②有核多极分裂象，每个分裂极染色体长度都长于正常有丝分裂中期的长度。间变按其范围分为局灶性间变和弥漫性间变。

2. 良好组织类型　任何婴儿期肾脏肿瘤，具有高级分化，均可归类于良好组织类型，本类型预后较好。主要包括上皮型、间叶型、胚基型和混合型以及囊性部分分化性肾母细胞瘤和胎儿横纹肌瘤型肾母细胞瘤。肿瘤组织中上皮、间质或胚基组织成分占组织成分65%以上，即分别定为上皮型、间叶型和胚基型；如果三种成分均未达到65%，则为混合型。

（三）肿瘤分期

临床病理分期对疾病的把握十分重要。下面是NWTS对肾母细胞瘤的分期标准：

Ⅰ期：完整切除的肾内肿瘤，肾被膜未受侵。术前或术中无瘤组织外溢，切除边缘无肿瘤残存。

Ⅱ期：肿瘤已扩散到肾外而完整切除。有局限性扩散，如肿瘤浸润肾被膜达周围软组织；肾外血管内有瘤栓或被肿瘤浸润；曾做活体组织检查；或有局部肿瘤逸出，但限于腰部。

Ⅲ期：腹部有非血源性肿瘤残存；肾门或主动脉旁淋巴结受侵；腹腔内有广泛肿瘤污染；腹膜有肿瘤种植；肉眼或镜下切除边缘有肿瘤残存或肿瘤未能完全切除。

Ⅳ期：血源性转移至肺、肝、骨、脑等脏器。

Ⅴ期：双侧肾母细胞瘤。

（四）临床表现

1. 腹上区肿物　肾母细胞瘤其他临床症状均较少见，90%的患者以腹上区肿物为首次就诊原因。腹部肿物多在家长或幼保人员给患儿更衣或洗澡时被发现。肿物一般位于上腹季肋部，表面光滑、实质性、中等硬度、无压痛、较固定；肿瘤巨大者可超越中线，并引起一系列肿瘤压迫症状。

2. 血尿　10%～15%的患者可见肉眼血尿，血尿出现的原因目前认为是由于肿瘤侵及肾盂、肾盏所致。

3. 发热　肾母细胞瘤患者有时可有发热，多为低热，认为是肿瘤释放致热源所致的肿瘤热。

4. 高血压　有30%～60%的患者有高血压表现，这是由于肿瘤压迫造成患肾的正常肾组织缺血后，肾素分泌增加所致。

5. 贫血或红细胞增多症　贫血多由于肿瘤内出血、肿瘤消耗所致，红细胞增多症则往往是肿瘤自身可分泌促红细胞生成素所致。

6. 其他　表现可有腹疼，也有很少的患者因为急腹症前来就诊，推测是肿瘤破溃引起的。罕见有因肿瘤压迫引起左精索静脉曲张者，也不常见以转移瘤就诊者。肾母细胞瘤患者约有15%的病例可能并发其他先天畸形，如无肛症、马蹄肾等。

（五）影像学检查

1. B超　B超由于其方便和无创的特点，现已成为发现腹上区肿物后的首选检查手段。超声可检出肿物是否来自肾脏，了解肿物的部位、性质、大小以及与相关脏器的关系。彩色多普勒超声还可检出肾静脉和下腔静脉有无癌栓。另外，肾母细胞瘤内常有出血、坏死，肿块常不均质，囊壁比较厚，此时超声可以轻易地将其与肾囊肿鉴别开来。

2. 泌尿系平片和静脉尿路造影　泌尿系平片可以见到患侧肾肿瘤的软组织影，偶可发现肿物边缘部分散在或线状钙化。静脉肾盂造影可见肾影增大，肾盂、肾盏受压而变形、伸长、移位。部分病例患侧肾脏完全不显影。静脉尿路造影同时还可了解对侧肾脏情况。

3. CT　CT检查可以明确肿瘤的大小、性质以及与周围脏器的相邻关系。CT同时对下腔静脉有无瘤栓也能明确。

4. 逆行肾盂造影　目前已很少用到，仅在诊断不明，而静脉尿路造影患肾不显影时采用。

5. MRI　在对肾母细胞瘤的诊断上优于CT，因为MRI除了像CT一样可明确诊断肿瘤大小、性质以及与周围脏器的相邻关系外，由于MRI有冠状面、额状面和矢状面多种层面的影像，可以轻易地界定肿瘤与肾脏、肾上腺以及下腔静脉的关系，容易确定肿瘤的来源，使肾母细胞瘤与肾上腺部位的神经母细胞瘤得以鉴别。

6. 骨扫描　多在怀疑肿瘤骨转移时进行，可确定全身骨骼转移灶的位置，以便与神经母细胞瘤的鉴别。

（六）治疗

肾母细胞瘤是小儿恶性实体瘤中应用综合治疗（包括手术、化疗及必要时加放射治疗）最早和效果最好的。化疗对提高肾母细胞瘤的存活率发挥了巨大作用。

1. 手术治疗　手术治疗仍是肾母细胞瘤最主要的治疗方法，手术能否完全切除肿瘤，对术后患者的化疗效果和预后，有着重要的影响。

手术时宜采用腹上区横切口，自患侧第12肋尖部切至对侧腹直肌边缘，此种切口暴露基本足够，目前已很少有肿瘤需行胸腹联合切口，以求得足够的暴露。手术中首先应进行腹腔探查，先应探查肝脏有无转移，然后是察看主动脉和肾门周围有无肿大的淋巴结。如发现可疑肿瘤转移，则可切取淋巴结活检。

触诊探查对侧肾脏，尽管各种影像学检查可以基本除外双侧肿瘤的可能性，术中仍需仔细探查，可疑有肿瘤病变时应取活检。然后再探查患侧肿瘤大小、侵犯范围、肿瘤活动度和与周围脏器的关系。

依据肿瘤手术的基本原则，首先处理肾蒂的肾动脉和肾静脉，以防止手术过程中血缘性肿瘤转移的可能性。但在实际手术操作过程中，因肿瘤多比较巨大，仍存在一定的困难。此时可先切开后腹膜、游离患肾，然后再暴露肾门，处理肾蒂，注意避免首先结扎肾静脉，导致血液回流受阻，肿瘤胀大，容易发生肿瘤破裂。如果肾静脉内有瘤栓，需要先取出瘤栓，再结扎肾蒂，然后完整切除瘤肾。操作应轻柔以免肿瘤破溃，如破溃，局部复发机会将增加一倍。目前认为淋巴结清扫并不能改善预后，只应切取淋巴结活检以确定肿瘤分期。如肿瘤向周围浸润固定，已无法完全切除，则应在肿瘤残留组织附近留置银夹，作为放疗的标记。待 3 ~ 6 个月后再次行手术探查予以切除。

2. 术前综合治疗　近30年来治疗上的重要进展是联合化疗，显著提高了肾母细胞瘤患者的存活率。必要的术前化疗是很重要的治疗手段。肿瘤过大、估计不易切除时，应用化疗和放疗，待肿瘤缩小、包膜增厚后，再行手术，可以减少手术中肿瘤破溃扩散的危险，提高肿瘤完整切除率。

（1）术前化疗：肿瘤较大，估计手术切除有一定难度的患者，可给予 VCR + ACTD 化疗 6 ~ 12 周，VCR 剂量为 1 ~ 2mg/m² 体表面积，每周一次，不宜超过 10 周。ACTD 进行 1 ~ 2 个疗程，中间间隔 6 周，每个疗程每天 15μg/kg，连用 5 天。每天的剂量不得超过 400μg。

（2）术前放疗：术前放疗主要用于化疗效果不明显的病例，可在 6 ~ 8 天内给予 800 ~ 1 200cGy 的照射，并在照射后 2 周内行肿瘤切除术。亦有人认为术前化疗不宜进行，一方面是诊断尚未明确，容易造成错误治疗；另一方面，术前放疗可能影响活检病理组织类型分析，造成组织中间变型检出率降低，掩盖正确的组织分型，影响术后化疗方案的确定。

3. 术后综合治疗　如下所述。

（1）术后化疗：术后化疗是近年来肾母细胞瘤患者存活率提高的主要原因。NSWT 的一系列研究，使术后化疗的效果提高，不良反应受到控制，避免了不必要的化疗并发症。NWTS 于 1995 年提出，认为小于 2 岁的 I 期肿瘤患儿术后可不需任何化疗，而对预后较差的组织类型患者提出强化治疗的方案。

（2）术后放疗：良性组织类型 I、II 期和间变型 I 期手术后放疗对预后无明显影响，无须进行。放疗目前主要用于良性组织类型 III、IV 期及间变型 II ~ IV 期。术后 48 小时与术后 10 日开始放疗，疗效相同，但若晚于 10 日，局部肿瘤复发机会明显增多。早期放疗并不影响伤口的愈合。术后放疗的剂量为手术野照射 2 000cGy，有全腹播散的病例可行全腹照射。如局部有肿瘤残留，可以追加照射 500 ~ 1 000cGy。1 岁以内的患儿可仅照射 1 000cGy，以避免影响发育。

（七）双侧肾母细胞瘤

双侧肾母细胞瘤占肾母细胞瘤病例的 4.4% ~ 9%，以往的治疗方法是双侧单纯肿瘤切除或切除一侧大的瘤肾，对侧行活体检查或肿瘤切除。目前，由于化疗的进步，手术治疗应以保留肾组织为原则。手术首先进行双侧探查，并行肿瘤活检。仅在可以保留肾脏组织超过 2/3 时，才行肿瘤切除活检术。根据肿瘤活检结果，以分期最高的肿瘤组织类型确定化疗方案。经过 6 周到 6 个月的化疗，然后进行第二次手术探查，术中如部分肾切除即能去除肿瘤，则行肾部分切除术；否则，便再次关腹，术后继续化疗和放疗。6 个月之内，行第三次手术探查，本次在保留肾组织的同时，应尽可能进行彻底的切除。

双侧肾母细胞瘤对化疗的敏感性与单侧肾母细胞瘤相同，因此，化疗是双侧肾母细胞瘤的重要治疗手段。而对化疗不敏感的病例，放疗的效果也很差。对于双侧肾母细胞瘤，影响预后的主要因素仍是肿瘤分期和组织类型。由于多数双侧肾母细胞瘤为良好组织类型和 I 期肿瘤，双侧病变经治疗后 3 年存活率可达 76%。

（八）预后

随着综合治疗的发展，尤其是配合手术的术前化疗和术后化疗、放疗的应用，肾母细胞瘤患者的预后有了极大的改善。目前，肾母细胞瘤患者的 4 年无瘤生存率为 75% ~ 85%。肾母细胞瘤预后的主要因素是：

1. 肿瘤组织类型　肿瘤存在间变，明显影响肿瘤的预后。Wilms 瘤患者中存在未分化型肿瘤组织的占 5%，而这 5% 的肿瘤复发率为无间变型肾母细胞瘤的 4 倍，死亡率为无间变型肾母细胞瘤的 9 倍。组织结构良好型肿瘤患者 5 年生存率为 83% ~ 97%，而组织结构不良型为 55% ~ 68%。随着化疗的发展，肾透明细胞瘤的预后明显改善，5 年生存率为 75%，而横纹肌肉瘤预后仍很差，5 年生存率为 26%。

2. 肿瘤分期因素　肿瘤浸润程度和淋巴结的转移，都对肿瘤患者的预后有着明显的影响。

（1）血行转移：不管是肺部转移，还是肝脏、骨骼、脑部转移的存在，都将影响患者的预后。术后化疗可以明显改善存在血性转移的患者预后。

（2）淋巴结转移：淋巴结是否转移对预后的影响很大，因为肿瘤淋巴结转移是分期中的重要因素。淋巴结无转移的患者的 4 年生存率为 82%，而淋巴结转移的患者的 4 年生存率仅为 54%。

（3）肿瘤局部浸润程度：有无假性包膜的存在，以及肾内静脉的浸润，都将明显影响预后。

四、肾脏良性肿瘤

（一）肾血管平滑肌脂肪瘤

肾血管平滑肌脂肪瘤又被称为错构瘤，肿瘤组织由血管、平滑肌和脂肪组织组成，占肾肿瘤的 2%～3%。本病的好发人群 40 岁以后的女性，小儿少见。国外报道有 40%～50% 的病例伴有结节性硬化症，但国内的统计并非如此，多数不伴有结节性硬化症。由于肿瘤血管成分丰富，管壁没有弹力组织，因此易发生肿瘤内出血或肿瘤破裂出血，而出现腹痛、腰腹部肿块等表现。若肿瘤破溃后进入腹腔，可有急腹症的表现，甚至出现休克。

1. 诊断　如下所述。

（1）临床表现：多出现在肿瘤内出血或肿瘤破裂出血时，突然出现腹痛，查体腰腹部有增大的肿块，有时伴有肉眼血尿。仔细询问病史也无明确外伤史，应考虑错构瘤出血的可能。

（2）B 超检查：可见肾内的占位性病灶，有脂肪和血管表现为高回声及肌肉和出血则为低回声。肿瘤组织内有脂肪组织，超声表现为强回声，这是 B 超检查错构瘤特有的表现。

（3）CT 检查：可见肾内密度不均的肿块，其中有 CT 值 -40～-90HU 的脂肪成分，可与其他肾肿瘤鉴别。

2. 治疗　错构瘤是良性肿瘤。一般认为，肿瘤直径在 3cm 左右，诊断明确，无症状者，可定期随访；若肿瘤直径在 5cm 以上，或增长较快，伴有疼痛时，可行手术治疗，作肿瘤剜除术。不能除外肾癌者应行手术探查，术中首先行肿瘤切除，并送冰冻病理，如为恶性肿瘤，则应行根治性肾切除术。双侧肾错构瘤或伴有结节性硬化症者，应该定期随访，酌情对症处理。

（二）肾球旁细胞瘤

又称为肾素分泌瘤、肾素分泌球旁细胞瘤等，多见于青少年和中青年。肿瘤来源于肾小球旁细胞，肿瘤多为单侧，瘤体直径一般在 3cm 以下。病理特征为纺锤形细胞，胞质内有大量嗜酸颗粒体，自主分泌肾素，致肾素 - 血管紧张素 - 醛固酮系统活性增强，水电解质紊乱。临床少见。主要表现为高血压和高肾素血症。偶伴低血钾和高醛固酮，可有多尿、夜尿，神经肌肉功能障碍等表现。实验室检查有低血钾、高肾素、高醛固酮。诊断明确后行肾部分切除术，与肾癌难以鉴别时行根治性肾切除术。

（三）肾嗜酸细胞瘤

肾嗜酸细胞瘤约占肾肿瘤的 3%，中老年发病。多为单发的实性、界限清楚的肿瘤。肿瘤细胞内有嗜酸性颗粒，核分裂象少见。但对于肾嗜酸细胞瘤的恶性倾向，仍有争议。有报道显示，肿瘤达到一定体积后，可侵犯肾周脂肪或出现淋巴、血管浸润。

临床多无明显症状，少数患者有血尿、腰痛、肿块等类似肾癌的表现。由于临床少见，对该病的认识尚不完善。肿瘤体积小时，影像学上与肾癌鉴别困难。所以不能除外肾癌的患者，应尽早行根治性肾切除术。

（韩家盛）

第二节　输尿管肿瘤

输尿管肿瘤少见，占泌尿系肿瘤的 1%～2%，男性与女性之比为 2∶1，患者年龄大多在 50 岁以上。息肉、乳头状瘤等常用局部切除来治疗的良性肿瘤少见，大部分为恶性肿瘤。输尿管恶性肿瘤中 97% 为上皮肿瘤，其中 90% 以上为移行上皮细胞癌，其余为鳞癌、腺癌，非上皮性恶性肿瘤包括平滑肌肉瘤、血管肉瘤等，罕见。输尿管凝结物的长期刺激与慢性炎症与鳞癌的发生有关。上皮细胞肿瘤的发病原因及病理与膀胱癌类似。本节主要讨论输尿管移行细胞癌，2/3 的输尿管移行细胞癌发生在输尿管下段，另外将近 1/3 见于输尿管中段，输尿管上段少见。输尿管移行细胞癌有时在同侧输尿管及肾盂可出现多发性肿瘤，偶可见于对侧同时发生，30%～75% 的输尿管肿瘤同时或异时伴有膀胱肿瘤，常位于同侧输尿管口附近。恶性程度高及浸润深的肿瘤很易发生淋巴结转移，常见腹主动脉、下腔静脉旁、同侧髂总、盆腔淋巴结转移。血行转移至肝、肺及脊柱等器官，P53 基因异常与高分级的输尿管移行上皮癌易发生种植转移。血尿和疼痛是常见的症状，75% 以上的病例出现肉眼或镜下血尿，全程血尿伴细长血块提示出血来自上尿路。30% 的病例出现腰痛，多为隐痛，绞痛仅见于血块通过输尿管时。诊断主要依据静脉尿路造影及逆行输尿管肾盂造影。在造影片上可见到输尿管有充盈缺损及梗阻等表现。梗阻严重者可引起患侧肾功能损害而不显影。尿细胞学检查在恶性程度较高的病例癌细胞的阳性率较高。诊断有困难时可通过膀胱镜行输尿管擦刷活检或进行输尿管肾镜检查。经皮顺行输尿管镜活检仅用于其他方法不能明确诊断时。CT 有助于肿瘤分期及输尿管癌与尿酸凝结物的鉴别，软组织肿瘤 CT 值平均 46HU（10～70HU），而尿酸凝结物的 CT 值常大于 100HU（80～250HU），MRI 尿路成像也有助于输尿管移行细胞癌与凝结物的鉴别。输尿管癌一般应将肾、输尿管及输尿管口周围膀胱壁一起切除。区域淋巴结清扫有助于明了患者的预后，但并不能明显提高其治愈率。T_0、T_1 期输尿管癌可考虑行节段性输尿管切除术，单个表浅或乳头状恶性程度低的输尿管癌可行腔内治疗，术后要密切随访注意复发，孤立肾或对侧肾功能严重不良时要考虑保留肾脏的治疗，放疗及化疗的效果不好。

（韩家盛）

第三节　膀胱肿瘤

膀胱肿瘤是我国泌尿生殖系肿瘤中最常见的肿瘤。膀胱肿瘤的发病率在男性比女性高，城市居民比乡村高，工业发达的国家比工业不发达国家高。移行细胞癌在膀胱癌中最常见。

一、概述

（一）病因

膀胱肿瘤的病因复杂，但现在对它已有了进一步的了解。许多因素与膀胱癌形成有一定关系。

（1）染料工业等引起职业性膀胱肿瘤：从动物实验和流行病学研究，确认 β－萘胺、4－氨基联苯、联苯胺、α－萘胺等是膀胱致癌物质。接触这一些致癌物质后发生膀胱肿瘤的潜伏期为 3～30 年，平均为 20 年左右。这些致癌物质是通过皮肤、呼吸道或消化道进入人体，在尿中以邻羟氨基酚类物质排出而使尿路上皮细胞癌变的。此外，从事橡胶、纺织印染、电缆、油漆、燃料、皮革、印刷、焦油和农药等行业的工人也有膀胱肿瘤的高发现象，但其特异性的致癌物质并未十分明确。

（2）人体色氨酸代谢异常：烟酸是色氨酸正常的最终代谢物，中间产物如 3－羟犬尿氨酸、3－羟邻氨基苯甲酸和 3－羟－2－氨基－苯乙酮，均属邻羟氨基酚类物质。在膀胱癌患者中尿内色氨酸中间代谢产物较正常人为高。

（3）吸烟与膀胱肿瘤有一定关系，是一种重要的体外诱因：吸烟者膀胱癌发病率 4 倍于非吸烟者，而且与吸烟的量有关。肿瘤的分级、分期及肿瘤复发率在吸烟者比不吸烟者高。另外吸烟能阻断色氨酸正常代谢使致癌性中间代谢物积累。

（4）慢性膀胱炎症和其他感染在膀胱肿瘤发生中也起重要作用，病变大多为鳞状细胞癌。长期膀胱凝结物、先天性膀胱外翻、膀胱憩室和长期留置导尿管易并发膀胱癌。有2%～10%长期留置导尿管的截瘫患者出现膀胱肿瘤。在埃及血吸虫病流行地区内膀胱癌发病率升高。

（5）长期大量使用镇痛药如非那西汀能引起肾盂及膀胱移行上皮癌，此药结构与苯胺染料相似。

（6）使用糖精或仙客来（环己氨基磺酸盐，cyclamen）等人工甜味品，在动物实验中有致癌性，但在实验时使用的浓度远高于人日常生活所使用的浓度，在人类膀胱肿瘤的致癌作用未获证实。

（7）有报道认为饮用咖啡和茶与膀胱肿瘤有关，有人认为烤咖啡豆的烟灰是一种有效的诱变物。但这些饮料被广泛消耗，并常同甜味剂一起用，因此，是否有致癌作用仍不明确。

（8）患子宫颈癌接受盆腔放疗的女性发生膀胱肿瘤的危险性比普通女性增加2～4倍，这些肿瘤在诊断时往往是高分级和局部浸润性膀胱癌。

（9）有报道膀胱肿瘤有遗传倾向，有特殊HLA亚型的人患膀胱肿瘤的危险性要高于普通人，但仍需进一步研究证实。

（二）病理学

构成膀胱的各种组织均可发生肿瘤，分为两大类：①发生于上皮组织的肿瘤：在所有膀胱肿瘤中，上皮性肿瘤占98%，其中移行上皮性肿瘤占95%，在临床上占重要地位，其余包括腺癌及鳞癌。②从间叶组织发生的肿瘤。

移行上皮性肿瘤包括乳头状瘤、乳头状癌及浸润性癌三种。

（1）乳头状瘤：乳头状瘤主要发生年龄在60～69岁，男性多于女性。乳头状瘤可发生在膀胱任何部位，侧壁最常见，其他为三角区和输尿管开口部。膀胱镜下所见肿瘤为红色隆起，有柔软细长的蒂，肿瘤的大小为1～5cm。乳头由5～7层形如正常的移行细胞覆盖，有清楚的纤维组织及血管中心束。瘤细胞呈栅栏状排列，上皮有轻度和不规则增厚，但细胞分化良好，核分裂象不明显，约1/3病例有不同程度的非典型性增生。肿瘤可单发或多发，乳头状瘤遍及膀胱各部时称为膀胱乳头状瘤病。乳头状瘤有复发的特点。5年内复发率为60%，其中15%～20%有癌变，多在术后1年内复发。但亦有一次治疗后永不复发的。

与上述乳头状瘤生长方向相反的称为膀胱内翻型乳头状瘤，不常见。病理表现为膀胱黏膜下肿块，上覆以正常的移行上皮，肿瘤细胞由此层上皮向下生长，形成许多交接的移行上皮索等。

（2）乳头状癌：最多见。分为绒毛乳头状和乳头状移行上皮癌。病理特点是各乳头粗短融合，瘤蒂粗短或无蒂而基底宽，瘤表面有坏死或钙盐沉着。肿瘤可向下侵犯基底膜及肌层。镜下见乳头的移行上皮层次增多，癌细胞排列紊乱，细胞形态明显差异，纤维血管轴心不像乳头状瘤那么明显，可见核分裂象及有巨核细胞，核胞质比例增大，染色质浓染。肿瘤不同程度地保持移行上皮的特性。

（3）浸润性癌：又称非乳头状癌、实性移行细胞癌。此型恶性程度高。肿瘤为白色、扁平或呈结节性团块，无明显的乳头形成，肿瘤常侵犯膀胱全层，表面不平，有溃疡形成，或有坏死及钙盐沉着，肿瘤的边缘可高起呈结节状。早期向深处浸润，发生转移早，80%～90%肿瘤在确诊时已有肌肉浸润。肿瘤起自移行上皮，瘤细胞大小不等，形成索条状或巢状，有大的异形细胞核，常见异常核分裂象，偶见高度恶性小细胞，类似肺燕麦细胞。肿瘤局部可有鳞状化生和假腺腔结构。在肿瘤周围和膀胱其他部位常见明显的上皮异常或原位癌。非典型增生和原位癌是该肿瘤的常见起源。

（4）原位癌：是一特殊的移行上皮性肿瘤，恶性程度高。原位癌分为两类，一类为原发性原位癌，另一类为原位癌伴有其他类型癌。表现为扁平斑片，边缘不清或呈颗粒状隆起，黏膜充血。开始时局限于移行上皮内，形成稍突起的苔藓状红色片块，不向基膜侵犯，但细胞分化不良。细胞间黏附性丧失，细胞容易脱落而易从尿中检出。常与恶性度高的、分化不良或浸润深的膀胱癌同时存在，在局限性膀胱癌作多处膀胱活检时原位癌的发生率为3.2%，对膀胱全切标本作系列切片时原位癌发生率可达90%。原位癌的分布有时比较散在，远离原来的肿瘤，提示作膀胱活检时要从多处获取组织。当在膀胱肿瘤周围上皮有原位癌时，5年内多复发为浸润性癌。从原位癌发展为浸润性癌一般需1～1.5年，有长达20

年者，而有些却长期静止。

（5）腺癌：又称胶样癌、黏液腺癌或印戒细胞癌，属少见的膀胱肿瘤。肿瘤好发于膀胱顶部，起源于脐尿管残余，其次好发部位为膀胱基底部。慢性刺激病变亦能引起移行上皮的腺性上皮化生，导致腺性膀胱炎或囊性膀胱炎，继而发生腺癌。肿瘤由大小形状不同的腺体构成，腺体被覆分泌黏液的柱状或立方细胞和多数杯状细胞，形成向外突出的小袋，有时有囊性扩张。腺体内的黏液量差异颇大，偶尔肿瘤由大量黏液性印戒细胞组成，黏液存在于肿瘤细胞内，聚集成黏液湖。腺癌的扩散与移行细胞癌相似，转移最常在淋巴结、肝脏、肺和肾。

（6）鳞状细胞癌：亦属罕见，发病与慢性刺激导致鳞状上皮化生有关。有报告局灶性鳞状上皮化生可达60%，但只有在肿瘤各部出现一致的病理改变时才能诊断为鳞状细胞癌。国内有不少膀胱凝结物伴发鳞状细胞癌的报道，一般说来膀胱鳞状细胞癌比移行上皮癌恶性度高，发展快，浸润深，预后不良。

（7）非上皮性肿瘤：即来自间叶组织的肿瘤，约占全部膀胱肿瘤的2%。见于文献者有血管瘤、淋巴管瘤，平滑肌瘤、平滑肌肉瘤、嗜铬细胞瘤、恶性黑色素瘤、浆细胞瘤、纤维瘤、纤维肉瘤、癌肉瘤、组织细胞瘤、软骨瘤、骨肉瘤等。

（三）分期和分级

分期是指膀胱肿瘤的浸润深度，对于膀胱移行上皮性肿瘤目前有主要两种分期方法：一种是JSM法；另一种最常用的是国际抗癌协会（UICC）提出的TNM法。国际抗癌协会（UICC）拟定TNM肿瘤分期的原则为：①浸润限于膀胱壁（T）。②浸润达骨盆及腹部淋巴结（N）。③有其他器官转移（M）。

分级是指肿瘤的恶性程度。目前主要采用WHO倡议的三级分期法，即 G_1 高分化；G_2 中分化；G_3 低分化。其浸润深度与淋巴结转移关系见表9-2、表9-3。

肿瘤的分期与分级有内在的联系，大多数的细胞分化好或中等的（分级低）为表浅性肿瘤，而细胞分化差的（分级高）常为浸润性肿瘤（图9-1）。

表9-2　肿瘤在膀胱壁的浸润深度与淋巴结转移的关系

病理分期	阳性淋巴结（%）	
	Skinner 等	Smith 和 Whitmore
P_1 和 Pis	5	3
P_2	30	8
P_3A	31	47
P_3B	64	47
P_4	50	42

注：P_1：侵及固有膜；Pis：原位癌；P_2：侵及浅肌层；P_3A：侵及深肌层；P_3B：侵及膀胱周围脂肪；P_4：侵及盆腔壁前列腺、阴道或子宫。

表9-3　临床分期和淋巴结转移的关系

临床分期	转移率（%）
T_1（达黏膜下层）	5
T_2（达浅肌层）	13
T_3（达深肌层或周围脂肪）	18
T_4（侵入邻近器官）	44

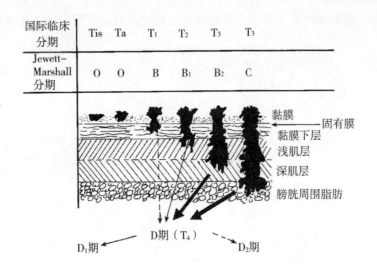

图 9-1　膀胱癌的分期示肿瘤浸润深度与临床分期的关系

二、临床表现

膀胱肿瘤多见于男性，发病率高于女性 3~4 倍，50~70 岁发病最高，占 50%。

血尿是膀胱癌最常见的症状，也常是最早的症状。大多为肉眼血尿，少数为镜下血尿。多为无痛性全程血尿，偶尔为终末血尿，都是间歇出现。血尿及贫血程度一般与肿瘤的严重性成正比，但在极少数情况一个小的乳头状瘤也可以引起严重的血尿。出血量多少不一，血尿严重时可出现血块，有时可发生排尿困难。当血尿自行停止时可造成疾病已愈的错觉，以致延误就诊。

其他的症状包括尿频、尿急和尿痛等，表示肿瘤有坏死、浸润膀胱壁或者肿瘤位于膀胱颈部。原位癌常在确诊前数月就有类似膀胱炎的症状。位于膀胱颈或带蒂的肿瘤有时能引起排尿困难或尿潴留。起源于脐尿管的腺癌则首先表现为耻区肿物。

肿瘤坏死组织脱落时，尿液中有腐肉样组织排出，肿大的转移盆腔淋巴结压迫髂静脉及淋巴管后可引起下肢水肿，有腰椎、骨盆转移时可引起腰背部疼痛。晚期膀胱癌大多有大量血尿、排尿困难、尿痛、尿潴留及膀胱区严重疼痛等症状。

三、诊断

凡有原因不明的血尿（肉眼或镜下）或膀胱刺激症状的患者，特别是年龄 40 岁以上者，都应考虑到膀胱癌的可能，必须进一步做详细检查。膀胱肿瘤的诊断应明确肿瘤的部位、范围、大小、数目、恶性程度、浸润深度及有无转移，作为治疗的依据。

1. 膀胱镜检查　它可以直接看到膀胱肿瘤的形态是乳头状还是实性、团块状，有血管蒂存在还是广基，其他如肿瘤所在部位、数目、大小等皆可观察，并可取活组织检查（图 9-2），但原位癌常不能被见到。膀胱镜检查初步可以鉴别肿瘤是良性或恶性。良性乳头状瘤的蒂很细，乳头分支细长、透明，随着膀胱冲洗液漂动，有时还可见到上面的毛细血管，附近的膀胱黏膜正常；原位癌（Tis）可见黏膜上似天鹅绒突起的红色区域，外观与充血和增生的黏膜相似，膀胱镜检查时出现激惹或痉挛者说明有广泛的原位癌，应多处取活检证实；乳头状癌多数为表浅的 T_0、T_1 期肿瘤，单发或多发，肿瘤局限在黏膜或黏膜固有层，蒂细长，蒂上长出绒毛状分支，在膀胱内注水时，肿瘤乳头在水中漂荡，犹如水草；结节、团块乳头状癌常为 T_2、T_3 期肿瘤，乳头状癌的蒂较粗，乳头分支短而粗，有时像杨梅状，往膀胱注水时活动较少，附近黏膜增厚、水肿；浸润性癌常为 T_3、T_4 期，无蒂，境界不清，局部隆起，表面褐色或灰白色，肿瘤坏死处形成扁平的溃疡，溃疡出血或有灰白色脓苔样物沉淀，边缘隆起并向外翻，肿瘤附近黏膜不光洁、增厚、水肿、充血。大多数膀胱移行细胞肿瘤位于膀胱底部，包括三角区及其附近的膀胱侧壁以及输尿管口周围。有些肿瘤位于膀胱顶部或前壁，一般膀胱镜不易发现，可应用软性膀胱镜弥补此缺点。除单纯的乳头状瘤外，要做多处膀胱活检以了解有无上皮变异或原位癌。

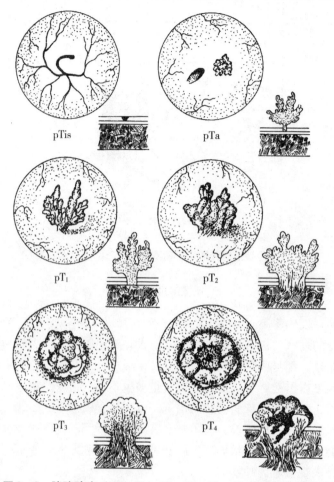

图 9-2　膀胱肿瘤（Tis、Ta、T₁、T₂、T₃、T₄ 期及膀胱镜所见）

2. 尿脱落细胞检查　凡疑有尿路上皮细胞肿瘤但尚未得到确诊的患者均应进行尿脱落细胞检查。由于无痛苦和无损伤，患者容易接受。尿的收集很重要，容器必须清洁，以新鲜尿为好，搁置长久的尿细胞容易破坏，难以诊断。第一次晨尿往往夜间在膀胱内停留时间较长，影响诊断，因此建议送第二次或新鲜尿液检查。脱落细胞的阳性率与肿瘤的恶性程度有较密切的关系。因恶性程度愈高，癌细胞之间的黏附力愈差，从而愈容易脱落。据 Nelson 报告，分化好的乳头状移行细胞癌 I 级阳性率仅 10% 或更低，II 级阳性率 50%，III 级阳性率 90%，而原位癌为未分化癌，其阳性率接近 100%。在安排膀胱镜检的同时进行尿细胞学检查，可以增加肿瘤细胞的检出率，一般阳性率约为 80%。

3. 流式细胞术（flow cytometry，FCM）　是 20 世纪 80 年代开展的一种诊断肿瘤的新方法。此法对膀胱癌的诊断与尿液的脱落细胞检查同样准确。本法主要是测量细胞核 DNA 含量，按其数据经电脑处理得出结果，可以用于检查尿细胞（可用膀胱冲洗液或肾盂冲洗液）及石蜡标本的回顾性研究。可以对肿瘤的发展情况、治疗效果和有无复发做连续观察。检查时用导尿管或 Ellick 膀胱排空器以 50mL 生理盐水用力冲洗膀胱，共 5~10 次。收集冲洗液中的上皮细胞，制备成混悬液。然后将细胞中的 DNA 及 RNA 染色，将染色的细胞以高速度通过石英管道，用蓝色激光束交叉照射此细胞行列，在激光下 DNA 产生绿色荧光而 RNA 产生红色荧光。用计算机分别记录每秒钟通过的绿色及红色细胞数量。正常人体各器官的细胞核 DNA 含量相同，表现为恒定的二倍体波型。在正常细胞向癌细胞转变或恶性度增长的过程中，DNA 含量增多，可出现近二倍体及二倍体以上的非整倍体。若用数字表示，则非整倍体超过 15% 时为阳性。凡发现这些情况者，即可诊断为癌。用 FCM 诊断膀胱癌，阳性率最高者为原位癌。一般认为二倍体及近二倍体的膀胱肿瘤在存活及复发方面无明显差异，术后无瘤存活者多为二倍体及近二倍体肿瘤，而肿瘤复发转移或死亡多为非整倍体肿瘤。非整数倍体出现率增高提示肿瘤多有浸润性，恶性度高，易复发及转移，预后不良。流式细胞术对膀胱上皮细胞肿瘤的诊断优点是 DNA 含量的测定是一种定量检查，检查结果有客观数字可作比较。在手术、化疗或放疗后作定期随访，可判断疗效，了解肿瘤有无消退或复发。但 FCM 是一个费用昂贵的检查手段，尚难广泛采用，在严重尿路感染患者，常易产生假阳性。

4. 影像细胞分析术（image cytometry，ICM）　是近期开展的新技术，该技术采用计算机控制的荧光显微镜，能连续自动对每一个细胞的细胞核进行扫描和成像，可以测每一个细胞的 DNA 含量，对早期诊断膀胱癌有实用价值。由于 ICM 能检测每一个细胞的 DNA 含量，因此，只需少量的细胞就足够了，而 FCM 却需要大量的细胞。FCM 和 ICM 的联合应用，起到相辅相成的作用，可提高膀胱癌早期诊断的准确率。

5. B 超　在国内经腹壁或经尿道作 B 型超声扫描已广泛应用于膀胱肿瘤的诊断，可发现直径 0.5cm 以上的肿瘤，并可了解肿瘤对膀胱壁浸润的深度。经尿道膀胱腔内 B 型超声扫描对膀胱浸润判断准确率可达 93%，但超声检查不能清晰地显示区域淋巴结是否肿大，对于体积较小的位于前壁的肿瘤容易漏诊。

6. CT 检查　主要应用于有浸润的膀胱癌，能较准确地了解膀胱肿瘤的浸润深度，更准确地分期。CT 扫描与病理检查分期结果符合率达 90%。CT 检查前在膀胱内充盈尿液或盐水，需要时可充盈造影剂后进行，CT 能清晰显示 1cm 左右的膀胱内肿瘤，可分辨出肌层、膀胱周围脂肪浸润及精囊有无浸润，显示肿瘤是否侵入直肠、前列腺等邻近器官，有无盆腔肿大的淋巴结。但 CT 不能判断肿大的淋巴结是否为转移引起，这需要结合其他临床情况综合考虑。CT 对憩室内癌和膀胱壁内癌诊断有特殊意义。

7. 磁共振成像（MRI）　在判断膀胱肿瘤分期时具有更多优点，可进行矢状和冠状断面成像，有助于诊断。尿为高强度信号而膀胱壁相对低强度。对膀胱穹隆部、底部容易和前列腺、尿道分辨。对膀胱顶部和底部的肿瘤采用矢状位和冠状位扫描，比 CT 更清楚地显示肿瘤的浸润深度和膀胱外淋巴结。MRI 对膀胱癌诊断的准确率为 64%～95%，高于 CT 的准确率 40%～81%。

8. 静脉泌尿系造影　在膀胱肿瘤的诊断上是必需的，应作为膀胱癌的常规检查。主要目的是了解上尿路同时有无肿瘤、积水及肾功能情况。尿路上皮性肿瘤有多发性的特点，膀胱肿瘤同时伴有肾盂或输尿管肿瘤占 7.4%。若上尿路显影不清楚，则在做膀胱镜检时应做逆行性肾输尿管造影。静脉尿路造影在输尿管口周围有肿瘤的患者，必须获得同侧肾盂输尿管十分清晰的造影，以观察有无肿瘤。

9. 经足背淋巴造影　可显示肿大淋巴结的结构，对判断有无转移有帮助，但淋巴造影有时也很难分辨，且淋巴造影是很细致费时的检查方法，还没有在临床上推广。在 CT 指引下对肿大淋巴结作细针抽吸活检是一个可行的膀胱肿瘤分期方法，对决定治疗方案有帮助。淋巴造影及细针穿刺抽吸做细胞学检查对诊断盆腔淋巴结有无转移有一定价值，但发生假阴性的机会较多。

四、治疗

膀胱癌的生物学特性差异很大，治疗方法也很多，但基本的治疗方法仍为手术治疗，放疗、化疗和免疫治疗为辅。应根据不同患者的肿瘤分期分级和具体的全身状况选择治疗方案。

（一）表浅性膀胱癌

1. 经尿道电切或电灼术（TURBt 术）　大多数的患者能用此方法治疗，TURBt 一般适用于直径 2cm 左右的肿瘤，多发性肿瘤或较大的肿瘤可分次切除。当前 TURBt 在国内外普遍采用，效果优于膀胱部分切除术，几乎可以取代之。总的 5 年存活率为 70%～100%，有 10%～15% 可发展为浸润性癌，需积极治疗。在非常小的肿瘤宜用活组织钳去除送病理组织学检查，一般不主张直接电灼，因为有时小的乳头样突起并非肿瘤，如电灼未作组织学检查，有可能进行不必要的每 3 个月复查膀胱镜，增加患者的负担。组织钳必须取其蒂部基底，去除肿瘤后局部电灼。在膀胱镜检查发现平的粉红色苔状斑块，应取活检，如证实为原位癌，可以电灼，但广泛原位癌应改为膀胱灌注抗癌药物或免疫治疗。

如术后复发（膀胱其他部位出现新的肿瘤）被早期发现，可反复进行经尿道电灼或电切，一般仍可获得良好结果。有 20% 的复发肿瘤恶性程度有所增加。如乳头状肿瘤体积较大或数目较多或经内镜手术有困难时，可在耻骨上切开膀胱后行电灼或肿瘤局部切除术。

有人认为，T_1 期肿瘤在手术时尽管手术者认为已经完全切除肿瘤，其实经常未被完全切除。在德国，有约大于 40% 的 T_1 期膀胱癌患者在电切后 6 周，再次行电切术切除残留的肿瘤，因此可以解释为什么在电切术后立即行膀胱灌注对治疗有很大的帮助。

在 TURBt 后，随诊用膀胱镜和细胞学检查，每 3 个月 1 次，18~24 个月后，每 6 个月 1 次，共 2 年，以后每年 1 次。有人认为频繁的随访没有必要，特别是低分化的浅表性膀胱肿瘤，但有研究表明浅表性膀胱癌切除术后随访 2 年和 5 年，分别仍有 22% 和 43% 的患者有肿瘤复发，而且复发的患者中，大多数都是原先低分化的膀胱癌。虽然有报道软性膀胱镜使小部分 2mm 或更小的肿瘤被遗漏，但一般认为随着经验的提高，软性和硬性膀胱镜的效果是差不多的，但软性膀胱镜在取一般膀胱冲洗液时较麻烦，需取出软镜后再插入导尿管取膀胱冲洗液做细胞检查。如果膀胱镜检查阴性，而膀胱冲洗液为阳性，则需进一步检查。如果细胞学检查发现严重的异形细胞，为分化低的乳头状肿瘤细胞，则有必要检查整个尿路，有选择性地进行膀胱黏膜活检。如果是高分化的膀胱癌，细胞学检查仍有用，因为通过术后几周的膀胱冲洗液细胞学检查，能了解肿瘤切除是否彻底。每次检查需相隔多久还有争议。如果有膀胱输尿管反流，分级高的表浅膀胱癌、原位癌或输尿管开口附近的肿瘤，发生输尿管后肾盂癌的可能性比较大。如果在第一次手术时，尿路造影未见异常，则不需要太频繁的上尿路检查。

2. 全膀胱切除　全膀胱切除很少用于表浅性膀胱肿瘤的治疗，除非是有症状的、弥散的、不能切除的乳头状肿瘤，不能用膀胱内治疗的情况。在经过选择的患者中，全膀胱切除的生存率相当高。Bracker 等报道，T_0 和 T_1 期的膀胱癌在行全膀胱切除术后，生存率接近正常人的自然死亡率。Freeman 等人报道，对分级高且传统方法难治的膀胱癌患者行全膀胱切除术，5 年生存率约为 80%，死亡的大多是那些在手术时已有肌层浸润的膀胱癌患者。其实，在那些分级高，经常复发的表浅性肿瘤或原位癌，可能在行全膀胱切除术时，大约有 1/3 的患者实际上已有显微镜下的转移或肿瘤外侵的情况，约 1/2 的患者已有高分期的癌变（如肌肉浸润或更甚者），已经有膀胱外侵犯或远处的转移。

3. 膀胱灌注治疗　膀胱内的化疗或免疫治疗一般应用在那些有很高复发倾向的、复发性的肿瘤，以及分级高伴有尿道上皮不典型增生等情况。噻替哌和 BCG 是最便宜且有效的药物；阿霉素和 α 干扰素的价钱较贵；丝裂霉素最贵。BCG 现在被认为是最有效的膀胱灌注药物，但合适的疗程和剂量仍有争议。患者如果用一种药物膀胱灌注失败，可以换一种药物有效地得到治疗。此外，还有其他许多实验性的药物用来治疗表浅的膀胱癌，通过生物机制作用包括溴匹立明（bropirimine，一种口服药），肿瘤坏死因子，TP40（TGF-α-假单胞菌外毒素合成物），IL-2 等。

（1）噻替哌（thiotepa）：噻替哌于 1960 年开始用于膀胱内化疗。是一种烷化剂，阻止核酸合成蛋白质。一般剂量是 1mg/mL，用 30mg 噻替哌溶于 30mL 生理盐水，通过导尿管注入膀胱，保持 2 小时。一般的治疗方案是每周 1 次，共 6~8 周，然后每月 1 次共 1 年。有报道噻替哌对未经其他治疗的膀胱肿瘤进行灌注化疗，约 35% 的患者肿瘤完全消退，约 25% 的患者肿瘤部分消退。噻替哌也用于在切除肉眼可见的肿瘤后膀胱内灌注，防止肿瘤复发。有研究膀胱癌患者术后 2 年随访有噻替哌膀胱灌注可使肿瘤的复发率从 73% 下降到 47%，其中对分级低的肿瘤治疗效果最好，另有 16% 的噻替哌治疗患者有肿瘤进一步浸润和转移。噻替哌对原位癌的治疗效果不佳。研究比较，患者在行 TURBt 术后分别接受 3 种药物，噻替哌 30mg 溶于 50mL 注射用水、阿霉素 50mg 溶于 50mL 注射用水和顺铂 50mg 溶于 50mL 注射用水，每周 1 次共 4 周，然后每月 1 次共 1 年。研究表明噻替哌比其他两种药作用时间更长久，顺铂的过敏性较小，阿霉素的化学性膀胱炎最常见。噻替哌由于分子量小（198），故容易通过尿路上皮吸收，有 15%~20% 的患者发生骨髓抑制，故每次噻替哌治疗前应先检查血白细胞和血小板计数。

（2）丝裂霉素（MMC）：丝裂霉素是一种抗生素化疗药物，它的作用是抑制 DNA 的合成，分子量为 334，比噻替哌高，因此很少被尿路上皮吸收，大约只有 1% 的膀胱内丝裂霉素被吸收。MMC 的治疗剂量一般为 40mg 溶于 40mL 生理盐水，每周 1 次，共 8 次，以后每月 1 次，共 1 年。MMC 对未治疗的膀胱肿瘤或噻替哌治疗无效的膀胱肿瘤有效。有人报道，约 40% 的患者有肿瘤完全消退，约另有 40%

的患者有肿瘤部分消退。MMC 的不良反应是10% ～15% 患者有化学性膀胱炎，从而引起膀胱痉挛；5% ～15%的患者有膀胱壁钙化、生殖器皮肤疹。

（3）阿霉素（adriamycin）：阿霉素是一种抗生素化疗药物，它的分子量为580，故极少被尿路上皮吸收。治疗表浅性膀胱癌的剂量有各种各样，但至少要有 50mg 的阿霉素膀胱灌注。治疗方案有从每周3 次到每月 1 次，约少于 50%的患者有肿瘤完全消退，33%的患者有肿瘤部分消退。在分级低和分级高的患者中，治疗效果无明显的差别。

在用于预防膀胱肿瘤复发的治疗中，阿霉素 60 ～90mg（1mg/1mL H$_2$O），从每 3 周 1 次到每 3 个月1 次的方法都有。阿霉素的不良反应主要是化学性膀胱炎，在许多患者中的膀胱刺激症状表现很严重，一小部分患者发展成为永久性的膀胱挛缩。

（4）BCG：Morale 等人在 1976 年开始最早应用 BCG 膀胱灌注治疗膀胱肿瘤。BCG 膀胱内灌注的作用机制有人认为是一种炎症反应，亦有认为是一种非特异性免疫反应。

一般的临床应用指征是：①治疗 Tis。②防止肿瘤复发。③治疗残留的乳头状移行细胞癌。其中第三种情况由于大多数的肿瘤都能被完全切除而很少见。

BCG 现在有膀胱灌注、皮下注射及口服三种给药途径，试验证明这三种方法都是有效的，但目前看来皮下注射是没有必要的。肿瘤内注射 BCG 有时会引起严重的过敏反应和不良反应。

有试验证明，BCG 对防止肿瘤复发是有效的。在 TURBt 术后加用 BCG 组与单纯 TURBt 术组比较，随访 15 个月，使肿瘤复发率从 42% 下降到 17%。研究表明，BCG 用来预防肿瘤复发，效果比噻替哌、阿霉素和丝裂霉素好，应用 BCG 的肿瘤复发率在 0 ～41%，平均 20%，而不用 BCG 组的肿瘤复发率在40% ～80%。

尽管 BCG 不能替代手术切除肿瘤，但 BCG 在不能手术切除膀胱肿瘤的患者中，有研究表明约 58%的患者有肿瘤完全消退。有人认为，应在手术后 10 天内尽早应用 BCG，但由于有出现严重并发症的危险性，故一般建议在术后至少 2 周后再应用 BCG 膀胱灌注治疗。

研究认为，BCG 是治疗膀胱原位癌最有效的药物，短期随访 1 ～2 年，用 BCG 治疗的患者中 70%的有肿瘤完全消退。尽管有超过 50% 的患者最终仍然出现肿瘤复发，但 BCG 治疗失效的平均时间大于3 年，而阿霉素治疗在 5 个月后即失效。

在第一个 6 周的 BCG 治疗失败后，原位癌进一步发展成为浸润性癌的可能性是乳头状癌的 4 倍，因此，在第一个 6 周的 BCG 治疗失败后，可再行第二个 6 周的 BCG 治疗，在第二个疗程治疗失败后，则需要改换手术等其他治疗。如果为分级低的表浅性肿瘤，可用 TURBt 术等方法；如为分级高的表浅性肿瘤，特别是复发的肿瘤，应考虑行全膀胱切除术。

尽管 BCG 灌注能预防和延缓肿瘤的复发，但是否能延缓向肌层浸润仍然有争议。

在 BCG 治疗疗程上仍有争议，但术后 BCG 每 3 周灌注一次共 3 个月，以后每 6 个月灌注一次共 3年组与术后仅用一个 6 周的 BCG 灌注组比较，前者的肿瘤复发率要明显低于后者。

建议 BCG 的治疗剂量为 Amand－Frappier，120mg；Pasteur，150mg；Tice，50mg；Tokyo，40mg；Connaugh，120mg；Dutch，120mg。一般可用 BCG 120mg 溶于 50mL 生理盐水中，膀胱灌注每周 1 次共6 次，以后每月 1 次共 2 年。BCG 膀胱灌注治疗的最主要不良反应是膀胱激惹症状，其他的不良反应还有排尿困难（91%）、尿频（90%）、血尿（46%）、发热（24%）、乏力（18%）、恶心（8%）、寒战（8%）、关节痛（2%）和皮肤发痒（1%），还有人出现肉芽肿性前列腺炎（6%），以上症状严重的患者需要抗结核治疗。

患者如果在 BCG 治疗后出现连续超过 48 小时的发热，且用退热药后无效，可用异烟肼 300mg/d 及维生素 B$_6$ 50mg/d 口服。如果患者症状严重，时间长，则用异烟肼，维生素 B$_6$ 及利福平 600mg/d。如果患者情况很差，则需加用乙胺丁醇 1 200mg/d 和环丝氨酸 250 ～500mg，bid 治疗。目前皮质醇激素尚未用于人的试验。一般认为，治疗 6 周就足够了，但谨慎起见，建议用 6 个月的疗程。

BCG 对有膀胱输尿管反流的患者也可应用，未见有明显增加并发症。但 BCG 不能用于有免疫抑制，有导尿管插入损伤的患者。有心瓣膜疾病及关节假体的患者也不是 BCG 应用的禁忌证，但是在进行尿道操作后，应预防性应用一些抗生素防止细菌性心内膜炎和其他类似的感染。

（5）表阿霉素（Epirubicin）：表阿霉素是一种阿霉素的衍生物，毒性减少，在Ⅰ、Ⅱ期的研究中，Kurth等用不同剂量的表柔比星进行8周的膀胱灌注，22人中有13人（54%）肿瘤完全消退，平均随访35个月，13人中仅8人没有肿瘤复发而存活，大约有13%的患者有持续的无瘤状态，18%的患者肿瘤有进展。表柔比星的不良反应是引起化学性膀胱炎（略高于5%）和过敏性反应（极少），它的药物作用持续时间要比阿霉素长。表柔比星在美国没有得到应用。

（6）依托格鲁（Etoglucid）：依托格鲁在美国没有应用，而在欧洲却应用广泛。它是一种类似于噻替哌的烷化物，不容易被尿路上皮吸收，引起骨髓抑制比噻替哌小。1%的依托格鲁每周一次，共12周，以后每月1次。有45%的患者有肿瘤完全消退，35%的患者有肿瘤部分消退。一个随机试验表明电切后再用依托格鲁，比单纯用经尿道电切或原发的膀胱肿瘤电切后再用阿霉素来预防肿瘤复发的效果要好。但对那些复发的表浅性膀胱癌效果一般。依托格鲁还可用于治疗上尿路表浅性肿瘤。依托格鲁引起的化学性膀胱炎比噻替哌严重。

（7）干扰素（IFN）：干扰素有抑制瘤细胞增生、抑制血管生成和免疫刺激的特性，一般可用IFN - γ和IFN - α 2b。用IFN - γ治疗未经切除的膀胱乳头状癌，有25%的患者肿瘤完全消退，但只有12%的患者维持了无瘤状态。在治疗原位癌时，约有33%的患者出现肿瘤完全消退，只有16%的患者维持无瘤状态。IFN - α 2b用来治疗Tis的研究中，用低剂量（10万U）和高剂量（100万U）的IFN - α 2b每周1次，共12周，然后每月1次，共1年。高剂量组有43%的患者有肿瘤完全消退，而低剂量组仅有5%的患者有肿瘤完全消退。在9例BCG治疗无效的患者中，有2例出现肿瘤的完全消退。90%的治疗有效的患者中，保持无瘤状态至少6个月。与其他的干扰素治疗相比较，IFN - α 2b的不良反应最小，IFN - α 2b在那些以前没有膀胱灌注治疗的患者中有效率为67%，在曾经膀胱灌注失败患者中的有效率为30%。在TURBt术后，作为预防肿瘤复发的用药IFN的作用比BCG要差。

（8）肿瘤坏死因子（TNF）：TNF用来膀胱灌注，每周1次共11次，毒性作用即使在高剂量时也很小，少数患者会出现发热样症状。在9例已行TURBt术的患者，8个人出现肿瘤完全消退，维持3～6个月，但在7～35个月后都复发了，但这个组中的患者大多是经常复发的，故长期随访后的肿瘤复发也不足为奇。

（9）白介素 - 2（IL - 2）：6例患者接受4 000U的IL - 2的肿瘤内注射，有3例有完全的肿瘤消退。另一个试验，在4例$T_4N_xM_x$无法手术的膀胱癌患者，连续地膀胱内灌注IL - 2共5天，然后每4～12周重复一次，有1例肿瘤完全消退，且在治疗后6个月一直保持肿瘤无复发。

4. 光动力学治疗　血卟啉衍生物（hematoporphyrin derivative，HD）是一种卟啉的混合体，主要聚集在新生肿瘤组织中，用630nm波长的光束来照射这些组织。HpD治疗加上氪离子激光照射，研究表明对表浅性膀胱肿瘤有效，而对大的或浸润性肿瘤无效。HpD治疗的不良反应包括全身皮肤过敏，因此需要患者在治疗后避光6～8周。此外，在许多患者，出现强烈的膀胱刺激症状，持续10～12周，大于20%的患者出现膀胱痉挛，减少光暴露或许可以减少或消除膀胱痉挛。

5. 激光疗法　许多激光已被用于治疗膀胱肿瘤。Smith和Pixon用氪激光治疗膀胱肿瘤，激光能量被血管组织有选择地吸收。氪激光仅提供1mm的穿透度，因此安全但只能治疗小肿瘤。Nd - YAG激光的穿透深度为4～15mm，能破坏较大的肿瘤，但安全性下降。现在Nd - YAG激光已被临床应用。在那些身体条件太差而不能耐受手术者或拒绝手术的浸润性膀胱肿瘤患者可以用激光治疗，如果肿瘤不是太大，Nd - YAG激光可以有效地控制肿瘤。理论上，激光治疗很具有吸引力，因为它只需局部麻醉下膀胱镜进行操作，没有出血或闭孔肌反射。最主要的缺点是只能得到少量的肿瘤组织进行病理。目前，激光治疗还没有被广泛地应用。

6. 加压治疗　加压治疗最初是由Helmstein（1962年）首先用来治疗膀胱肿瘤的。膀胱癌的加压疗法是利用肿瘤组织较正常膀胱组织容易受到缺血损害的原理，通过导尿管向膀胱内直接注入生理盐水，膀胱颈部用气囊导尿管压迫以阻止生理盐水外流，或在硬膜外麻醉下将带囊导尿管插入膀胱后将生理盐水注入囊中，调节压力使膀胱壁所受压力相当于患者的舒张期血压，但不应超过9.8kPa（100cmH$_2$O），维持 5~7 小时。如一次不能使肿瘤全部坏死，可间隔 1~2 周后重复进行。最大的并发症是膀胱穿孔。加压治疗也被用于难治性的放疗后膀胱出血，但这种方法已经基本上被弃用了。

7. 放疗　放疗一般不用来治疗表浅性的膀胱肿瘤，它不能防止新肿瘤的形成，并且有相当多的并发症，特别是放射性膀胱炎，故一般没有必要使用放疗。尽管如此，但仍然有许多膀胱肿瘤放疗的报道。有人用组织内放疗的方法治疗表浅性的膀胱肿瘤，如 ^{125}I 的组织内放疗、用镭放在导尿管内的腔内放疗、术中放疗和传统的体外放疗等。有研究表明以上的放疗有效，对分级高的 T_1 期肿瘤，可用 50Gy 的小剂量外照射盆腔（一般用 67~70Gy 的剂量治疗浸润性膀胱肿瘤）。但有些研究认为放疗无明显效果。因此，对没有肌层浸润的膀胱肿瘤没有必要行任何形式的放疗。

8. 其他的治疗方法　如下所述。

（1）溴匹立明（bropirimine）：溴匹立明是一种口服的干扰素诱导剂。在 I 期的临床治疗中，证实这种药是可以耐受的，在 11 例 Tis 患者中，有 5 例肿瘤完全消退，1 例部分肿瘤消退。在 5 例肿瘤完全消退的患者中，只有 1 例出现复发（治疗后随访 12 个月后发现），其余的 Tis 患者以前曾用 BCG 或 IFN 治疗失败，因此认为，溴匹立明是对 BCG 治疗失败后的有效的药物。

（2）TP40：是一种 TGF-α-假单胞菌外毒素杂交融合蛋白。通过 EGF 受体进入细胞，在融入细胞进入细胞质后，主要通过抑制蛋白合成杀伤靶细胞。表浅性膀胱肿瘤患者膀胱灌注各种剂量（0.5~9.6mg）的 TP40，在 9 个 Tis 患者中有 8 例肿瘤完全或部分消退。TP40 在表浅肿瘤中没有明显作用，而在 Tis 患者有效，可能是由于 TP40 以现有的形式不能穿透一些尿路上皮细胞层。值得指出的是，这些患者以前均经过各种治疗，有些患者曾用 BCG 治疗失败。

（3）大剂量维生素：Lamm 等用大剂量维生素，140 000U 的维生素 A，100mg 的维生素 B_6，2 000mg 的维生素 C，400U 的维生素 E，90mg 的 Zn（锌）与推荐的每日必需的这些维生素剂量（RDA）比较，两组患者并同时接受 BCG 治疗，在大剂量维生素组与 RDA 组比较，其 5 年的复发率从 91% 下降到 41%。但大剂量维生素的治疗还需进一步的研究。

（二）浸润性膀胱癌

有两种最基本的手术方式即保留膀胱和膀胱重建。保留膀胱的目的是根治肿瘤并维持足够的膀胱功能。膀胱浸润性癌的治疗，如为局限病灶，可行膀胱部分切除术，否则应考虑膀胱全切除术，必要时尚需配合放射治疗和全身化学治疗。

1. TURBt　TURBt 单独应用对浸润性膀胱癌是不够的，除非是只轻度浸润到肌层的表浅膀胱癌（T_2 期）。TURBt 对那些肿瘤小、中等分化、只有表浅肌层浸润（T_2 期）和那些不适合膀胱切除的患者可作为首选。Baltnes 等人报道有膀胱肌层浸润但未穿透膀胱壁的患者，单独用 TURBt 术 5 年生存率为 40%，目前研究支持这一结论。有报道经过准确挑选有肌层浸润膀胱肿瘤患者在 TURBt 术后，尽管有局部复发，经过重复 TURBt 和 BCG 灌注，仍有良好的生存率。

2. 膀胱部分切除术　适应证：①单个局限浸润性癌但没有原位癌迹象。②距膀胱颈 3cm 以上。③TUR 不易切除部位的肿瘤。④憩室内癌。禁忌证：①复发。②多发。③原位癌。④女性侵及膀胱颈。⑤男性侵及前列腺。⑥曾作放射治疗。⑦膀胱容量太小。

切除范围应为膀胱的全层并包括离肿瘤边缘 2cm 的正常膀胱壁。如输尿管口离肿瘤边缘不到 2cm，部分切除术应包括输尿管口及输尿管末段，输尿管断端与膀胱再行吻合。在男性，需要时膀胱颈部也可切除；在女性，膀胱颈部切除过多会引起压力性尿失禁。

膀胱部分切除术应在术中不断用蒸馏水冲洗伤口以免肿瘤细胞种植。由于膀胱部分切除可保留膀胱，手术安全，故能为患者所接受，但术后应定期随访。

3. 膀胱全切除术　膀胱全切除术是切除整个膀胱，在男性尚应包括前列腺和精囊，同时行尿路改道手术。适应证：①多发膀胱癌且有浸润者。②位于膀胱颈、三角区的较大浸润性癌。③肿瘤无明显边界者。④复发频繁的肿瘤。⑤肿瘤体积大，部分切除膀胱后其容量过小时。⑥边界不清或伴发原位癌的肿瘤。

全膀胱切除术的范围在男性应包括前列腺和精囊，在切除前或切除后行尿流改道。膀胱全切除术的适应证是有争议的，有宽有严，但以上是比较广泛且能接受的适应证。倾向于指征宽者认为反复采用保守的治疗方法以保留膀胱，发生肿瘤播散的机会较多，还是及早一次彻底解决为好。倾向于指征较严者认为全膀胱切除后病员在生活上带来很多不便，且术后有时可发生上尿路感染、积水等并发症，如采用保守疗法后复发频繁、效果不佳或病情发展时再行全膀胱切除术。膀胱全切除术是大手术，创伤大、出血多，且需尿流改道，对患者生理、生活和工作都有较大影响。

4. 根治性膀胱切除术　其手术指征与全膀胱切除术相同。范围包括膀胱、前列腺、膀胱周围脂肪、盆腔淋巴结。在男性，如果肿瘤侵入前列腺尿道、前列腺管或基质时，则应加上全尿道切除。如果肿瘤未侵入前列腺，根治性膀胱切除术后只有5%的患者出现尿道内复发，因此没有必要行全尿道切除。

在女性，浸润性膀胱的标准手术为：前盆腔的切除及广泛的膀胱、尿道和子宫、输卵管、卵巢和阴道前壁切除。尽管术后阴道容积变小，但术后大多数患者的性生活不受影响。尽管在离膀胱颈部大于2cm的单个肿瘤可以不行尿道切除，但常规对膀胱颈部或三角区的肿瘤切除尿道。如果找到肿瘤输尿管要尽量向头侧横断，以达到无瘤。切片阳性的患者复发率高于阴性者。少数情况下，整个长度的双侧上尿道都有严重的不典型增生或原位癌，可能不能切到没有肿瘤的切缘，需要去除整个受影响的肾脏或进行输尿管小肠吻合。Liker等报道在切除有严重不典型增生或Tis的患者中，肿瘤复发率极低。

根治性手术对于浸润性膀胱肿瘤患者来说是最有效的方法，术后复发率为10%~20%，比单纯化疗、单纯放疗及化疗联合放疗的盆腔复发率50%~70%要低得多。在肿瘤局限于膀胱内时（P_2，P_{3a}期），5年生存率为65%~82%，而P_{3b}期的5年生存率为37%~61%。随着有可控的尿道改流的完善等，使膀胱重建手术更具有吸引力。现在，根治术后的病死率已从20%下降至0.5%~1%。

早期并发症的发生率约为25%。最常见的有伤口感染（10%）、肠梗阻（10%）、出血、血栓性静脉炎、静脉栓塞和心肺的并发症，约4%的患者有直肠的损伤。一般来说，直肠的损伤很小，粪便的污染小，如果患者没有行过放疗，可以一期缝合直肠，两侧的外括约肌使直肠内形成低压，伤口可以一期愈合。在其他的情况下，则需行结肠造瘘术。

在一小部分有显微镜下淋巴结转移的患者（N_1或N_2），根治性膀胱切除加盆腔淋巴结清扫术可使5年生存率提高，约为30%。但也有人认为淋巴结清扫术只能明确膀胱癌的分期，对提高治愈率的作用不大。

大多数在膀胱切除术后死亡是由于肿瘤转移。实际上，由于相对较低的盆腔复发率和所有盆腔复发肿瘤的患者同时或马上出现远处转移，因此术前放疗并不比单独手术的效果好。由于远处转移引起治疗失败，因此有人认为膀胱切除加术前或术后的辅助性化疗很重要。在那些保留尿道的尿流改道患者，术后进行尿脱落细胞和尿道镜的检查很重要。

5. 放疗　体外放射治疗膀胱癌，放射剂量为70Gy，共7周，照射盆腔。目前没有证实盆腔照射能控制淋巴结转移。放疗治疗浸润性膀胱癌，5年生存率T_1期约35%，T_2期约35%，T_{3a}期为20%，T_{3b}期为7%。尽管分化越差的肿瘤治疗效果差，但实际上在肿瘤分级和放疗效果上并没有明显关联。直线加速器是治疗膀胱癌一种很有前途的方法，它能使细胞的DNA在被照射后，避免DNA重新修复和细胞增生，而在标准放疗后肿瘤却能产生抵抗并使肿瘤快速增生。在一些研究中，患者有深的肌层浸润，放疗后24个月的肿瘤消退率为56%，生存率为35%。

临床上已用快速中子治疗膀胱癌，来提高单独光子治疗的效果，从中子的生物学特性来说，理论上效果应是光子的3倍，但实际治疗效果并不一致。临床实验表明中子治疗膀胱癌的效果并不比光子要明显强，却有很高的一系列肠的并发症，增高病死率。Misonidazole（米索硝唑）被认为是一种能增加膀胱癌放疗效果的致敏剂，但有很高的神经毒性，顺铂和5-Fu也被认为是有潜力的致敏剂，但放疗致敏剂没有广泛应用。放疗后约有70%的患者有自限性并发症，包括排尿困难、尿频等，严重的有10%的患者出现持续性的并发症。一个麻烦的并发症是难治性放射性膀胱炎，有时需要膀胱内灌注明矾或甲醛甚至姑息性膀胱切除术。标准的放疗并发症要比中子治疗或高剂量放疗少。

6. 化疗　化疗的原理是不仅能缩小局部的晚期肿瘤，还能消灭淋巴结和远处转移的肿瘤。现阶段认为治疗膀胱移行细胞癌比较有效的化疗药物有氨甲蝶呤（MTX）、长春碱（VLB）、阿霉素（ADM）、顺铂（DDP）、卡铂、环磷酰胺（CTX）等。几种药物的联合使用有时可使肿瘤长时间的完全消退。化疗是综合治疗的一部分，因为在第一次诊断时已有微转移，而微转移在肿瘤较小时治疗最佳，所以在膀胱切除前化疗使膀胱肿瘤降级，增加生存率。顺铂可作为放疗致敏剂，放疗前行化疗可以减少放疗引起的血管硬化，促进药物进入肿瘤血管。

临床用3～4种化疗药物联合使用。有 CMV 方案和 MVAC 方案，作为治疗转移性膀胱癌的标准方案已有十多年了。试验表明，联合药物方案化疗，有57%～70%的患者肿瘤有消退，30%～50%的患者肿瘤完全消退。MVAC 化疗有毒性作用，有约4%的与药物有关的病死率，多是由于脓毒血症引起。

Skinner 等人用顺铂（DDP）100mg/m^2，阿霉素60mg/m^2，环磷酰胺（CTX）600mg/m^2（CISCA 方案）治疗膀胱癌患者，每28天重复1次，共4个周期，在膀胱切除术后化疗，患者肿瘤浸润的时间延长到平均4.3年，与手术后只对有肿瘤浸润的患者行化疗的对照组的平均2.4年进一步浸润的时间相比，要明显延长。CISCA 方案化疗的患者3年无瘤生存率为70%，而对照组仅为46%。

Stockle 等人对 P$_{3b}$，P$_4$，N$_1$ 或 N$_2$ 的移行细胞癌行膀胱切除和盆腔淋巴结清扫术，至少随访3年，单纯手术患者的无瘤生存率为13%，而手术后行 MAVC 或 MVEC（用表柔比星代替阿霉素）的无瘤生存率为58%，这在 N$_1$ 期的患者中表现最为明显，手术后化疗的患者75%的3年随访无肿瘤复发，而单纯手术的患者只有25%的无肿瘤复发。

有研究为提高 MVAC 的治疗效果，加用白细胞生长因子如粒细胞集落刺激因子（G－CSF），可以减少化疗引起的白细胞减少导致的相关的毒性作用。试验证明此方法是有效的，62%的膀胱肿瘤消退，较单纯 MVAC 化疗要高，与化疗药物有关的病死率有下降，但生存率却没有明显的提高。

如果晚期的有转移的膀胱癌患者不能用顺铂（大多由于肾功能障碍引起），患者不能接受 MVAC 或 CMV 方案，一般都用卡铂代替顺铂作为正规的治疗方法。

（1）顺铂（cis－dichlorodiamine platinum，DDP）：是重金属抗癌药，部分作用为烷化剂，抑制 DNA 复制，可与 DNA 链相交，产生细胞毒作用。无周期特异性。顺铂治疗剂量为1.0～1.6mg/kg，每3周1次，膀胱癌治疗的效果在2～3次后，肿瘤消退可持续5～7个月，有效率约40%。其主要不良反应为肾毒性和恶心、呕吐，必须同时水化，应用利尿药，并给予甲氧氯普胺等止吐药物。还可有神经毒性和低镁血症等。

（2）卡铂（carboplatin）：作用与顺铂相似，但对肾毒性很小，可不进行水化和利尿。对骨髓毒性超过顺铂。

氨甲蝶呤：为叶酸拮抗剂，口服亦可迅速吸收，静脉注射应小于40mg/m^2，使用时应碱化尿液。一般用药每2周1次，膀胱癌治疗经2～3周即有效果，持续6个月左右，有效率28%。其毒性反应为骨髓抑制、贫血等。

（3）长春碱：是一种植物碱，其治疗膀胱癌的报告较少，近年与其他化疗药物合用，疗效近似阿霉素。主要毒性反应为骨髓抑制和周围神经损害。

（4）环磷酰胺：是烷化剂，膀胱癌治疗有效率27%。该药可引起膀胱纤维化、出血等。亦有环磷酰胺可能是膀胱癌致癌物的报道。近年改变其结构如异环磷酰胺（ifosfamide）等，对尿路上皮刺激较小。

（5）异环磷酰胺（ifosfamide）：用于单独或与其他药物联合使用。有试验表明，在55个以前曾治疗过的难治性膀胱癌患者中，约有20%的有肿瘤消退，其中5例的肿瘤完全消退，6例有肿瘤部分消退。

（6）紫杉醇（taxol）：是一种抗微管的药物，对非神经源性的肿瘤均有效。Roth 等人用紫杉醇250mg/m^2，24小时连续静脉滴注，每3周1次，治疗26个转移性移行上皮癌患者，有7例肿瘤完全消退，4例肿瘤部分消退，共有42%的治疗有效率。主要的毒性是粒细胞减少性发热、黏膜炎和神经症状。

（7）硝酸镓（gallium nitrate）：是一种重金属，与卡铂和顺铂相似。不良反应为低钙血症、低镁血症，在大多数的患者中发生。

（8）VIG（长春碱、异环磷酰胺与硝酸镓联合用药）方案：VIG 方案治疗 27 个以前虽然没有接收系统治疗，但接收过辅助性治疗的膀胱癌患者，67% 治疗有效，其中 41% 的有肿瘤完全消退，26% 的有肿瘤部分消退。因此认为 VIG 对以前其他化疗失败的膀胱癌患者是有效的。但不能代替 MVAC 和 CMV 方案作为标准化疗方案（表 9 - 4）。

表 9 - 4 MVAC 治疗方案

	第 1 天	第 2 天	第 15 天	第 22 天
氨甲蝶吟（M）	$30mg/m^2$		$30mg/m^2$	$30mg/m^2$
长春碱（V）		$3mg/m^2$	$3mg/m^2$	$3mg/m^2$
阿霉素（A）		$30mg/m^2$		
顺铂（C）		$70mg/m^2$		

7. 动脉内化疗　通过两侧的股动脉插管后灌注化疗药物，其原理是想让化疗药物高浓度地到达肿瘤本身及局部淋巴结。常用的药物有顺铂和阿霉素。在两个不同的实验中，Ethan 等发现经顺铂动脉灌注和放疗后，2 年生存率为 90%，Samiyoshi 等发现动脉内阿霉素化疗和放疗后有 72% 的存活率。一般治疗方法是在第一个 48 小时治疗后，每隔 4 周化疗 1 次，共 4 个周期。在动脉内顺铂的基础化疗加膀胱切除术，效果相当好。

（三）晚期膀胱癌的治疗

晚期膀胱肿瘤的治疗主要是缓解骨转移引起的骨痛，以及膀胱出血的控制等。

1. 姑息性放疗　对有转移的膀胱肿瘤患者行 30 ~ 35Gy 的体外放疗，能暂时缓解骨痛。建议对包括承重骨骼在内的小的有症状的骨转移病灶进行放疗，比如脊柱和股骨颈。40 ~ 45Gy 的放疗剂量用来控制原发肿瘤的症状，但此剂量的放疗也能加重由原发肿瘤产生的症状，如尿频、尿急、排尿困难和血尿等。

2. 膀胱内明矾或甲醛灌注　1% 的明矾溶液膀胱灌注对治疗放射性膀胱炎引起的血尿有效。在行膀胱持续灌注时不需要麻醉，患者一般很容易接受。在膀胱疼痛和膀胱激惹时可以间断滴注明矾溶液。不良反应是肾功能会有损害。

1% ~ 10% 的甲醛溶液膀胱灌注，也用于控制晚期膀胱肿瘤或放射性膀胱炎引起的出血。由于会引起膀胱激惹，需要局部麻醉或全身麻醉。由于 10% 的甲醛溶液会引起输尿管开口的纤维化和梗阻，故需在开始的时候用 1% 的浓度，再改用 4% 的浓度，最后改用 10% 的浓度膀胱灌注。

在福尔马林膀胱灌注前，应先行膀胱逆行造影，了解是否存在膀胱输尿管反流，如果有膀胱输尿管反流，应在双侧的输尿管中插入 Fogarty 导管，并且采取头高脚低位，以防止上尿路受到福尔马林的损伤。甲醛在膀胱内一般留置 5 ~ 30 分钟。

3. 高压氧治疗　高压氧可用于治疗多种疾病，比如膀胱癌引起的出血性膀胱炎的治疗，一般需要治疗 30 ~ 60 天。如果膀胱出血是由于膀胱癌本身引起的，由于肿瘤发展快，特别是那些有肿瘤转移的患者，存活时间短，所以高压氧对此类患者的治疗效果不佳。

在放射性膀胱炎患者中，如果尿脱落细胞、膀胱镜检查和病理活检都未发现有肿瘤，但却有严重的血尿，其他方法止血无效时。可用高压氧治疗，在治疗时，需了解肿瘤是否有复发。

4. 姑息性动脉栓塞和姑息性的膀胱切除　膀胱癌和放射性膀胱炎很少会引起威胁生命的大出血，如果出现这种情况，在电灼、激光和膀胱内明矾及福尔马林溶液灌注都止血无效时，可采用经皮股动脉穿刺下腹部动脉栓塞，如果动脉栓塞也失败，最后可采用姑息性膀胱切除来止血。

（四）预后

在浸润性膀胱癌中，肿瘤的分级和浸润深度是预测淋巴结转移情况最重要的因素。有研究表明，有时在没有淋巴结转移的情况下也可能出现远处转移。

1. 副肿瘤综合征　包括高钙血症、嗜酸细胞增多症、类白血病反应等，如果在有转移的膀胱癌患者中出现提示预后极差。

2. P53 表达和其他分子标记与预后的关系　由肿瘤抑制基因 P53 编码的蛋白控制细胞周期从 G_1 期到 S 期，通过调节转录，影响和引导 DNA 受损的细胞凋亡。在大多数的情况下，P53 蛋白的变异体在细胞核中稳定存在，可用免疫组化的方法测出。一些研究表明，在表浅性和浸润性膀胱肿瘤中，如果有细胞核中的。P53 积聚，提示治疗的效果较差，预后差。在 243 例患者中，行膀胱切除（许多人曾有术前放疗、辅助性化疗或两者都有），测出 P53 蛋白阳性（定义为至少10%细胞核中测出有 P53 蛋白）的 5 年生存率为 24%，复发率为 76%。而细胞核中 P53 阴性的膀胱癌患者 5 年生存率为 67%，肿瘤复发率为 27%，但目前在临床上尚未广泛应用。

3. EGF（上皮生长因子）受体　是另一种分子标志物，在浸润性膀胱癌患者中，如果测出 EGF 受体阳性，提示预后很差。由于目前的 EGF 受体测定都是在冰冻切片时做的，一旦用福尔马林固定后，EGF 抗原是否还存在目前还不明确，因此，EGF 受体的测定也没有作为膀胱癌预后的常规评价方法。

（韩家盛）

第四节　尿道肿瘤

尿道肿瘤多为上皮细胞来源，少数来自结缔组织。尿道肿瘤在泌尿系统肿瘤中发病率较低。尿道内良性肿瘤有息肉、纤维瘤、血管瘤和乳头状肿瘤等。恶性肿瘤包括癌和黑色素瘤等。由于男性尿道与女性尿道的差别，肿瘤发生和治疗略有不同，故予以分别叙述。

一、女性尿道癌

女性尿道癌虽然少见，但发病率明显高于男性，患者多大于 50 岁，尿道肉阜、息肉、腺瘤以及慢性炎症刺激，均与恶性肿瘤的发生相关。

（一）病理

女性尿道癌最常见的是鳞状细胞癌，占总数的80%，好发于后尿道；其次是移行细胞癌，约占20%；腺癌的比例约为10%。一般来说，前尿道肿瘤分化较好，侵袭性低；而后尿道和全尿道肿瘤，多分化较差，侵袭性强。

肿瘤转移多为局部浸润和淋巴转移，血行转移较为少见。

（1）局部浸润：肿瘤多沿尿道侵及膀胱颈和外阴，并向内侵及阴道。范围广泛肿瘤与原发于阴道或外阴的肿瘤鉴别十分困难。

（2）淋巴转移：前尿道肿瘤多首先转移至腹股沟浅淋巴结，然后转移至腹股沟深淋巴结。后尿道肿瘤则首先引流至髂外淋巴结、髂内淋巴结和闭孔淋巴结。

（二）临床表现和诊断

多数患者早期并无症状和体征。患者常因尿频、尿痛而就诊，但初期多被以尿路感染治疗，而在尿道出血或尿道脓性分泌物出现后，才经查体确诊尿道肿瘤。盆腔体检是发现肿瘤的主要手段，而膀胱尿道镜和病理活检测是确定肿瘤性质和侵袭范围的主要检查。

许多患者确诊时即可发现腹股沟淋巴结肿大，少数患者在发现淋巴结转移后，才在寻找原发癌过程中得到确诊。盆腔 CT 可提供肿瘤浸润情况和盆腔淋巴结转移情况。

（三）治疗

手术治疗是治疗尿道癌的主要方法，术后放射治疗有利于肿瘤复发的控制。

前尿道肿瘤多可行尿道部分切除术，手术中应注意对近侧尿道残缘进行冰冻病理检查，确定无肿瘤残留。前尿道肿瘤多分化良好、侵袭性差，保留足够的后尿道多无尿失禁发生。后尿道肿瘤或已侵及全尿道的肿瘤则需行根治性全尿道切除术。

二、男性尿道癌

男性尿道癌十分少见，长期慢性炎症刺激是肿瘤重要原因。肿瘤最常见的部位是尿道球部。

（一）病理

男性尿道较长，后尿道的前列腺尿道部，表面为移行上皮，好发移行上皮癌，性质与膀胱癌一致，疾病发生与膀胱癌密切相关。移行细胞癌占尿道癌的10%。球膜部尿道是男性尿道癌的好发部位，占尿道癌的60%，球部尿道为柱状上皮，易发鳞状上皮细胞癌；远端尿道同样易发鳞状上皮细胞癌，占总数30%左右。肿瘤转移以直接扩散和淋巴转移为主。

直接播散：阴茎部肿瘤可直接扩散尿道周围组织和阴茎海绵体。球部尿道癌可扩散至尿生殖膈、前列腺、会阴和阴囊皮肤。

淋巴转移：前尿道肿瘤多首先转移至腹股沟浅淋巴结，然后转移至深淋巴结，偶尔转移至髂外淋巴结。后尿道癌肿则直接转移至闭孔淋巴结和髂内淋巴结。

（二）临床表现

1. 尿道梗阻症状　多数尿道癌尤其是球部尿道癌，首先表现为尿道狭窄所致尿道梗阻症状，如尿线变细，排尿费力。上述表现与良性尿道狭窄并无差别，容易引起误诊。而在肿瘤破溃后引起尿道口有血性分泌物排出后才引起注意。

2. 尿道肿物　阴茎部肿物可被患者自行发现而就诊，大多质硬，形状不规则。

（三）诊断

1. 尿道造影和尿道镜检查　尿道造影和尿道镜检查可以明确病变的位置，尿道镜更可直接了解病变的性状，同时进行经尿道肿物活检，还可以在术前提供病理学依据。

2. 细胞学检查　对新鲜初段尿液或尿道冲洗液进行细胞涂片检查，亦有利于肿瘤的发现和定性，但因无法定位，多应用在残端尿道癌诊断方面。

3. CT、MRI检查　有利于了解球膜部尿道肿瘤的浸润深度，并可确定盆腔淋巴结转移情况。

（四）治疗

1. 远端阴茎部尿道癌　可采用经尿道肿瘤切除，肿瘤切除、尿道部分切除术，侵及海绵体者可行阴茎切除术。切除时切缘应距肿瘤2cm以上，并行冰冻切片证实残端无肿瘤细胞侵及。腹股沟淋巴结清扫术仅在腹股沟淋巴结活检阳性时进行，预防性淋巴结清扫并无必要。

2. 前列腺部尿道癌　前列腺部尿道癌多在膀胱出现膀胱移行细胞癌后出现。治疗需同膀胱情况同时考虑，多数可行经尿道肿瘤电切术，而如膀胱颈多发肿瘤并发前列腺尿道癌，则需进行根治性全膀胱切除术。

3. 球膜部尿道癌　球膜部尿道癌发现时多已属晚期，除了部分病灶局限的可以行受累尿道切除再吻合术，大多需要行根治性切除术（包括前列腺、膀胱和精囊），并行尿道改道手术。同时还需行腹股沟和盆腔淋巴结清扫术。

（韩家盛）

第五节　阴茎肿瘤

一、概述

阴茎部位可发生的肿瘤有良恶性之分，一般良性肿瘤少见，如血管瘤、纤维瘤、神经瘤、阴茎角、乳头状瘤、凯腊增生性红斑等，多数病因不清，常可通过局部切除治愈，最后病理明确诊断。阴茎恶性肿瘤最常见的是阴茎癌，多数为鳞状细胞癌，其他如基底细胞癌和腺癌少见。阴茎黑色素瘤及阴茎肉瘤极为少见。

二、临床表现

（1）见于 40～60 岁有包皮过长或包茎患者。

（2）肿瘤常发生于患者的包皮内板、龟头、冠状沟，起初表现为丘疹或疣状，晚期为菜花状。病变可呈乳头状或浸润性生长，表面可形成溃疡。并发感染肿瘤可坏死，分泌恶臭液体。

（3）腹股沟肿大的淋巴结并非一定为转移肿大的淋巴结，尤其并发感染者，这时肿大的淋巴结常有压痛，一般在给予 2～6 周的抗生素治疗后肿大的淋巴结变小，无压痛。有时感染和转移同时存在，必要时必须行双侧腹股沟淋巴结活检。

三、诊断

（一）辅助检查

（1）阴茎癌与梅毒和软下疳、尖锐湿疣及结核有时难以区别，应作相关的血清学检查和局部涂片检查病原体。

（2）怀疑有远处转移者，一定要作盆腔 CT 或 B 超检查，必要时行淋巴造影，全面了解淋巴结转移情况。

（3）确诊一定要行活组织病理检查：活组织检查为最重要的组织学诊断依据。原发癌肿进行活组织检查可明确癌肿的组织学类型、病理分级；腹股沟淋巴结活检可明确有无转移，有助于临床分期和治疗方案的制订。

（4）淋巴造影：对诊断转移有一定帮助，一般不作为常规检查。选择经足背部、阴茎、精索淋巴管注射造影法。若有转移可显示淋巴结不规则、充盈缺损，淋巴管变形、受压阻塞等征象。

（二）分期

临床上通常采用 Jackson 分期。

A：肿瘤局限于龟头或包皮。

B：肿瘤侵及阴茎干。

C：腹股沟淋巴结转移。

D：肿瘤侵及邻近器官或盆腔淋巴结或远处转移。

四、治疗

（一）手术切除

手术切除病变是主要治疗方法，如病变局限在包皮，可作包皮环切术，有统计复发率可达半数左右。肿瘤侵犯阴茎头，亦可作阴茎部分切除术，一般距肿瘤 2cm 处切除即足够，在切除时断端冷冻检查有无肿瘤。由于阴茎癌扩散常为栓子转移不是一般肿瘤常有的淋巴管潜入周围组织，所以绝大多数距肿瘤 2cm 局部切除后无局部复发。若无腹股沟淋巴结转移，则术后 70%～80% 生存 5 年。如肿瘤较大，残余阴茎悬垂部极短不可能站立排尿，则行阴茎全切术尿道阴部造口术。近年报道应用 Nd：YAG 激光治疗阴茎癌效果较好。

（二）腹股沟淋巴结清除

关于腹股沟淋巴结清除术的适应证已争论多年。阴茎癌临床上未触及腹股沟肿大者，发生淋巴结微病灶转移者占 3%～6%，但亦有报道假阴性可达 38%，阴茎癌转移者占 20%～50%，目前不主张常规腹股沟淋巴结清除术，因为半数以上患者可能不存在转移病灶，而清除手术所引起的皮肤坏死、感染、肺栓塞以及后期的下肢淋巴水肿相当常见，给患者带来不必要的痛苦。如果临床上有可疑的转移灶（即淋巴结增大者），可以取活检，必要时行连续切片检查，有转移者行淋巴清除术；一般不主张常规两侧同时行淋巴结清除术；位于大隐静脉和股静脉连接处内侧的淋巴结称前哨淋巴结，如果转移应行腹股沟深、浅淋巴结清除术，切除髂腹股沟淋巴结。

（三）放射治疗

放射治疗是有争论的，有主张阴茎癌仅行放射治疗，由于大量照射可引起尿道狭窄、尿瘘、阴茎坏死和水肿等并发症，应用受到限制。阴茎癌感染、坏死也可降低放疗效果。早期阴茎癌可在博来霉素配合下行 X 线照射，效果良好。

（四）化疗

一般常与手术或放疗配合应用，适用于晚期患者。

（韩家盛）

第六节　睾丸肿瘤

一、概述

原发性睾丸肿瘤多发于青壮年，多属于恶性，确切的病因不清，但隐睾肯定与之有密切关系，隐睾恶变的机会是正常睾丸发生睾丸肿瘤的 20 ~ 40 倍，复位的隐睾并不能完全防止其发生恶变，但有助于早期发现。也有学者认为与外伤、感染有关，但不确定。

睾丸肿瘤多发生于生殖细胞（占 90% ~ 95%），少数发生于非生殖细胞（占 5% ~ 10%）。临床上通常将睾丸肿瘤分为生殖细胞瘤和非生殖细胞瘤两大类。好发年龄在 20 ~ 40 岁，精原细胞瘤好发于 30 ~ 40 岁；胚胎癌和畸胎癌好发于 25 ~ 30 岁；绒毛膜上皮癌好发于 20 ~ 30 岁；卵黄囊肿瘤好发于婴幼儿；50 岁以上患者易患恶性淋巴瘤。

二、临床表现

1. 无痛性睾丸进行性增大，伴坠胀感　80% 以上的患者，睾丸呈不同程度种大，有时睾丸完全被肿瘤取代，质地坚硬，正常的弹性消失。早期表面光滑，晚期表面可呈结节状，可与阴囊粘连，甚至破溃，阴囊皮肤可呈暗红色，表面常有血管迂曲。做透光试验检查时，不透光。若为隐睾发生肿瘤多于腹部、腹股沟等处扪及肿块，而同侧阴囊空虚，部分睾丸肿瘤患者同时伴有鞘膜积液。有的尚属正常或稍大者，故很少自己发现，往往在体检或治疗其他疾病时被发现，部分患者因睾丸肿大引起下坠感而就诊。

2. 疼痛　近 90% 的患者睾丸感觉消失，无痛感。因此，一般认为肿瘤是无痛性阴囊肿块。值得注意的是，在临床还可以见到急剧疼痛性睾丸肿瘤，但往往被认为是炎症，发生疼痛的原因是肿瘤内出血或中心坏死，或因睾丸肿瘤侵犯睾丸外的组织而发生疼痛。

3. 转移症状　睾丸肿瘤以淋巴结转移为主，常见于髂内、髂总、腹主动脉旁及纵隔淋巴结，转移灶可以很大，腹部可以触及，患者诉腰背痛。睾丸癌患者，可出现乳房肥大、乳头乳晕色素沉着。

三、诊断

（一）辅助检查

（1）AFP 和 β - hCG 测定：有助于确定肿瘤的组织来源、临床分期、估计预后及术后监测有无肿瘤转移和复发。一般胚胎癌 AFP 增高，绒毛膜癌 hCG 增高。90% 的非精原细胞瘤有 AFP 和 β - hCG 一项或同时增高，50% ~ 10% 的纯精原细胞瘤仅表现 β - hCG 一项增高。

（2）B 超检查：确定睾丸肿瘤病变，并与睾丸鞘膜积液、血肿等鉴别。

（3）CT 或 MRI 检查：有助于发现淋巴结和其他脏器的转移。

（4）放射性核素或 X 线淋巴管造影：对了解淋巴系统的转移很重要。

（5）放射性核素骨扫描和胸部 X 线检查：对骨、肺转移情况可了解。

（6）IVU：可了解转移灶与泌尿系的关系。

（二）组织学分类

1. 原发性肿瘤　如下所述。

（1）生殖细胞肿瘤：①精原细胞瘤（典型精原细胞瘤、间质型精原细胞瘤、精母细胞瘤型精原细胞瘤）。②胚胎瘤。③畸胎瘤（有无恶性变，成熟型、未成熟型）。④绒毛膜上皮癌。⑤卵黄囊肿瘤（内胚窦、胚胎性腺癌）。

（2）非生殖细胞肿瘤：①性腺基质肿瘤。②间质（Leydig）细胞瘤：支持（Sertoli）细胞瘤。③性腺胚细胞瘤。④其他类型肿瘤：睾丸腺癌、间质性肿瘤。

2. 继发性肿瘤　如下所述。

（1）网状内皮组织肿瘤。

（2）转移性肿瘤。

3. 睾丸旁肿瘤　如下所述。

（1）腺瘤样肿瘤。

（2）附睾囊腺瘤。

（3）间质性肿瘤。

（4）皮质瘤。

（5）转移瘤。

（三）分期

睾丸肿瘤的准确分期是确定治疗方案和判断预后的主要依据。目前临床常用的分期方法如下：

改良的 Boden 和 Gibb 分期法：

A　肿瘤局限于睾丸和精索。

A_1　小于5cm。

A_2　大于5cm，小于10cm。

A_3　大于10cm（块状腹膜后肿块）。

B　仅有膈下的淋巴结转移。

C　膈上纵隔和锁骨上淋巴结转移和远处转移。

TNM 分期：

T　肿瘤：

T_1　肿瘤局限于睾丸。

T_2　肿瘤侵犯睾丸鞘膜。

T_3　肿瘤侵犯精索。

T_4　肿瘤侵犯阴囊。

N　淋巴结：

N_0　无淋巴结转移。

N_1　1个淋巴结转移，小于2cm。

N_2　1个以上淋巴结，小于5cm。

N_3　转移淋巴结，大于5cm。

M　远处转移：

M_0　无远处转移。

M_1　有远处转移。

M_{1a}　有隐匿的转移，根据生化和（或）其他检查确定。

M_{1b}　某一器官的单个转移。

M_{1c}　某一器官的多处转移。

M_{1d}　多个器官的转移。

（四）临床分期

Ⅰ A 期：肿瘤限于睾丸内。

Ⅰ B 期：局部肿瘤属于 Ⅰ A 期，但腹膜后淋巴结清除中有癌浸润。

Ⅱ 期：腹股沟、盆腔内、腹主动脉旁、横膈下的淋巴结有癌转移，但无远位脏器的转移。

Ⅲ 期：淋巴结转移越过横膈以上，并有实质性脏器的癌转移。

四、治疗

近年来，随着影像医学和肿瘤化学治疗的发展，睾丸肿瘤得以早期发现和准确分期，化学治疗、支持疗法的进步使得早期睾丸获得根治，晚期肿瘤得以延长寿命。睾丸肿瘤治疗的进步是现代泌尿外科学发展革命性的一大进展。一般精原细胞瘤以手术配合放射治疗为主；非精原细胞瘤以手术配合化疗为主。后者常要求在根治性睾丸切除术后，立即改行腹膜后淋巴结清扫术（RPLND 术），这样能够取得更为准确的分期。高分期的非精原细胞瘤在行 RPLND 术后，再给予化疗或先化疗再切除残余肿瘤并行 RPLND 术。

（一）手术治疗

睾丸切除术适用于任何类型的睾丸肿瘤，所强调的是应当采用经腹股沟途径的根治性睾丸切除术。

1. 方法　手术采用腹股沟斜形切口，达阴囊上方，分离精索，在腹股沟内环处先将精索、血管结扎切断，然后再切除睾丸及其肿瘤。

2. 注意事项　在手术时尽可能先结扎精索血管及输精管；应尽可能地高位切除精索；术中防止挤压肿瘤以免促使扩散。单纯睾丸切除往往达不到彻底的手术切除效果，需配合施行腹膜后淋巴结清除术，以达到根治的目的。现应用最广的是用腹正中切口（从剑突至耻骨联合）。其优点是：能充分暴露腹膜后间隙，使手术在直视下进行操作，肾蒂和大血管周围均能完善地暴露和彻底清除。其范围包括同侧下 2/3 肾筋膜内所有的淋巴结、脂肪和结缔组织。Roy 等指出：左、右两侧睾丸引流范围有一定区别，且右侧向左侧的交通支较多，故清扫的范围亦应不同，清扫范围右侧大于左侧。

右侧：应由肾蒂平面以上 2cm 平面起，沿下腔静脉到腹主动脉分叉处，切除所有的脂肪、结缔组织与淋巴组织，同时也切除腹主动脉与下腔静脉之间的淋巴结及腹主动脉前的淋巴结，再由腹主动脉分叉处向右、向下切除髂淋巴结，与内环精索结扎处会合，将其残端一并切除。

左侧：沿腹主动脉自肾蒂上 2cm 向下解剖直至腹主动脉分叉处，切除所有的脂肪、结缔组织与淋巴组织，同时也切除腹主动脉与下腔静脉之间的淋巴结，再由腹主动脉分叉处向左、向下沿髂血管解剖，切除髂淋巴结达左侧内环处，将精索结扎残端一并切除。有学者认为上述清扫方法尚不能彻底，仍有 25% 的淋巴结残留在大血管后面，因而采用扩大的双侧腹膜后淋巴结清扫术。其方法与前述方法基本相同，由两侧输尿管内侧开始，结扎两侧腰动静脉，使腹主动脉和下腔静脉完全游离，可提起腹主动脉和下腔静脉，将腹膜后区域内的淋巴结、脂肪组织全部清除，以达到完全清除的目的。睾丸肿瘤腹膜后转移主要位于肠系膜动脉根部水平以下的肾周围到大血管分叉水平之间的范围内，对该区域作彻底清除是提高手术疗效的关键。

关于腹腔后淋巴结清除术的时机及操作一般认为：①手术时间，在睾丸切除术的同时或两周后进行。②清除淋巴结应按解剖顺序，争取作整块切除。③在腹膜后大血管旁剥离淋巴结应谨慎轻巧，以免损伤大血管，并且不应过度牵拉肾蒂血管。④术后若需要化疗，应在两周之后进行。

（二）放疗

精原细胞瘤睾丸切除后放射治疗，25 ~ 35Gy（2 500 ~ 3 500rad）3 周照射主动脉旁和同侧髂、腹股沟淋巴结。第 1 期者 90% ~ 95% 可生存 5 年。如临床发现腹膜后病变即第 2 期，则纵隔及锁骨上区亦照射 20 ~ 35Gy（2 000 ~ 3 500rad）2 ~ 4 周，5 年生存率亦可达 80% 以上。腹内大块转移和远处病灶预后不良，生存率仅 20% ~ 30%，近年亦用含顺铂的化疗，生存率可以明显提高，60% ~ 100% 有效应（PVB 或 DDP + GY），化疗方案在下述介绍。睾丸切除时精索有病变者，半侧阴囊亦应包括在照射区内。腹部有＞10cm 肿瘤，肺部转移癌均有明显的放疗效应。非精原细胞瘤包括胚胎癌、畸胎癌、绒癌、卵黄囊肿瘤或各种混合组成肿瘤。腹膜后淋巴结转移极常见，由于对放射线不如精原细胞瘤敏感，因此，除睾丸切除外应同时行腹膜后淋巴结清扫术，第 1 期病例手术证明 10%～20% 已有转移，即病理属 2 期。睾丸切除加腹膜后淋巴结清除术，病理 1 期者 90% 左右可生存 5 年以上，病理 2 期者降至 50% 左右。第 3 期远处转移 144 例中肺 89%、肝 73%、脑 31%、骨 30%、肾 30%、肾上腺 29%、消化道 27%、脾 13%、腔静脉 11%。以化疗为主要治疗。在非精原细胞瘤中绒癌常是先转移至肺等远处病灶。在治疗过程中密切观察肿瘤标志物 hCG 及 AFP 的改变。

（三）化疗

1. 适应证　不宜手术或不愿手术的 Ⅱ、Ⅲ 期患者；局部肿瘤限于睾丸内，但腹膜后淋巴结清除后组织中有癌浸润者；手术、放疗后，或化疗完全或部分缓解后的维持、挽救治疗。

2. 禁忌证　心、肝、肾等重要脏器功能障碍者；有感染以及发热等严重并发症者；年老体衰或呈恶病质者；有严重骨髓抑制者。化学治疗发展较快，使用药物的治疗方案也较多。列举常用治疗方案以供参考。

3. 化疗方案　化学治疗发展较快，使用药物的治疗方案也较多。列举常用治疗方案以供参考。单药化疗对睾丸肿瘤仍有一定的疗效。

顺铂（DDP）：成人每日 20～50mg，分 3～6 次给药；或每次 150mg，3 周后重复，1 个疗程 300mg，可反复应用。主要不良反应是胃肠道反应（恶心、呕吐）和肾毒性，应用时要积极应用镇吐药物，并进行水化。

博来霉素（BLM）：成人每次 30mg，静脉注射，每周 1 次，连用 12 周。总量为 300～600mg。主要副反应为发热、肺纤维化和皮肤色素沉着等。

苯丙氨酸氮芥（溶肉瘤素）：一般每次 25～50mg，每周 1 次，口服或静脉注射，总量为 180～200mg。主要反应为消化道反应和骨髓抑制。

联合化疗：睾丸肿瘤的全身联合化疗是比较有效的治疗方法，完全缓解率和长期生存率较高，目前较多采用化疗方案。

PEB（PVB）方案：DDP 100mg/m²，静脉滴注，第 1 天（配合水化利尿等）；VP－16 100mg/m²，静脉滴注，第 3、4、5、6、7 天；PYM 20mg/m²，肌内注射，第 3、5、8、10 天。3 周重复，共 3～4 个周期。

CEB 方案：CBP 300mg/m²，静脉滴注，第 1 天；VP－16 100mg/m²，静脉滴注，第 3、4、5、6、7 天；PYM 20mg/m²，肌内注射，第 3、5、8、10 天。4 周重复，共 3～4 个周期。

首次治疗失败后的解救方案：IFO 1.2mg/m² 静脉滴注，第 1～5 天；ACTD 250μg/m²，静脉滴注，第 1～5 天；ADM 30～40mg/m²，静脉冲入，第 1 天。21～28 天为 1 周期，其 2～3 个周期。大剂量 DDP 治疗需配合水化及止呕治疗，应在有经验的医护人员指导下实施。治疗非精原细胞瘤的方案亦可以用于常规药物治疗失败的精原细胞瘤患者。

（艾沛兴）

第七节　尿道肿瘤

尿道肿瘤多为上皮细胞来源，少数来自结缔组织。尿道肿瘤在泌尿系统肿瘤中发病率较低。尿道内良性肿瘤有息肉、纤维瘤、血管瘤和乳头状肿瘤等。恶性肿瘤包括癌和黑色素瘤等。由于男性尿道与女性尿道的差别，肿瘤发生和治疗略有不同，故予以分别叙述。

一、女性尿道癌

女性尿道癌虽然少见，但发病率明显高于男性，患者多大于 50 岁，尿道肉阜、息肉、腺瘤以及慢性炎症刺激，均与恶性肿瘤的发生相关。

（一）病理

女性尿道癌最常见的是鳞状细胞癌，占总数的 80%，好发于后尿道；其次是移行细胞癌，约占 20%；腺癌的比例约为 10%。一般来说，前尿道肿瘤分化较好，侵袭性低；而后尿道和全尿道肿瘤，多分化较差，侵袭性强。

肿瘤转移多为局部浸润和淋巴转移，血行转移较为少见。

（1）局部浸润：肿瘤多沿尿道侵及膀胱颈和外阴，并向内侵及阴道。范围广泛肿瘤与原发于阴道或外阴的肿瘤鉴别十分困难。

（2）淋巴转移：前尿道肿瘤多首先转移至腹股沟浅淋巴结，然后转移至腹股沟深淋巴结。后尿道肿瘤则首先引流至髂外淋巴结、髂内淋巴结和闭孔淋巴结。

（二）临床表现和诊断

多数患者早期并无症状和体征。患者常因尿频、尿痛而就诊，但初期多被以尿路感染治疗，而在尿道出血或尿道脓性分泌物出现后，才经查体确诊尿道肿瘤。盆腔体检是发现肿瘤的主要手段，而膀胱尿道镜和病理活检测是确定肿瘤性质和侵袭范围的主要检查。

许多患者确诊时即可发现腹股沟淋巴结肿大，少数患者在发现淋巴结转移后，才在寻找原发癌过程中得到确诊。盆腔 CT 可提供肿瘤浸润情况和盆腔淋巴结转移情况。

（三）治疗

手术治疗是治疗尿道癌的主要方法，术后放射治疗有利于肿瘤复发的控制。

前尿道肿瘤多可行尿道部分切除术，手术中应注意对近侧尿道残缘进行冰冻病理检查，确定无肿瘤残留。前尿道肿瘤多分化良好、侵袭性差，保留足够的后尿道多无尿失禁发生。后尿道肿瘤或已侵及全尿道的肿瘤则需行根治性全尿道切除术。

二、男性尿道癌

男性尿道癌十分少见，长期慢性炎症刺激是肿瘤重要原因。肿瘤最常见的部位是尿道球部。

（一）病理

男性尿道较长，后尿道的前列腺尿道部，表面为移行上皮，好发移行上皮癌，性质与膀胱癌一致，疾病发生与膀胱癌密切相关。移行细胞癌占尿道癌的 10%。球膜部尿道是男性尿道癌的好发部位，占尿道癌的 60%，球部尿道为柱状上皮，易发鳞状上皮细胞癌；远端尿道同样易发鳞状上皮细胞癌，占总数 30% 左右。肿瘤转移以直接扩散和淋巴转移为主。

直接播散：阴茎部肿瘤可直接扩散尿道周围组织和阴茎海绵体。球部尿道癌可扩散至尿生殖膈、前列腺、会阴和阴囊皮肤。

淋巴转移：前尿道肿瘤多首先转移至腹股沟浅淋巴结，然后转移至深淋巴结，偶尔转移至髂外淋巴结。后尿道癌肿则直接转移至闭孔淋巴结和髂内淋巴结。

（二）临床表现

1. 尿道梗阻症状　多数尿道癌尤其是球部尿道癌，首先表现为尿道狭窄所致尿道梗阻症状，如尿线变细，排尿费力。上述表现与良性尿道狭窄并无差别，容易引起误诊。而在肿瘤破溃后引起尿道口有血性分泌物排出后才引起注意。

2. 尿道肿物　阴茎部肿物可被患者自行发现而就诊，大多质硬，形状不规则。

（三）诊断

1. 尿道造影和尿道镜检查　尿道造影和尿道镜检查可以明确病变的位置，尿道镜更可直接了解病变的性状，同时进行经尿道肿物活检，还可以在术前提供病理学依据。

2. 细胞学检查　对新鲜初段尿液或尿道冲洗液进行细胞涂片检查，亦有利于肿瘤的发现和定性，但因无法定位，多应用在残端尿道癌诊断方面。

3. CT、MRI 检查　有利于了解球膜部尿道肿瘤的浸润深度，并可确定盆腔淋巴结转移情况。

（四）治疗

1. 远端阴茎部尿道癌　可采用经尿道肿瘤切除，肿瘤切除、尿道部分切除术，侵及海绵体者可行阴茎切除术。切除时切缘应距肿瘤 2cm 以上，并行冰冻切片证实残端无肿瘤细胞侵及。腹股沟淋巴结清扫术仅在腹股沟淋巴结活检阳性时进行，预防性淋巴结清扫并无必要。

2. 前列腺部尿道癌　前列腺部尿道癌多在膀胱出现膀胱移行细胞癌后出现。治疗需同膀胱情况同时考虑，多数可行经尿道肿瘤电切术，而如膀胱颈多发肿瘤并发前列腺尿道癌，则需进行根治性全膀胱切除术。

3. 球膜部尿道癌　球膜部尿道癌发现时多已属晚期，除了部分病灶局限的可以行受累尿道切除再吻合术，大多需要行根治性切除术（包括前列腺、膀胱和精囊），并行尿道改道手术。同时还需行腹股沟和盆腔淋巴结清扫术。

（艾沛兴）

第八节　前列腺癌

前列腺癌是世界上最常见的男性恶性肿瘤之一。发达国家发病率高于发展中国家，美国的前列腺癌发病率占男性恶性肿瘤首位，在欧美是占第二位的常见的男性恶性肿瘤。我国前列腺癌发病率远低于西方国家，但近年呈显著增长趋势。近十多年来，由于提高了对前列腺癌的警惕性，特别是前列腺特异性抗原（PSA）检测和经直肠 B 超在前列腺癌诊断中的广泛应用，前列腺癌的早期诊断率已较前大大提高。

一、概述

（一）流行病学

前列腺癌的发病率在世界范围内有很大不同，美国黑人发病率最高，亚洲和北非地区发病率最低。发病率大致如下：加拿大、南美、斯堪的那维亚、瑞士和大洋洲为（30~50）/10 万男性人口；欧洲多数国家为 20/10 万男性人口；中国、日本、印度等亚洲国家低于 10/10 万男性人口。说明前列腺癌的发病有种族差异。

临床无症状而于尸检或其他原因检查前列腺时发现的为潜伏癌，即组织学证实为前列腺癌，但不发展成为临床癌。前列腺潜伏癌的发病率在 25%~40%。

对前列腺增生症手术标本进行病理检查，发现有癌病灶者称为偶发癌，占前列腺增生症手术的 8%~22%，我国统计为 4.9%。

前列腺癌的发病机制还不清楚，但与性激素有一定的关系。从事化工、染料、橡胶、印刷等职业者，前列腺癌发病率较高，但诱癌的化学成分仍不清楚。

高脂饮食是前列腺癌的诱发因素而不是病因。其中红色肉类危险最大，饱和脂肪酸、单不饱和脂肪酸、α 亚油酸常与恶性程度高的前列腺癌有关。绿色蔬菜中含有的高水平的维生素 A 可以抑制前列腺癌的发生，蔬菜中的类雌激素样物质可以干扰雄激素对前列腺癌的作用，减少前列腺癌的发生。

输精管结扎术是否使发生前列腺癌的危险性增加还有待深入研究。病毒感染是前列腺癌的环境触发点。

癌基因和抑癌基因是前列腺癌发生发展的重要因素。

H-ras 基因突变是在肿瘤细胞中发现最早的突变基因。局限性前列腺癌中间 ras 基因突变率为 6%~25%。在潜伏癌中多见 K-ras 基因突变，而在临床癌中则以 H-ras 基因突变为主，提示 K-ras 基因突变的前列腺癌不易向恶性发展。

目前研究已确定的抑癌基因有 WT 基因（11P13）、NF1 基因（17q11）、NF2 基因（22q12）、DCC

基因（18q21）、P53 基因（7P13）、Rb 基因（13q14）、APC 基因（5q22）和 VHL 基因（3P25）等。

前列腺癌标本中 10q、7q、3q、9q、11P、13q、17P 和 18q 分子遗传学研究发现，大多数肿瘤中至少存在一种染色体的等位基因丢失。其中最常发生染色体变化的是 10 号和 16 号染色体长臂及 8 号染色体短臂，推测在这些区域可能存在着潜在的抑癌基因。

约 1/5 的前列腺癌中存在着 17P、18q 和 13q 的染色体改变，而 P53、DDC 和 Rb 基因就位于上述染色体的相应区域。

E - cadherin 是上皮细胞黏附分子，该基因位于 16q22 上。E - cadherin 是肿瘤细胞发生浸润转移的重要调节因子。E - cadherin 表达水平与肿瘤的 Gleason 分级呈正相关，是肿瘤进展和不良预后的指标。

生长因子及其受体和宿主微环境的改变在肿瘤的生长和转移中起着重要作用。这些起调节作用的介质有碱性成纤维细胞生长因子（bFGP）、角化细胞生长因子（KGF）、肝细胞生长因子/分散因子（GHF/SF）、转化生长因子 - β（TGF - β）、胰岛素样生长因子（IGF）、转化生长因子 - α/上皮生长因子（TGF - α/EGF）等。

遗传性前列腺癌：前列腺癌有一定的家族遗传倾向，一级亲属中有 2 ~ 3 人患前列腺癌的男性发生前列腺癌的概率高出对照组 5 ~ 11 倍。发病年龄 <55 岁的前列腺癌患者约 43% 有遗传倾向。在所有前列腺癌患者中仅约 9% 有家族遗传倾向。

（二）病理

前列腺癌较多发生于外周区，其次为移行区和中央区。最常见的病理类型是腺癌，占所有前列腺癌的 64.8% ~ 98%，其他类型包括黏液腺癌、前列腺导管腺癌、小细胞癌、鳞癌和腺鳞癌、癌肉瘤、移行细胞癌、腺样基底细胞肿瘤及恶性间质肿瘤罕见。腺癌的特征表现是前列腺管腔衬以微腺泡增生样结构，没有基底细胞，其中一部分细胞以核变大为主。免疫组织化学技术的应用对前列腺癌的病理诊断有辅助价值。其中以 PSA 和高分子量的基底细胞特异性角蛋白（Clone 34β - E$_{12}$）最有意义。

WHO 根据腺管分化程度将前列腺癌分三级：高分化癌、中分化癌和低分化癌（或未分化癌）。Gleason 分级分 5 级（1 代表分化最好，5 代表分化最差），Gleason 评分从 2（1 + 1）至 10（5 + 5）分。Gleason 评分对应分为三级：高分化（2 ~ 4 分），中分化（5 ~ 7 分），低分化（8 ~ 10 分）。

前列腺上皮内瘤（PIN）是前列腺癌的癌前病变。

前列腺癌细胞分激素依赖型、激素敏感型和激素非依赖型三种，前两种占多数，不同的细胞类型对内分泌治疗的反应不同。

前列腺癌的分期常用的有 TNM 和 Whit - more - Jewett 分期（表 9 - 5）。

表 9 - 5 前列腺癌的分期对照表

whitmore - Jewett 分期	TNM 分期（1992 年）
A 前列腺偶发癌	
A$_1$ 组织学检查肿瘤≤3 个高倍视野	T$_{1a}$ 肿瘤组织体积 < 所切除组织体积的 5%
A$_2$ 组织学检查肿瘤 >3 个高倍视野	T$_{1b}$ 肿瘤组织体积 > 所切除组织体积的 5%
	T$_{1c}$ 经 PSA 或 FRUS 筛选发现，经活检证实
B 局限于前列腺内的肿瘤	
B$_1$ 小的孤立结节局限于前列腺一叶内（或肿瘤直径≤1.5cm）	T$_{2a}$ 肿瘤≤1/2 一侧叶
B$_2$ 多个结节，侵犯前列腺范围大于一叶内（或肿瘤直径 > 1.5cm）	T$_{2b}$ 肿瘤 >1/2 一侧叶
	T$_{2C}$ 肿瘤累及两侧叶
C 前列腺包膜外侵	
C$_1$ 肿瘤侵犯包膜但未侵犯精囊	T$_{3a}$ 肿瘤伴同侧包膜外侵犯
	T$_{3b}$ 肿瘤伴双侧包膜外侵犯
C$_2$ 肿瘤侵犯精囊或盆壁	T$_{3C}$ 肿瘤侵犯精囊

hitmore – Jewett 分期	TNM 分期（1992 年）
	T_{4a} 肿瘤侵犯膀胱颈、尿道外括约肌、直肠
	T_{4b} 肿瘤侵犯肛提肌和（或）与盆壁固定
D 肿瘤有区域、远处淋巴结或脏器的转移	
D_1 肿瘤转移至主动脉分支以下的盆腔淋巴结	N_1 单个淋巴结转移，且淋巴结直径≤2cm
	N_2 单个淋巴结转移，且淋巴结直径 >2cm，但≤5cm，或多个淋巴结转移，但淋巴结直径≤5cm
	N_3 淋巴结转移，且淋巴结直径 >5cm
	M_{1a} 有区域淋巴结以外的淋巴结转移
D_2 肿瘤转移至主动脉分支以上的淋巴结或远处脏器的转移	M_{2b} 骨转移
	M_{3C} 其他器官组织转移
D_3 内分泌治疗抵抗的转移癌	

二、临床表现

前列腺癌的临床表现缺乏特异性，归纳起来主要有三方面的症状：

1. **膀胱出口梗阻症状** 早期前列腺癌常无症状，只有当肿瘤体积大至压迫尿道时，才可出现膀胱出口梗阻症状。膀胱出口梗阻是前列腺癌最常见的临床表现，但与前列腺增生症（BPH）所引起的膀胱出口梗阻症状不易区别。前列腺癌所致膀胱出口梗阻症状发展较 BPH 所致膀胱出口梗阻症状快，有时缺乏进行性排尿困难的典型过程。由于多数前列腺癌患者同时伴有 BPH，因此，膀胱出口梗阻症状不具特异性。

膀胱出口梗阻症状通常分为梗阻性和刺激性两大类。梗阻性症状包括尿流缓慢、踌躇、尿不净，严重时可出现尿潴留（肿瘤压迫前列腺段尿道所致）。刺激性症状包括尿频、尿急，是梗阻引起继发性逼尿肌不稳定性所致。但是，当前列腺癌侵犯膀胱三角区或盆神经时也可出现刺激性症状。

国际前列腺症状评分（IPSS）用于评价前列腺癌所致膀胱出口梗阻的严重程度，并可作为前列腺癌非手术治疗效果的临床评价指标。

2. **局部浸润性症状** 前列腺癌向尿道直接浸润可引起血尿，血尿是一个并不常见的症状，也不具特异性，在前列腺癌中发生率低于 BPH 的发生率，不超过 16%。尿道外括约肌受侵犯时，可出现尿失禁。包膜外侵犯时，可致性神经血管束受损而出现阳痿。包膜受侵犯时可出现类似前列腺炎症状。精囊受侵犯时可出现血精，老年男性出现血精应怀疑前列腺癌可能。肿瘤侵犯直肠症状，表现为排便异常。在直肠镜检中发现的腺癌应怀疑可能系前列腺肿瘤侵犯所致，PSA 染色可资鉴别。

3. **转移性症状** 骨转移的最常见症状是骨局部疼痛，骨扫描提示发生骨转移以脊柱特别是腰、胸椎最常见（74%），其次为肋骨（70%）、骨盆（60%）、股骨（44%）和肩部骨骼（41%）。椎体转移压迫脊髓引起的神经症状发生率为 1% ~ 12%。

前列腺癌致淋巴结转移发生率很高，但常难以发现。表浅淋巴结在常规查体中易于发现，深部淋巴结转移则难以发现，只有当转移淋巴结增大压迫相应器官或引起淋巴回流障碍时才表现出相应的症状，如肿大淋巴结引起输尿管梗阻、水肿、腰痛、下肢淋巴肿等，但此时多已属晚期。

前列腺癌转移至骨骼和淋巴系统以外器官和组织的发生率很低，但若出现，常表明肿瘤广泛转移已至晚期。

三、诊断

1. **直肠指检（DRE）** 直肠指检对前列腺癌的诊断和临床分期具有重要意义。检查时要注意前列腺大小、外形、有无不规则结节、中央沟情况、肿块大小、活动度、硬度及精囊情况。前列腺增大、表面平滑、中等硬度者多为增生，触到硬结者应疑为癌。

早期前列腺癌（T_{2a}期）直肠指检时仅能触及结节而表面尚光滑（肿瘤未侵及包膜）。T_{2b}期前列腺癌直肠指检在触及结节同时可触及病变一侧前列腺增大。T_3期前列腺癌直肠指检不仅可触及坚硬的结节，而且常因包膜受累而结节表面粗糙，致前列腺外形不正常，同时可触及异常的精囊，但前列腺活动尚正常。T_4期前列腺癌直肠指检前列腺不但体积增大、变硬、表面粗糙、精囊异常，并且前列腺固定且边界不清。

直肠指检触及的前列腺硬结应与肉芽肿性前列腺炎、前列腺凝结物、前列腺结核、非特异性前列腺炎和结节性 BPH 相鉴别。此外，射精管病变、精囊病变、直肠壁静脉石、直肠壁息肉或肿瘤也可在直肠指检时误诊为前列腺肿瘤。

50 岁以上男性每年至少做一次直肠指检，作为筛选前列腺癌的主要方法之一。

2. 前列腺特异性抗原（Prostate specific antigen，PSA） PSA 是由 237 个氨基酸组成的单链糖蛋白，分子量约为 34 KDa，由前列腺上皮细胞分泌产生，功能上属于类激肽释放酶的一种丝氨酸蛋白酶。目前 PSA 检测已成为前列腺癌筛选、早期诊断、分期预后、评价疗效、随访观察的一项非常重要的生物学指标。与传统的前列腺癌瘤标 PAP 相比，敏感性和特异性都有明显提高。血清 PSA 水平 0 ~ 4.0ng/mL 为男性正常值范围。

前列腺按摩后血 PSA 水平会上升 1.5 ~ 2.0 倍，7 天后影响会明显减小。前列腺穿刺活检的患者血清 PSA 会明显升高，平均升高 5.91 倍，前列腺穿刺活检后 PSA 检测应在至少一个月后进行。

PSAD 即血清 PSA 浓度与超声检查测定的前列腺体积的比值（PSA 单位为 ng/mL，前列腺体积单位为 mL），PSAD 在鉴别前列腺癌和 BPH 中有重要意义。前列腺癌患者血液中 fPSA/tPSA 的比值明显低于 BPH 患者。血 PSA 在 4.0 ~ 10.0ng/mL 时，PSAD 和 fPSA/tPSA 可以提高前列腺癌诊断的敏感性和特异性，但目前尚未确定标准的临界值。

PSAV 是指在单位时间内血清 PSA 水平的变化值。前列腺癌引起的 PSA 水平升高的速度较 BPH 快，目前以 PSAV 0.75 ng/（mL·年）作为鉴别的标准。

不同年龄组的男性 PSA 值不同，前列腺癌的检测应选用年龄特异 PSA 参考值，对提高早期诊断率亦有重要意义（表 9 - 6）。

3. 前列腺特异膜抗原（PSM）检测 PSM 是前列腺细胞特有的一种固有跨膜糖蛋白，分子量为 100kDa，PSM 在血清中难以检测，较敏感的方法是检测患者外周血中 PSM mRNA。采用反转录 - 巢式 PCR 技术检测前列腺癌患者血清 PSM mRNA 的阳性率达到 62.3%。检测外周血 PSM mRNA 的表达有助于发现临床未知的早期前列腺癌血行转移（微转移），从分子水平确定分期，也有助于判断前列腺癌复发和进展的情况。反转录 - 巢式 PCR 技术同时检测前列腺癌患者血清 PSM mRNA 和 PSA mRNA 更可提高诊断的阳性率。

表 9 - 6　年龄与 PSA 的关系

年龄（岁）	血 PSA 正常范围 ng/mL	
	Oesterling 等（471 例）	Dalkin 等（5226 例）
40 ~ 49	0 ~ 2.5	
50 ~ 59	0 ~ 3.5	0 ~ 3.5
60 ~ 69	0 ~ 4.5	0 ~ 5.4
70 ~ 79	0 ~ 6.5	0 ~ 6.3

4. 影像学检查 经直肠的超声检查（TRUS）是前列腺癌影像学检查的最重要方法。超声检查的诊断准确率在 60% ~ 80%，明显高于 DRE 检查。超声检查中前列腺癌多呈低回声改变，外形不对称、回声不均匀、中央区和外周区界限不清和包膜不完整。精囊受侵犯也可在超声检查中发现。

静脉尿路造影对诊断前列腺癌本身并无特殊意义，早期前列腺癌除非有血尿症状，一般无须行 IVU 检查。前列腺癌骨转移者可以在 X 线平片中发现。

前列腺癌 CT 检查诊断率不如 TRUS，但对前列腺癌伴盆腔淋巴结转移者有重要意义，诊断准确率为 40% ~ 50%。

MRI 诊断前列腺癌明显优于 CT 检查。T_2 加权像表现为高信号的前列腺周边带内出现低信号缺损区，但有时与前列腺炎不易区别。MRI 诊断率在 60% ~ 80%。MRI 可以通过腺体不规则、不对称及前列腺外脂肪组织影改变等来判断前列腺癌的包膜外侵犯。与 CT 相比，MRI 在诊断盆腔淋巴结转移上并无优越性。

放射性核素骨扫描诊断前列腺癌骨转移敏感性较 X 线检查高，能比 X 线早 3 ~ 6 个月发现转移灶，但也有假阳性结果，如关节炎、陈旧性骨折、骨髓炎、骨手术后等常可出现假阳性结果。X 线检查可以帮助鉴别。血 PSA 可帮助诊断骨转移，敏感性较高。PSA < 20ng/mL 者，骨扫描少有异常发现。

5. 腹腔镜盆腔淋巴结活检术（LPLND） 腹腔镜盆腔淋巴结活检术可以准确判断淋巴结转移情况，手术适合于前列腺病理活检 Gleason 评分 > 6 或 PSA > 20ng/mL，但尚无转移证据的前列腺癌患者。

6. 穿刺活检 病理检查是诊断前列腺癌的金标准。前列腺穿刺活检按部位分为经会阴穿刺活检和经直肠穿刺活检，以经直肠穿刺活检最为常用。按使用穿刺针不同分为针吸细胞学检查和系统穿刺活检。前列腺穿刺活检可在肛指引导和各种影像学检查引导下进行，超声检查和肛指引导下的前列腺穿刺活检最为常用。

前列腺穿刺活检的诊断准确率可达 90% 左右，经直肠超声引导下的前列腺穿刺活检准确率较肛指引导下穿刺为高。对前列腺无结节，但怀疑前列腺癌患者应行系统穿刺活检（六针穿刺法，即左右叶各三针）。

前列腺穿刺活检前患者的常规准备包括：①停止使用抗凝剂、抗血小板剂 5 ~ 7 天。②检查前 2 ~ 4 小时清洁肠道。③适当应用抗生素。

前列腺穿刺活检的常见并发症有感染、出血、血管迷走神经反应和肿瘤种植等。并发症发生与穿刺针的类型、引导方法等无关。

四、治疗

（一）随访观察

T_{1a} 和 T_{1b} 期前列腺癌的转归截然不同。T_{1a} 期前列腺癌患者病情进展缓慢，随访 4 年只有 4% 患者发现病情进展，而 T_{1b} 期则高达 33%。对 T_{1a} 期只需随访观察，只有年轻、预期寿命 > 10 年的 T_{1a} 期患者需要积极治疗。T_{1b} 和 T_{1c} 期应行积极治疗，对预期寿命 < 10 年、病理分级呈高分化的前列腺癌可随访观察。

（二）前列腺癌根治术

适合于预期寿命 > 10 年的临床 T_1 和 T_2 期患者，也是 T_3 期前列腺癌的有效治疗方法，疗效明显优于其他治疗方法。手术的关键是尽可能彻底地切除病灶。手术的效果与分期关系密切，因此准确的术前分期十分重要。精囊侵犯并不是根治术的禁忌证，但提示单纯根治术效果不理想，往往需辅以其他治疗。

前列腺癌根治术的早期并发症有出血、直肠损伤和血栓形成。远期并发症有膀胱颈部挛缩、尿失禁和阳痿。

（三）内分泌治疗

前列腺癌是一种激素依赖性疾病，采用内分泌治疗可取得良好的近期疗效。内分泌治疗是局部晚期前列腺癌，伴有盆腔淋巴转移和伴有远处转移的前列腺癌的主要治疗方法（参照 Whitmore 分期分别为 C 期、D_1 期和 D_2 期）。

内分泌治疗前列腺癌主要是通过下列途径达到减少雄激素作用的目的：①抑制垂体促性腺激素的释放，抑制睾酮的产生。②双侧睾丸切除术，去除睾酮产生的源地。③直接抑制类固醇的合成，减少睾酮的产生。④抑制靶组织中雄激素的作用。

（1）睾丸切除术：双侧睾丸切除后，血睾酮水平迅速下降至术前水平的 5% ~ 10%，从而抑制前列腺癌细胞的生长，血 PSA 水平迅速下降，转移性骨痛可迅速缓解。手术简单安全，可在局部麻醉下完成。疗效可靠，并发症少。

（2）LHRH - A（促性腺释放激素促效剂）：LHRH - A 与垂体性腺质膜上的 LHRH 受体具有高度的亲和力，作用能力比 LHRH 更强和更长。给药初期可刺激垂体产生 LH 和 FSH，使睾酮水平上升，但很快垂体的 LHRH 受体就会丧失敏感性，使 LH 和 FSH 分泌停止，睾丸产生睾酮的能力也随之降至去势水平，LHRH - A 的作用可维持长达三年之久。另外，动物实验证明，LHRH - A 对前列腺癌细胞也有直接的抑制作用。

（3）雌激素治疗：雌激素是最早应用于前列腺癌内分泌治疗的药物。己烯雌酚（Diethylstilbestrol，DES）是最古老药物，其作用机制主要是通过反馈抑制垂体促性腺激素分泌，从而抑制睾丸产生睾酮。另外，雌激素对前列腺癌细胞也有直接的抑制作用。常用剂量为 1 ~ 3mg/d。常见不良反应有恶心、呕吐、水肿、阳痿、男性乳房女性化。

（4）抗雄激素治疗：抗雄激素药物分为类固醇类和非类固醇类两大类。

类固醇类抗雄激素药物主要是孕激素类药物，具有阻断雄激素受体和抑制垂体释放 LH，从而抑制睾酮分泌达到去势后水平的双重作用。但如果单独长期使用，睾丸会逃逸垂体的抑制作用而使睾酮水平逐渐回升。因此，这类药物不如己烯雌酚或睾丸切除术疗效稳定。常用的有醋酸环氯地黄体酮（环丙甲地孕酮）（Cyproteron acetate，Androcur），是第一个用于治疗前列腺癌的抗雄激素药物。口服 100mg，每日 2 次，有效率为 70%。不良反应有胃肠道症状及男性乳房女性化。非类固醇类抗雄激素药物常用有 3 种：①氟他胺。②尼鲁米特。③康士得。

（四）放射治疗

20 世纪 50 年代 Bagshow 在前列腺癌根治治疗方法中引入放射治疗，40 年的临床实践证明，放疗可以有效地治疗前列腺癌，局部控制率可高达 65% ~ 88%。

（1）外照射放射治疗：外照射放射治疗最适合于局限于前列腺的肿瘤。PSA 值较高，Gleason 分级较高或肿瘤较大，以及激素非依赖性前列腺癌可考虑放疗。

外照射放疗的照射野的设计按如下规律：在肿瘤靶体积（GTV）的基础上增加一定边缘，构成临床靶体积（CTV），再增加一定边缘，构成计划靶体积（PTV）。

射线的能量：用高能光子射线（ >10MV 的 X 线）治疗有较好的剂量分布，并可降低并发症。放射治疗的剂量和分期有关。

放疗的长期结果令人满意。T_1 和 T_2 期患者 5 年的无病生存率为 80% ~ 90%，10 年生存率为 65% ~ 80%，与根治性前列腺癌切除的结果相似。T_3 期患者 5 年的生存率为 56% ~ 78%，10 年生存率为 32% ~ 54%，局部复发率为 12% ~ 38%，远处转移为 33% ~ 42%。

放疗的不良反应表现为直肠和膀胱的症状，如腹泻、直肠不适、尿频和尿痛等。一般在放疗开始的第 3 周出现，治疗结束后数天至数周消失。晚期并发症在治疗后 3 个月以上才出现，较少发生。

（2）三维适形放射治疗（3 - DCRT）：三维适形放射治疗采用计算机技术精确设计照射野的轮廓，按三维图形重建前列腺、精囊和扩展的边界，分析体积剂量关系，适当提高靶区的剂量，降低高能射线对周围正常组织的影响，提高局部控制率，减少并发症。

（3）组织间放射治疗：在经直肠超声（TRUS）引导下，经会阴皮肤插入 ^{125}I 或 ^{103}Pa，可联合外放疗。用间隔 5 mm 层面的 CT 或三维超声做出治疗计划系统（TPS），^{125}I 的剂量可达 160Gy，^{103}Pa 达 115Gy。在 CT 影像上计算出等剂量轮廓线，评估实际照射前列腺及周围正常组织的剂量。

文献报道 T_1 和 T_2 期前列腺癌患者组织间放疗的 5 年生存率在 60% ~ 79%。3 年中有 86% 的患者保持性功能。有研究发现组织间放疗与外放疗的 10 年生存率和局部复发率相似。

组织间放疗的最常见并发症为直肠溃疡，其次为膀胱炎、尿失禁和尿道狭窄等。

（五）冷冻治疗

前列腺癌的冷冻治疗开始于 20 世纪六七十年代。冷冻治疗的作用机制主要是冷冻导致前列腺上皮细胞和基质细胞的出血性和凝固性坏死，但前列腺结构存在。对治疗不够彻底者可重复治疗，但目前不能作为前列腺癌治疗的一线疗法。

（六）化学药物治疗

磷酸雌二醇氮芥（EMP）对内分泌治疗后复发患者的总有效率为30%～35%，症状改善率可达60%左右。常用剂量为280mg，每日2次。连续使用3周后改为每周注射2次。使用3～4周后若无效，应停止使用。出现严重并发症时应停药。以雌莫司汀为主的联合化疗临床试验在进行中，如雌莫司汀＋长春碱或拓扑异构酶Ⅱ抑制剂（依托泊苷）或紫杉酚。

其他方法如生长因子抑制剂苏拉明（suramin），可诱导凋亡，调节细胞信号传导，诱导分化和免疫治疗等，需要深入的研究。

五、预后和随访

PSA是监测和评价治疗效果的敏感而方便的指标。前列腺癌根治术后 PSA<0.1ng/mL 的患者复发率低，PSA>0.4ng/mL 的患者，复发的可能性较大。放射治疗有效者，血 PSA 应逐渐下降，在1年左右时间内降至<1ng/mL。若 PSA 水平下降缓慢或下降后又有升高趋势，则预示有肿瘤残留或复发。接受内分泌治疗的患者，PSA 应逐渐下降至<1ng/mL，若 PSA 不降或下降不明显，仍>10ng/mL 或短期下降后又出现升高，提示肿瘤为激素非依赖性。

（艾沛兴）

第十章

尿石症

第一节　尿路结石分类与病因

一、分类

（1）按照尿路结石（尿石）形成的原因，可以将结石分为原发性结石和继发性结石两大类。原发性结石一般找不到明确的原因；继发性结石则可以找到其形成的原因，如梗阻、感染、异物等。

（2）按照尿石所在的部位，可以将结石分为上尿路结石和下尿路结石两大类。

（3）按照尿石的成分，可以将结石分为含钙结石（约占75%。如草酸钙、磷酸钙结石等）、感染结石（主要成分为磷酸镁铵和羟磷灰石）、尿酸结石（有尿酸和尿酸铵）、胱氨酸结石等。

（4）按结石的纯度，可以将结石分为单纯结石和混合结石。前者只含有一种成分，但事实上真正的纯结石是很少的；后者含有多种成分。

（5）按照尿石的活动性，可将结石分为代谢活动性和代谢非活动性结石两大类。

二、病因

（一）高钙尿

高钙尿是含钙尿石形成的最重要因素。在无明显病因的含钙肾结石患者中，40%~60%有原发性高钙尿。尿中钙离子含量升高可增加形成草酸钙、磷酸钙等结石的倾向。Randall斑的数量与尿钙含量有直接的关系。

高钙尿的定义指标很多。一种定义为：在随机饮食情况下，24小时尿钙含量男性>8.4mmol（300mg）、女性>6.25mmol（250mg）者称为高钙尿，或每日每千克体重尿钙排泄>4mg。Pak则将其定义为：在一周内限制100mEq钠、400mg钙饮食时，24小时尿钙含量>200mg者。高钙尿最严格的标准是：在含400mg钙、100mg钠饮食1周后，尿钙>200mg/24h。

人体内钙的转运主要通过三个部位：肠、骨、肾。这三个部位中任何一个部位的调节故障都会造成高钙尿。

根据尿中钙的来源，可以将高钙尿大致分为三类：

（1）吸收性高钙尿（absorptive hypercalciuria）：它是由于肠道对饮食中的钙主动吸收增加而引起的，与维生素D受体（位于染色体12q12-q14）有关。它见于55%的尿石症患者，是含钙结石患者中高钙尿最常见的原因。吸收性高钙尿又可以分为三型：Ⅰ型吸收性高钙尿无论在高钙、正常钙及低钙饮食时都出现；Ⅱ型吸收性高钙尿仅出现在高钙饮食时，而低钙的摄入（每天<400mg）时尿钙正常；Ⅲ型吸收性高钙尿是由于肾脏对磷的重吸收减少导致维生素D增加，促进肠道对钙的吸收增加，又称为低血磷性吸收性高钙尿。见于2%~4%的患者。

（2）肾性高钙尿（renal hypercalciuria）：基本的病理改变是肾钙排泄增加，使血钙减少并刺激甲状旁腺素的产生。肾性高钙尿的特征是空腹尿钙升高（>0.11mg/d 肾小球滤过）而血钙正常。这导致 25 -（OH）- D 羟化为 1，25 -（OH）$_2$ - D$_3$，于是增加了肠道钙的吸收。因为肾损失的钙由促进肠道吸收钙及 PTH 分泌增加及促进合成 1，25 -（OH）$_2$ - D$_3$ 使骨吸收而代偿，血清钙水平依然正常。

肾性高钙尿依据空腹尿钙及血清 PTH 升高而与吸收性高钙尿相鉴别。

几个证据证明原发性肾钙漏的存在：①空腹高钙尿及 PTH 升高者中，尽管通过摄入磷酸纤维素钠以减少肠道钙的吸收，尿钙水平仍无改善；②肾性高钙尿及继发性 PTH 升高者对双氢克尿噻有明显的反应，说明肾小管的重吸收障碍。

过度饮食钠的摄入也可产生如肾性高钙尿的表现，但仅限制钠的摄入不能纠正肾性高钙尿。

尿中的前列腺素在肾性高钙尿的发病机制中也有作用，用前列腺素抑制剂可以缓解高钙尿。

必须强调吸收性高钙尿症和肾性高钙尿症的鉴别：①在两者中，肠道内钙的吸收都是增加的；②在吸收性高尿钙症中，其甲状旁腺功能是抑制的；而在肾性高钙尿症中，其甲状旁腺功能是增强的。如果禁食的时间足够长，以排泄出吸收过多的钙，可使吸收性高尿钙症患者的尿钙水平恢复到正常。但在肾性高钙尿症患者，尿钙的浓度仍然保持高水平。

（3）重吸收性高钙尿（resorptive hypercalciuria）：原发性甲状旁腺功能亢进时甲状旁腺素分泌过多，使骨钙释放进入血中、血钙升高。虽然 PTH 可引起肾小管对钙的重吸收增加，但其促进肾小球对钙滤过量增加的功能超过其促进肾小管对钙重吸收量增加的功能，最终导致高钙尿。原发性甲状旁腺功能亢进引起的肾结石约占 5%。PTH 升高导致骨钙吸收增加、肾合成 1，25 -（OH）$_2$ - D$_3$ 增加，反过来促进肠道钙的吸收，使血、尿钙均升高及血磷降低。

重吸收性高钙尿的罕见原因包括恶性肿瘤所致的高钙血症、肉瘤样病、甲状腺功能亢进和维生素 D 中毒。很多肉芽肿病（包括结核、肉瘤样病、球孢子菌病组织、组织包浆菌病、麻风、硅沉着病），也可产生高钙血症而伴有尿石症。以肉瘤样病最常见。

认真鉴别各种类型的高钙尿对确定高钙尿的原因及正确进行治疗是十分重要的。噻嗪类利尿剂可促进肾钙的重吸收、高钙血症，有利于诊断。

原发性甲状旁腺功能亢进伴肾结石约占 <5%。血清钙 >10.1mg/L 时应怀疑。需反复测定多次。必要时应测定离子钙。因为 PTH 促进肾释放 cAMP，导致尿中 cAMP 增加。PTH 也可使近曲小管排泄碳酸氢盐及磷，增加尿磷及轻度高氯性酸中毒。

（4）特发性高钙尿（idiopathic hypercalciuria）：见于 5%~10% 的正常人及一半左右的含钙结石患者。它与家族因素有一定关系。特发性高钙尿是常染色体显性遗传的。

鉴别特发性高钙尿需进行钙负荷试验。连续 7 天低钙、低钠饮食后，患者于晚上 9 时开始禁食 12 小时。患者于晚上 9 时和午夜 12 时饮用蒸馏水。第二天早晨 7 时，患者完全排空膀胱，再饮用 600mL 蒸馏水。收集上午 7 时至上午 9 时的尿液，这便是禁食尿液标本。上午 9 时，口服含有 1 克钙的合成液体食物。收集上午 9 时至下午 1 时的尿液。这便是钙负荷后的尿液标本。检测两份尿标本中的钙、肌酐和 cAMP 浓度。通过尿液的 cAMP 浓度，可间接估计甲状旁腺的功能，因为大部分的 PTH 化验，对血清钙浓度的迅速改变是不敏感的。这些患者尿钙升高，无论饮食钙如何但血清没有异常。

恶性肿瘤并发高钙血症：肺及乳腺癌占恶性肿瘤所致高钙血症的 60%。其机制是肿瘤细胞破坏了骨组织产生高钙血症。很多肿瘤分泌体液因素如 PTHrP，转移生长因子 - α 和细胞因子（如白细胞介素 - 1 和肿瘤坏死因子），激活破骨细胞并导致骨松解（lysis）及高钙血症。

恶性肿瘤，特别多发性骨髓瘤，分泌一些细胞因子，作用于局部骨髓，以促进破骨性骨质重吸收。这些细胞因子被称之为破骨细胞活化因子，包括前列腺素 E、肿瘤坏死因子 - α、肿瘤坏死因子 - β、白细胞介素 - 1α、白细胞介素 - 1β、转化生长因子 - α 和转化生长因子 - β。这些因子刺激破骨细胞释放必要的水解产物以溶解骨质。

在有广泛骨转移，而进行雌激素和抗雌激素（他莫昔芬）治疗的乳腺癌患者中，发现有高钙血症。这可能是因为治疗的细胞毒性作用对转移病灶作用的结果。当摄入大量的牛奶和可吸收碱以治疗消化性溃疡病的患者中，会出现罕见的乳碱综合征。这些患者通常摄入高达 10g 的钙和大量的碱。因此，他们会出现代谢性碱中毒和高钙血症，并可能发生高磷酸盐血症，肾钙盐沉着和肾功能不全，但一般来说，不会出现高钙尿症。大量摄入维生素 D 会引起严重的高钙血症。虽然这种情况可能发生在严重偏食患者，但最多见甲状旁腺功能减退患者的治疗过程中。维生素 A 中毒可引起骨质重吸收增加，罕见情况下会引起高钙血症。

噻嗪类利尿剂通过增加近端肾小管对钙的重吸收增加，减少血容量和增强靶组织对甲状旁腺激素（PTH）的敏感性而引起高钙血症。在有的患者，噻嗪类药物诱导的高钙血症会引起轻度的甲状旁腺功能亢进。同样，锂会引起类似于原发性甲状旁腺功能亢进的症状。Mallette 及其同事（1989）发现，经锂治疗的患者会出现血清离子钙浓度的升高，而甲状旁腺激素（PTH）水平没有改变。然而，当长期用锂进行治疗时，血循环中的甲状旁腺激素（PTH）浓度也会明显升高。

（二）高草酸尿

正常人尿中的草酸80%由肝内源性产生（40%来自维生素 C，40%来自甘氨酸），10%来自饮食（80~100mg）。每天尿草酸排泄量为228~456μmol，高于570μmol（45mg）即为高草酸尿。它可以导致草酸钙的饱和度增加并促使草酸钙结石的形成。摄入的草酸大约有一半被细菌破坏，大约25%未经变化而排入粪便中。研究发现，人类肠道中有一种可分解草酸的细菌，称为食草酸杆菌（Oxalobacter formigenes）。它们含有一种可降解草酸的酶，能在生理 pH 范围内将食物中的草酸分解为甲酸和二氧化碳，从而减少肠道中的草酸。肾结石患者的肠道内可能缺少食草酸杆菌，有利于草酸钙结石的形成。如能调节尿石患者的肠道环境，促进食草酸杆菌生长，就能降低尿中草酸的浓度，从而控制结石的生长或防止其复发。

高草酸尿的病因很多。包括生物合成通道的疾病（原发性高草酸尿）、由炎性肠道疾病、腹泻，或肠切除引起的肠道的异常吸收（肠源性高草酸尿）、过度的食物摄入或底物含量高（维生素 C）（饮食性高草酸尿）。

（1）原发性高草酸尿：常见于儿童。是一种由正染色体隐性的乙醛酸代谢异常（由乙醛酸转化为乙醇酸及草酸）的严重的遗传性疾病。它是由一些特殊的酶的缺陷造成的。临床表现为难以治愈的复发性草酸钙结石、钙质沉着、尿路感染、肾功能衰竭等。可使尿草酸明显增加至 100mg 以上，血草酸也高，并引起肾钙化。未经治疗的患儿多在 20 岁以前死亡。

原发性高草酸尿又分为两种类型：Ⅰ型是由于肝脏内的丙氨酸–乙醛酸转氨酶（AGT）有缺陷引起的；Ⅱ型则是肝脏 D–甘油酸脱氢酶和乙醛酸还原酶不足导致尿草酸和甘油酸排泄增多。

（2）肠源性高草酸尿：是高草酸尿最常见的原因。它是由消化系统疾病使肠道对草酸的吸收异常增加导致尿草酸排泄量异常增多（>50mg/d）的一种综合征。任何原因的吸收不良（如小肠切除、空回肠旁路等）使胆盐暴露于结肠上皮而增加草酸在结肠的通透性都能使草酸的吸收明显增加。由小肠异常吸收引起的高草酸尿超过 1mmol/d 时，即可引起复发性肾结石、肾钙化和肾草酸盐沉淀。

（3）摄入过多的草酸及其前体（如乙二醇）：如富含草酸的食物（如坚果、红茶、可可、菠菜、芥末、椰菜、草莓、巧克力、坚果及大黄等）和大剂量应用维生素 C 都可以导致高草酸尿。严格限制钙的摄入也可导致高草酸尿。

（4）维生素 B$_6$ 缺乏：维生素 B$_6$ 参与体内乙醛酸转化为甘氨酸的代谢过程，维生素 B$_6$ 缺乏时，乙醛酸转变为乙醇酸，并转变为草酸，尿中草酸增加。

（5）服用磷酸纤维素钠：为治疗高钙尿而服用磷酸纤维素钠时，肠道内的二价离子与磷酸纤维素钠结合，使更多的草酸被吸收而发生高草酸尿。

（6）伴有特发性草酸钙结石的高草酸尿。

（7）红细胞膜的草酸转运增加：Baggio 等测定了草酸通过红细胞膜的比率，发现在79%的特发性草酸钙结石患者中，草酸通过红细胞细胞膜的自体交换增加。口服氢氯噻嗪（50mg/d）或阿米洛利（amiloride，5mg/d），或两者同时服用均可以恢复红细胞草酸的交换至正常或接近正常。

（8）轻度的代谢性高草酸尿：它在特发性草酸钙结石的形成中所起的作用与高钙尿一样重要。0.3%~50%的含钙结石患者中可以测到高草酸尿。

研究发现，芭蕉芯的提取物可明显降低体内代谢产生的草酸，抑制草酸钙结石形成。由于高草酸尿对草酸钙结石形成的影响比高钙尿大15倍，所以，降低尿中草酸的含量具有很重要的意义。

有70%～80%的尿石主要由草酸钙结晶构成。正常人尿中钙与草酸的比例为5∶1，而在易形成草酸钙结晶的尿中钙与草酸的比例为1∶1，尿草酸盐浓度增加对含钙结石形成的危险性比尿钙浓度的增加所造成的危险性大10～15倍，因此降低尿草酸含量是防治草酸钙结石形成最有效的方法。

（三）高尿酸尿

正常人24小时尿中尿酸的含量男性为4.7mmol（800mg），女性为4.4mmol（750mg）。超过这个数值就是高尿酸尿。高尿酸尿可引起尿酸钠过饱和而导致草酸钙或尿酸结石形成。人类尿中的尿酸有两种形式：游离的尿酸和尿酸盐（主要为尿酸钠）。尿酸钠的溶解度是尿酸的20倍以上，在正常情况下不会形成结晶。尿酸铵也是尿液中常见的一种尿酸盐。在37℃尿中，尿酸的溶解度约为100mg/L。尿酸在尿pH低于6时总是过饱和的。pH低于5时1L尿可溶解100mg尿酸；而在pH为6时为500mg。

高尿酸尿不仅可引起尿酸结石，15%～20%高尿酸尿患者中可形成草酸钙结石，当pH<5.5时，尿酸结晶会成为草酸钙结石的核心，导致草酸钙结晶的沉淀。另一方面，尿液中的尿酸和一水尿酸钠可与酸性黏多糖（GAGs）等抑制物质结合，降低这些物质抑制草酸钙结晶生长的作用。第三，尿酸与一水草酸钙晶体的晶格非常接近，可以发生取向附生（一种晶体可以在另一种结构相似的晶体上面生长的现象），引起草酸钙结石的形成。当pH>5.5时，尿酸钠通过异质成核促使草酸钙结石形成。

饮食中嘌呤过量及服用了增加尿酸排泄的药物是高尿酸尿的主要原因。获得性及遗传性疾病（如痛风、骨髓组织及淋巴组织的增殖性疾病、多发性骨髓瘤、继发性红细胞增多症、恶性贫血、溶血性疾病、血红蛋白病和地中海贫血、完全性或部分性次黄嘌呤-鸟嘌呤磷酸核糖核酸转移酶缺乏、磷酸核糖焦磷酸合成酶活性过高及遗传性低尿酸血症）也可引起高尿酸尿。尿酸盐在近曲小管转运、URAT1阴离子交换都是高尿酸尿的新的证据。基因密码（URAT1、SLC22A12）的突变也成为高尿酸尿性低尿酸血症（hyperuricemia hypouricemia）或肾尿酸漏（renal uric acid leak）的原因。有些疾病如恶性肿瘤（如骨髓增生症、慢性粒细胞白血病、白血病、淋巴瘤、骨髓瘤）、白细胞增多症以及接受化疗和放疗的肿瘤患者也会引起高尿酸尿。

此外，某些患者中因嘌呤代谢障碍而产生大量内源性嘌呤，导致过量产生尿酸，这种患者即使在无嘌呤的饮食时也有高尿酸尿。

另一个可能增加尿酸结石的基因异常在染色体10q21-q22上，与尿酸结石的形成有强烈的关系。

（四）胱氨酸尿

胱氨酸是两价氨基酸，它可经肠道摄入，也可由蛋氨酸转化而来。在正常人，肾小球滤过的胱氨酸几乎全部在近曲小管被重吸收。24小时尿胱氨酸的排泄<20mg。

胱氨酸结石是一种表现为小肠与肾的胱氨酸经上皮转移的常染色体隐性疾病。杂合子胱氨酸尿见于儿童的概率为1/（20～200）；而纯合子胱氨酸尿则见于儿童的概率为1/20 000。只有纯合子胱氨酸尿可引起胱氨酸结石。遗传性疾病（正染色体显性遗传疾病），约占尿石症的0.1%。在儿童中，约占10%以上。当肾小管对两价氨基酸胱氨酸、鸟氨酸、精氨酸、赖氨酸的重吸收有障碍时，由于后三种氨基酸在尿中的溶解度高，不会形成结石；而只有胱氨酸溶解度低，容易形成结石。当尿胱氨酸浓度为250mg/L时即可导致结晶形成。影响胱氨酸溶解度的因素为胱氨酸在尿中的浓度、pH、离子强度及尿中高分子物质。在pH为5时，胱氨酸的溶解度为300mg/L；pH为7时为400mg/L；pH为9时则大于1 000mg/L。胱氨酸结石外观通常是黄色的、蜡样。平片上比较模糊。通常为铸型结石或多发结石。

（五）低枸橼酸尿

低枸橼酸尿是草酸钙肾结石的一个主要的、可纠正的原因。在15%～63%的肾结石患者中，尿中枸橼酸的排泄减少。在大约10%的患者中，低枸橼酸尿是唯一的异常。通常将低枸橼酸尿定义为：24小时尿枸橼酸<115mg（男性）或<200mg（女性）。

正常情况下，尿枸橼酸的含量女性高于男性、绝经期前高于绝经期后。不论什么成分的尿石患者，尿中枸橼酸的排泄量均明显低于正常人。酸中毒可能是低枸橼酸尿的最重要的原因。即使在代谢正常的结石患者中，也有48%的患者尿中枸橼酸偏低。尿镁排泄减少导致尿中枸橼酸复合物减少、增加枸橼酸在近曲小管的重吸收。噻嗪类药物引起的低钾血症及细胞内酸中毒也是尿中枸橼酸降低的一个原因。由噻嗪治疗引起的钾的丢失可引起低枸橼酸尿。能降解枸橼酸的细菌感染时也会降低尿枸橼酸的排泄。

（六）低镁尿

低镁尿（<80mg）是肾结石的罕见的原因，约占尿石症患者的1%以下。低镁尿可以合并枸橼酸水平的降低，与尿石症的发生有关。镁可预防由维生素B_6缺乏引起的结石。低镁尿的最常见的原因是合并吸收不良的炎性肠道疾病。许多低镁尿的患者同时有低枸橼酸尿。氧化镁和维生素B_6可用于治疗尿石症。枸橼酸镁可能是治疗低镁尿性肾结石的理想药物。镁被肠道通过主动或被动的方式吸收。在一般情况下，主要通过被动弥散来吸收。维生素D和甲状旁腺素能增加镁的吸收。镁能抑制甲状旁腺素的分泌。大约95%的滤过镁被肾脏（主要在亨利襻）重吸收，小部分被近曲小管和远曲小管重吸收。

（七）肾小管性酸中毒

肾小管性酸中毒（renal tubular acidosis，RTA）是由于肾小管氢离子分泌及尿液酸化功能障碍所致的代谢性酸中毒，它可分为三种类型：Ⅰ型、Ⅱ型和Ⅳ型。

（1）Ⅰ型（远曲小管性）RTA：最常见，其中70%以上患者罹患尿石症。更常见于妇女（约占80%）。继发性肾小管性酸中毒可以由很多种泌尿外科疾病所致（包括梗阻性肾病、反复的肾盂肾炎、急性肾小管坏死、肾移植、止痛剂肾病、肉瘤样病、特发性高钙尿和原发性甲状旁腺功能亢进）。表现为低枸橼酸尿（<100mg/d）及尿pH升高（>6.5）。还有低钾血症及高氯血症，不能酸化尿液至pH<5.5。2/3以上的患者是成人，儿童偶见。婴儿常表现为腹泻及呕吐、生长延迟、代谢性骨病及肾结石。成人常表现为肾结石及肾钙化。

通过一个间接的机制，滤过的碳酸氢根几乎完全在近曲小管被重吸收。当Na^+通过位于基底外侧膜的Na^+/K^+-ATP酶泵出近曲小管细胞，细胞内的钠减少，带动在顶端膜的Na^+/H^+交换。肾小管细胞内的碳酸酐酶产生H^+和HCO_3^-，因此提供H^+，分泌进小管腔。然后，经基底外侧Na^+/HCO_3^-转适体转换。近曲小管系统是容量大、梯度小的转换系统，它允许滤过的HCO_3^-重吸收而不引起纯H^+分泌或明显的尿pH改变。

在远曲小管，10%~20%的HCO_3^-被重吸收。纯H^+的排泄通过几个机制：H^+与尿中的缓冲剂结合（如磷酸根和氨），以NH_4^+的形式排出氢离子。纯的H^+排泄是通过α-间细胞的主动分泌发生的。这些细胞应用H^+ATP酶和H^+/K^+ATP酶交换分泌H^+。间细胞也有一个Cl^-/HCO_3^-阴离子交换器转移HCO_3^-进入血，及与红细胞的阴离子交换器相似"band 3"（eAE1）这些主动泵在细胞和小管腔之间产生1 000：1的氢离子梯度，允许尿pH降低到4.5。另一个相关的因素小管腔内缺乏碳酸酐酶，它阻止由酶催化的碳酸的快速分解。

Ⅰ型RTA可以是遗传性的、特发性的或获得性的。它的特点是在全身性酸中毒的情况下集合管功能异常导致不能酸化尿液。典型的表现为低钾血症、高氯血症、代谢性酸中毒伴有肾结石、肾钙化及尿pH升高（>6.0）。由于高钙尿、低枸橼酸尿及尿pH升高，常形成磷酸钙结石。

大多数Ⅰ型RTA是散发的，但显性常染色体（AD）和隐性常染色体（AR）的遗传缺陷可被鉴别。Ⅰ型RTA的突变发生在Cl^-/HCO_3^-阴离子交换器（SLC4A1基因）或H^+ATP酶（基因ATP6V0A4）。RTA在南亚是地方病，表现为无法解释的突然的夜尿死亡、低血钾性周期性麻痹和肾结石。这些人群中的RTA被发现有SLC4A1 AR突变。

远曲小管RTA伴有的分子缺陷包括H^+ATP酶异常，与过量酸排入远曲小管有关。隐性远曲小管RTA的儿童早期特点包括严重的代谢性酸中毒并发不适当的碱性尿、生长迟缓、佝偻病及肾钙化。在散发的继发性的远曲小管型RTA病例常常伴有自家免疫性疾病，如Sjogren综合征和系统性狼疮，它最常见于女性。继发性RTA也可伴有梗阻性肾病、肾盂肾炎、急性肾小管坏死、甲状旁腺功能亢进和特发性高钙尿。

（2）Ⅱ型（近曲小管性）RTA：表现为 HCO_3^- 重吸收障碍使尿 pH 升高。常伴有糖原、蛋白质和磷的丢失。由于尿枸橼酸排泄相对正常，故肾结石不常见。临床表现为患儿因代谢性酸中毒而生长延迟。由于并发维生素 D 代谢的异常和低磷血症，常有代谢性骨病。大多数Ⅱ型 RTA 是散发的，但也伴有遗传性疾病。在人类及脊椎动物，肾脏控制全身的 pH，部分是经过 Na^+/HCO_3^- 共转运器（NBCel/SLC4A4）通过在近曲小管吸收滤过的 HCO_3^-，在 NBCel 的纯合子的点突变（homozygous point mutations）引起近曲小管性酸中毒、青光眼和白内障。这个基因的其他突变已被鉴别，它引起电压及 Na^+ 依赖的转运异常，因此引起肾脏对 HCO_3^- 的重吸收不足（近曲小管性 RTA）和不适当的前室液体转运（青光眼）。

RTA 是不能将酸排入尿中（Ⅰ型）或碳酸氢根的重吸收障碍（Ⅱ型）。两者之间的鉴别将其分为近曲小管型及远曲小管型，虽然两者高氯性代谢性酸中毒伴有尿 PH 异常高。

碳酸酐酶Ⅱ催化水合/去水合 CO_2 和 H_2CO_3 在肾近曲小管、Henle 襻、集合管的嵌入细胞及脑神经胶质细胞、骨破骨细胞，碳酸酐酶Ⅱ缺乏是胳石化症，近曲小管性酸中毒和脑钙化的主要的综合征，幸运的是这种疾病很罕见。

（3）Ⅳ型（远曲小管性）RTA：Ⅳ型（远曲小管性）RTA 伴有慢性肾损害，通常见于间质性肾病和糖尿病肾病。

肾小球滤过减少导致高钾、高氯性代谢性酸中毒，由于 HCO_3^- 丢失于尿中及氨的排泄减少。醛固酮抵抗伴有Ⅳ型 RTA。由于醛固酮能刺激远曲小管的酸化及 H^+/K^+ 交换，醛固酮抵抗导致氨的产生减少，加剧高钾血症。Ⅳ型 RTA 仍然产生酸性尿。

Ⅳ型 RTA 很少形成肾结石。与其他人相比，Ⅳ型 RTA 的尿 PH 明显低、尿钙排泄也低。对这些患者预防肾结石是要减少由于肾功能损害产生的成石物质的排泄（如钙和尿酸）。

（艾沛兴）

第二节　上尿路结石

一、临床表现

上尿路结石包括肾结石和输尿管结石，是尿石症的主要组成部分。绝大多数上尿路结石是在肾脏内形成的，当其下降到输尿管后即成为输尿管结石。只有一小部分上尿路结石是在输尿管内形成的。据统计，肾结石的发病率最高，达 47.4%；输尿管结石占 32.6%。绝大部分输尿管结石是在肾脏内形成后下降到输尿管的。输尿管的三个狭窄段（肾盂输尿管交界部、与髂血管交界处和输尿管壁段）是结石最常停留的部位。

上尿路结石常表现为腰部或腹部疼痛。轻则感腰部酸胀或不适，重则呈严重的绞痛症状。绞痛常突然发作，多数发生在夜间或早晨。疼痛可向下腹部、腹股沟、股内侧放射，女性则放射至阴唇部位。输尿管中段结石时疼痛常放射到侧腰部和腹部；接近膀胱时，则出现尿频、尿急症状。这种放射性疼痛可能与精素和睾丸血供或卵巢血供受影响有关。肾绞痛发作时可出现恶心、呕吐症状，肾绞痛发作时，患者常表情异常痛苦，双手紧压腹部和腰部，甚至在床上翻滚，呻吟不已，大汗淋漓。发作常持续数小时，但亦可数分钟即自行缓解。当结石向下移到输尿管中段时，疼痛常常可放射到外侧胁腹部和腹部。同时伴有血尿，有时为全程肉眼血尿，尿液呈鲜红色、茶叶水色或洗肉水色，也可为镜下血尿，还可并发感染。当输尿管结石接近膀胱时，由于自主神经系统传导内脏疼痛，患者常分不清疼痛来源的情况而主诉出现尿频和尿急症状。腹腔神经节负责肾脏和胃的神经传导；因此肾绞痛时，恶心、呕吐等症状比较常见。另外，因局部刺激作用引起的肠梗阻，肠蠕动停滞，或腹泻等症状也并不少见。这些由肾绞痛引起的，与胃肠道疾病症状相似的症状，使得肾绞痛容易与包括胃肠炎症、急性阑尾炎、结肠炎和输卵管炎在内的腹部疾病相混淆。如为双侧输尿管同时完全梗阻、独肾或对侧肾脏无功能时并发输尿管结石完全梗阻，可出现无尿。肾、输尿管结石可引起局部黏膜的机械性损害，使黏膜上皮细胞脱落、引起输尿管息肉、肾组织溃疡及纤维增生，甚至出现肾钙化。如结石长期（超过一个半月）停留在输尿管的某一部位，会使输尿管黏膜发生炎症、水肿，甚至形成息肉（包括炎症性息肉和纤维性息肉），导致尿路黏膜的恶性变（包括移行细胞癌、鳞状细胞癌等）。如与局部输尿管壁发生粘连，会阻碍结石的排出，造成上尿路不同程度的梗阻。长期使用利尿药物排石治疗可增加结石近段输尿管及肾脏内的压力，而导致肾积水并损害肾功能。有的结石可因无明显临床症状而被忽视，逐渐形成巨大肾积水，而使肾功能完全丧失。一旦并发感染又处理不及时，还会发展为肾积脓。

感染形成的结石大多数为铸型结石，可以占据整个肾集合系统。其成分多为磷酸镁铵结石。感染急性发作时可出现发热、腰痛、排尿困难、尿频、血尿，而被误诊为急腹症。偶尔可形成黄色肉芽肿性肾盂肾炎，出现发热、寒战、腰痛、排尿困难、尿频、尿急、脓尿等症状。严重者可致肾衰竭，个别患者可导致自发性瘘（通向体表或腹腔）。大多数感染结石是不透 X 线的。由于磷酸镁铵结石的晶体间隙内可停留细菌，抗菌药物并不能完全渗入结石内，故尿内可存在持续感染。Lingeman 等认为纯磷酸镁铵结石一般不并发有代谢性疾病，但在草酸钙与磷酸镁铵混合的结石中则可有代谢性疾病。女性更倾向于形成感染结石。异物及神经源性膀胱也可导致感染结石。磷酸镁铵结石可形成铸型结石。尿培养可检出致病菌，但培养阴性不能排除结石内部的细菌。

事实上，尿石症是一种多因素的疾病。例如，在高草酸尿的患者中，48% 有高钙尿；38% 有高尿酸尿；21% 有低枸橼酸尿。只有 12% 的患者高草酸尿是唯一的异常。3/4 的高草酸尿患者有并发的代谢异常。Pak 等分析了 3 473 例结石患者的尿标本，41% 有高钙尿；其中 23% 有高草酸尿、17% 有低枸橼酸尿。

二、诊断

对任何尿石患者的诊断都应包括：有没有结石、结石的数量、结石的部位、结石可能的成分、有无并发症及结石形成的原因。只有弄清了上述这些问题之后，才算得到了一个完整的诊断。

（一）病史

由于尿石症是多因素的疾病，故应详细询问病史。具体包括：

（1）饮食和水摄入情况：如肉类、奶制品的摄入等。

（2）药物服用史：主要了解服用可引起高钙尿、高草酸尿、高尿酸尿等代谢异常的药物。

（3）尿路感染史：尿路感染，特别是产生尿素酶的细菌的感染可导致磷酸镁铵结石的形成。

（4）活动情况：长期固定可导致骨质脱钙和高钙尿。

（5）全身性疾病：原发性甲状旁腺机能亢进、RTA、痛风、肉状瘤病等都可以引起尿石症。

（6）遗传史：如 RTA、胱氨酸尿、吸收性高钙尿等都有家族史。

（7）泌尿系统解剖结构情况：先天性（肾盂输尿管交界处梗阻、马蹄肾）和后天性（前列腺增生症、尿道狭窄）的尿路梗阻都可以引起尿石症。髓质海绵肾是含钙结石患者中最常见的肾结构畸形。

（8）既往的手术史：肠管的切除手术可引起腹泻，并引起高草酸尿和低枸橼酸尿。

即便首次发生结石的患者，也应该进行代谢检查。而如复发发作，特别是患病理性骨折、骨质疏松症（osteoporosis）、尿路感染、痛风患者更应该做详细的代谢检查。对胱氨酸结石、尿酸结石及感染结石患者，必须作详细的代谢检查。

代谢检查的指征是：复发结石、家族史、肠道疾病（慢性腹泻）、病理性骨折、骨质疏松症、感染结石史、痛风病史、孤立肾、解剖畸形、肾功能不全、对胱氨酸结石、尿酸结石及感染结石患者。

（二）上尿路结石的体征

肾绞痛发作时，患者躯体屈曲，腹肌紧张，肋脊角有压痛或叩痛。肾绞痛缓解后，也可有患侧脊肋角叩击痛。肾积水明显者在腹肌放松时可触及增大的肾脏。输尿管结石的患者有时在患侧输尿管行程有压痛，直肠指诊可能触及输尿管下端结石。

（三）实验室检查

（1）尿化验：尿化验可分为一般检查和特殊检查。

1）一般检查主要为尿常规，它包括 pH、比重、红细胞、脓细胞、蛋白、糖、晶体等。尿石患者的尿中可以发现血尿、晶体尿和脓细胞等。尿 pH 的高低常提示结石可能的成分：磷酸钙、碳酸磷灰石结石患者的尿 pH 常高于 7.0；而尿酸、胱氨酸和草酸钙结石患者的尿 pH 常小于 5.5。可见镜下血尿或肉眼血尿。但 15% 的患者没有血尿。在非感染性结石，可有轻度的脓尿。

2）特殊检查

A. 尿结晶检查：应留取新鲜尿液。如看见苯样胱氨酸结晶提示可能有胱氨酸结石；如尿中发现尿酸结晶，常提示尿酸结石可能；发现信封样的晶体就可能是二水草酸钙结石；棺材盖样晶体则为磷酸镁铵晶体；在疑有磺胺类药物结石的患者的尿中会发现磺胺结晶。

B. 尿细菌培养：对怀疑有感染结石或有尿路感染症状的患者，应作尿细菌培养。菌落 $> 10^5/mL$ 者为阳性。尿培养如为产生尿素的细菌，则有感染结石存在的可能。药敏试验则可了解最有效的抗生素。

C. 24 小时尿的化验：须正确收集 24 小时的尿液，尿量的记录要准确。化验的内容包括：24 小时尿钙、磷、镁、枸橼酸、尿酸、草酸、胱氨酸等。

（2）血生化检查

1）正常成人血清钙为 $8.5 \sim 10.4 mg/dl$，无机磷为 $2.7 \sim 4.5 mg/dl$。原发性甲状旁腺功能亢进的患者血清钙高于正常值，常在 $11 mg/dl$ 以上，且同时伴有血清无机磷降低。

2）正常成人男性血清尿酸不超过 $7 mg/dl$，女性则不超过 $6.5 mg/dl$。当超过此值时为高尿酸血症。痛风的患者血尿酸增高。

3）肾结石伴有肾功能障碍时常有酸中毒，此时血清电解质改变，血清钠和二氧化碳结合力降低，血钾不同程度的升高。肾小管酸中毒时可出现低钾和高氯血性酸中毒。

4）尿素氮和肌酐的测定可了解患者的肾功能，当肾功能受到损害时血中的尿素氮、肌酐可有不同程度的增高。

总之，尿石患者的血液和尿液化验有助于了解尿石患者的肾功能、有无并发感染、结石可能的类型及结石成因、并对指导结石的治疗及预防起作用。

（四）影像学检查

影像学检查是诊断尿路结石最重要的方法。包括腹部平片、排泄性尿路造影、逆行肾盂造影，或作经皮肾穿刺造影、B 超、CT 等。

（1）腹部平片：腹部 X 线平片是诊断尿路结石最重要的方法。根据肾、输尿管、膀胱、尿道区的不透 X 线阴影，可以初步得出有无结石的诊断。结石中的含钙量不同，对 X 线的透过程度也不同。根据在 X 线平片上显示的致密影可以判断结石的成分，草酸钙结石最不透 X 线；磷酸镁铵次之；尿酸结石是最常见的可透 X 线结石；胱氨酸结石因含硫而略不透 X 线。肾钙化常见于髓质海绵肾（接近沉积在扩张的集合管）。也可与腰椎横突的密度进行比较，并作出诊断。还有 10% 的不含钙结石不易被 X 线平片所发现。

腹部的钙化阴影可与尿路结石相混淆。这些钙化的阴影主要有：①肠道内的污物及气体；②肠系膜淋巴结钙化阴影；③骨骼部分的骨岛形成（如骶髂关节区域）、第 11、12 肋软骨钙化；④骨盆区域的静脉钙化所形成的"静脉石"阴影；⑤体外的异物干扰（如纽扣、裤带上打的结等）；⑥消化道钡剂检查后没有排净的钡剂。

（2）排泄性尿路造影：排泄性尿路造影除了可以进一步确认在 X 线平片上不透 X 线阴影与尿路的关系外，还可见患侧上尿路显影延迟；肾影增大；肾盂及梗阻上方的输尿管扩张、迂曲等改变，并据此了解肾脏的功能情况。必要时需延长造影的时间以求患侧尿路满意显影。对较小的输尿管壁段的结石，充盈的膀胱影可掩盖结石的影像，此时可嘱患者排尿后再摄片。可透 X 线的结石在 IVP 片上可表现为充盈缺损，通过 IVP 片还可以了解肾脏的形态、有无畸形等情况。

（3）急性肾绞痛时的排泄性尿路造影：对经常规检查还无法明确诊断的患者，如急诊肾图表现为梗阻型肾图，可立即进行排泄性尿路造影检查。只要作好必要的准备（如给患者缓解疼痛）并适当延长造影的时间，是完全可以得到明确的诊断的。其主要表现为：患侧肾脏显影时间延迟（一般于120～240分钟时可达到目的）、肾脏体积增大，造影剂在结石的部位排泄受阻。据此，可以明确结石的诊断。急诊泌尿系造影能够明确诊断的机制为：①一侧上尿路急性梗阻时，健侧肾脏的代偿功能不能很快出现，使造影剂能在血液内滞留较长的时间；②输尿管急性梗阻后，患侧肾脏内有回流发生。一方面降低了患侧上尿路的压力，改善肾皮质的血液循环，较长时间地维持肾单位的功能；另一方面使梗阻部位以上滞留的尿液不断更新，并从血液中得到造影剂，经过一段时间后终于使梗阻以上部位清晰地显影。

（4）逆行造影：在下列情况下需要行逆行造影以协助诊断：①因种种原因所致排泄性尿路造影不满意时；②排泄性尿路造影发现肾、输尿管的病变，需要进一步明确病变的部位、范围和性质时；③怀疑肾、输尿管内有阴性结石、息肉时；④为明确平片上与输尿管导管重叠的可疑不透光阴影应摄双曝光片；⑤某些肾鹿角型结石手术前，逆行造影可帮助了解结石与肾盂、肾盏的关系。造影剂可为泛影葡胺，也可为空气。

（5）肾穿刺造影：在逆行造影失败时，可进行肾穿刺造影。因可能会引起一些并发症，故现已很少使用。

（6）肾图：肾图是诊断尿路梗阻的一种安全可靠、简便无痛苦的方法，可了解分肾功能和各侧上尿路通畅的情况，作为了解病情发展及观察疗效的指标。其灵敏度远较排泄性尿路造影高。利尿肾图则可以对功能性梗阻及机械性梗阻进行鉴别。急性肾绞痛时如经常规检查尚不能明确诊断，可行急诊肾图检查，以期及时作出诊断。

（7）超声检查：B超检查可对肾、输尿管、膀胱内有无结石及有无其他并发病变作出诊断，确定肾脏有无积水。尤其能发现可透X线的尿路结石，还能对结石造成的肾损害和某些结石的病因提供证据。它能发现肾脏、膀胱内较大的结石，对输尿管结石的检出率也可达87.8%。但B超也有一定的局限性，它不能鉴别肾脏的钙化与结石、不能区分输尿管结石与肠内容物、不能直观地了解结石与肾、输尿管之间的关系，也不能看出结石对肾、输尿管的具体影响，更重要的是B超不能对如何治疗结石提供足够的依据。因此，B超只能作为尿石症的一种辅助或筛选检查。在B超发现有结石或"结晶"后，还应作进一步检查，如排泄性尿路造影等。

（8）CT检查：对X线不显影的阴性结石以及一些通过常规检查无法确定诊断进而影响手术方法选择的尿石患者，可进行CT检查。CT检查可以显示肾脏大小、轮廓、肾结石、肾积水、肾实质病变及肾皮质的厚度，还能鉴别肾囊肿或肾积水；可以辨认因尿路以外病变（如腹膜后肿瘤、盆腔肿瘤等）造成的尿路梗阻病变；增强造影可了解肾脏的功能；对因结石引起的急性肾功能衰竭，CT能有助于诊断的确立。

CT诊断的准确率可达到100%，成为诊断的金标准。CT不仅是非侵入性的检查，可显示整个尿路且能快速的、准确的、客观的确定结石的大小、位置及性质，还能估计梗阻的存在、肾积水的程度及诊断的选择。

应用螺旋CT扫描对泌尿系统作三维重建能发现KUB不能明确诊断的急性肾绞痛患者，已成为对急诊肾绞痛患者的常规检查方法。它的另一个优点是能探测到非泌尿系病变，如易与肾绞痛混淆的急性阑尾炎、卵巢囊肿、腹膜后肿瘤转移灶压迫输尿管等，并可鉴别输尿管结石及位于盆腔的静脉石等。

CT作为尿石症的诊断方法，CT不仅能够确定结石的性质、大小、位置，而且能确定梗阻的存在，并对腰部及腹股沟区的疼痛明确诊断。有效的辐射剂量为2.5mSv，是很低的。对无症状的患者，尿石症的诊断率为7.8%，大部分为3.0mm。对有症状而怀疑有尿石症者，能快速、准确、无创地诊断，且能发现梗阻、肾积水、肾周改变及肾水肿。其他影像学检查对尿石症的诊断则缺乏敏感性及特异性。CT平扫还可以意外发现泌尿系统外的疾患。可以了解到无症状的尿石症真正的发病率。

三、治疗

（一）急性肾绞痛的治疗

（1）对绞痛不严重的患者，可以给予吲哚美辛（消炎痛栓）100mg，肛门内给药。输尿管急性梗阻时肾盂内压力升高，刺激肾髓质合成前列腺素 E_2。前列腺素 E_2 可使肾血流量增加并抑制抗利尿激素，产生利尿作用，进一步增加肾盂内的压力，使输尿管结石在排出的过程中可引起剧烈的绞痛。吲哚美辛是一种非激素类抗感染药物。静脉注射吲哚美辛后，一方面通过改善结石附近输尿管的尿流而降低压力；另一方面，它又是前列腺素合成的强有力的抑制剂，能抑制前列腺素 E_2 的合成以及前列腺素 E_2 的作用，75%的患者在用药后约20分钟内肾绞痛完全缓解。吲哚美辛口服后经肝脏处理，其抑制前列腺素 E_2 合成的作用大大减弱。由于正常人直肠齿状线以下黏膜的静脉是直接回流进入下腔静脉的，而齿状线以上黏膜的静脉是通过肠系膜下静脉回流进入门静脉的。吲哚美辛栓在直肠内溶化并经黏膜吸收后直接进入体循环，即能发挥缓解肾绞痛的作用。

也可口服黄体酮、硝苯地平（心痛定）等药物。黄体酮具有显著的持久止痛作用，一般用药后30分钟大多数肾绞痛缓解，继续用药并能预防肾绞痛发作，或明显减轻疼痛。口服硝苯地平5~10mg，每日3次，可使肾绞痛得到缓解。舌下含服作用较口服迅速，绞痛发作时立即舌下含服，5分钟后即能够缓解疼痛。硝苯地平用后不良反应一般较轻，初服者常见面部潮红、心悸、窦性心动过速。孕妇忌用。还可直肠内应用双氯芬酸胶浆。

α-受体阻滞剂坦索罗辛能减少输尿管的收缩，缓解肾绞痛，对促进碎石术后结石碎片的排出也有作用。

（2）绞痛较重时，可给予肌内注射阿托品0.5mg和（或）哌替啶50mg。可用哌替啶（50~100mg）或吗啡（10~15mg）肌内注射。然而，即便是静脉注射吗啡，在30分钟时也只有36%的患者有效。

（3）输液利尿：一般可给输1 000~1 500mL液体，必要时还可以加用利尿药物（肌内注射呋塞米20mg或静脉输入甘露醇250mL）。

（4）还可采用针灸（肾俞、膀胱俞、足三里、阿是穴等）和局部封闭（肾囊或患侧腹股沟皮下环封闭）的方法。

（5）对绞痛严重、药物治疗没有明显好转而诊断明确的输尿管结石患者，可急诊行体外冲击波碎石或输尿管镜下的钬激光碎石术。

对口服药物后症状不能得到控制、结石引起无尿（一般见于独肾）或并发感染、直径大于6mm的结石自行排出的可能性极小，应采取积极的方法治疗。

（二）非手术治疗

尿石症的治疗方法很多，应根据患者的全身情况、结石部位、结石大小、结石成分、有无梗阻、感染、积水、肾实质损害程度以及结石复发趋势等来制定治疗方案。在结石比较小、没有肾积水及其他并发症、估计结石可以自行排出的情况下，常先进行中西医结合治疗。大部分患者经中西医结合治疗后，结石会自行排出。

影响结石自行排出的因素主要有：结石的大小、位置、结构、平滑肌痉挛、黏膜下水肿及解剖。α-受体阻滞剂、钙通道阻滞剂、前列腺素合成酶抑制剂等的应用对输尿管结石的排出有作用。

对经过一段时间治疗，结石仍未排出的患者，应采取其他治疗（如体外冲击波碎石）或及时进行手术治疗，以保护肾功能。对各种原因引起的代谢性结石应当根据具体情况选择相应的药物治疗（如用药物降低血、尿中的钙、磷、尿酸、草酸、胱氨酸等）。

非手术治疗的主题是大量饮水，使24小时尿量超过2L。一方面预防结石的形成；另一方面降低尿石成分的过饱和度。但患者往往难以承受。

（三）多发结石的治疗原则

（1）对双侧肾结石，先处理肾功能较好的一侧结石；如两侧肾功能相似，则先处理容易手术的一侧肾结石。

（2）当同时有肾结石和输尿管结石时（同侧或双侧），一般先处理输尿管结石，然后再处理肾结石。

（3）上尿路和下尿路结石同时存在时，如下尿路结石并未造成梗阻，则先处理上尿路结石；如上尿路结石还没有影响肾功能，则可先处理下尿路结石。

（四）总攻疗法

"总攻疗法"是指在短时间里采用一系列的中西医结合手段，增加尿流量、扩张输尿管、增强输尿管蠕动，促使肾、输尿管结石排出的方法。适用于直径小于4mm的肾结石或输尿管结石。"总攻疗法"的优点是便于推广，缺点是一般要花费比较多的时间，患者需耐受排石的痛苦，有的患者排石的时间会比较长。它主要包括以下内容：①每日口服排石药物。②快速饮水2 000～3 000mL或静脉内快速滴注10%葡萄糖液1 000～2 000mL，以增加体内的水分。③饮水或补液后立即肌内注射呋塞米20mg或静脉注射甘露醇250mL，以增加尿量。④同时肌内注射阿托品0.5mg，以使输尿管平滑肌松弛、输尿管扩张。⑤针刺三阴交、肾俞、膀胱俞、曲骨、中极、关元、阿是等穴位，也可贴耳穴。通过穴位刺激，增强输尿管蠕动，促使结石排出。⑥输液结束后即嘱患者多活动，如跳绳、跑步、跳楼梯等，促使结石排出。⑦以上方法每3～5天为一个疗程。

（五）高钙尿的治疗

（1）多饮水，以增加尿量，降低形成结石成分的尿饱和度。

（2）调整饮食结构，主要是减少奶及奶制品、动物蛋白的摄入，多摄入富含植物纤维素多的食物。

（3）噻嗪类利尿剂：噻嗪类利尿剂直接刺激远曲小管对钙的重吸收，促进钠的排泄，可用于治疗高钙尿，被广泛地用于复发性草酸钙结石患者。可使结石的形成降低90%。氢氯噻嗪的剂量为25～50mg，每日2次。也可用三氯钾噻嗪（2mg，每日2次）或苄氟噻嗪（2.5mg，每日2～3次）。30%～35%的患者中有不良反应，其中大部分患者会因此而终止治疗。长期的噻嗪类利尿剂治疗可导致体液减少、细胞外液减少、近曲小管对钠和钙的重吸收。噻嗪类利尿剂也促进甲状旁腺素对增加肾钙重吸收的作用。噻嗪类利尿剂不减少肠道内钙的吸收，故对吸收性高钙尿无效，而在肾性高钙尿患者则减少。噻嗪类药可增加尿镁和锌的排泄，但这种反应不是持续性的。由于噻嗪类利尿剂治疗造成钾的丢失可以引起低钾血症及细胞内酸中毒。

治疗期间，尿钙明显减少而尿草酸没有改变。尿pH及枸橼酸明显增加，草酸钙的饱和度明显减少46%。尿石形成率从2.94%/年降至0.05%/年。腰椎的骨密度增加5.7%。因此认为限制饮食中的钙和草酸、应用噻嗪类药及枸橼酸钾可以满意的控制高钙尿、能阻止磷酸纤维素钠治疗的常见并发症。

不良反应轻微，见于30%～35%的病例。多见于治疗的初期，持续治疗后消失。疲乏和嗜睡是最常见的症状，发生在没有低钾血症时。特别是对明显缺钾者、洋地黄治疗者及低枸橼酸尿者，应考虑补钾。偶尔可引起原发性甲状旁腺功能亢进。部分患者中，可引起性欲降低及性功能障碍。

噻嗪类药也可用于治疗肾性高钙尿。它能通过增加远曲小管钙的重吸收、减少细胞外容量及刺激近曲小管钙的重吸收纠正肾钙漏。物理化学方面，噻嗪类药治疗可使钙排泄减少，使尿的环境对草酸钙和磷酸钙不饱和。尿的抑制剂活性增加。可口服氢氯噻嗪（25mg，2次/日），氯噻酮（25～50mg/d）和吲达帕胺（2.5mg/d）。应补充枸橼酸钾（40～60mmol/d）。三氯噻嗪也有用4mg/d。阿米洛利联合噻嗪类药（Moduretic）可能比单独应用噻嗪类药能更有效降低尿钙排泄。但它不能增加枸橼酸的排泄。由于阿米洛利是保钾的，故不必要补钾。

（4）磷酸纤维素钠（sodium cellulose phosphate）：口服后能在肠道内与钙结合而降低肠钙的吸收。应该仅用于严重的、对噻嗪类药治疗无效的Ⅰ型吸收性高钙尿。它能抑制吸收性高钙尿及复发性肾结石患者钙在肠道内的吸收（85%），减少尿钙排泄50%～70%，但它不能纠正钙转换的基本失衡。对于吸收性高尿钙症，可联合应用磷酸纤维素钠、补充镁及限制饮食中的草酸等方法，以减少尿钙、减少钙盐的结晶，又能保持骨密度及临床的疗效。口服磷酸纤维素钠10～15g/d可减少尿钙及钙盐的饱和度，结石的复发减少78%。它可能有三个并发症：①在肠道钙正常吸收的患者或肾性高钙尿及重吸收性高钙尿患者中可以引起钙的负平衡；②可以引起镁的减少；③可以引起继发性高草酸尿。这些并发症可以通过来解决：①葡萄糖酸镁1.0~1.5g，每日2次（仅限于Ⅰ型吸收性高钙尿及补充镁）；②适当限制饮食中的草酸。还可以有明显的胃肠道不良反应。

但是，磷酸纤维素钠或噻嗪类药都不能解决吸收性高钙尿的基本病理改变。

（5）枸橼酸盐：尿枸橼酸盐升高可使草酸钙饱和度下降，减少钙盐结晶和结石的形成；如果噻嗪类药失去了其低钙尿作用（长期应用后），如初期服用噻嗪类药，降尿钙作用消失，可停药一段时间。此时，可推荐枸橼酸钾及饮食限制。

（6）正磷酸盐（orthophosphate）：正磷酸盐（含0.5g磷的钠或钾的中性或碱性的盐，3~4次/日）能在肠道内与钙结合并减少其吸收。正磷酸盐能减少1，25 – （OH）$_2$ – D$_3$的产生而不影响甲状旁腺的功能。在用正磷酸盐治疗的复发性结石患者中，缓解率为75%~91%。在用中性或碱性磷酸盐治疗时，尿磷的排泄明显增加，增加尿中抑制作用。从物理化学的角度看，正磷酸盐降低了尿中草酸钙的饱和度，但增加了磷酸氢钙，故它禁用于磷酸镁铵结石患者。正磷酸盐还可引起胃肠道功能失调和腹泻。磷酸钾（UroPhos – K）缓释的正磷酸盐能控制肠道内的钙释放。UroPhos – K含有钾的磷盐而不含有钠。这个药用于pH =7的时候，避免了磷酸钙在尿中的结晶形成。UroPhos – K没有明显的胃肠道不良反应，也不明显增加空腹血钾及血磷。它可以明显降低尿钙但不改变尿草酸排泄。草酸钙的饱和度降低但对磷酸氢钙没有影响。

（7）治疗高钙尿的原因，如对原发性甲状旁腺功能亢进进行手术治疗；对肾小管性酸中毒者的治疗原则是纠正酸中毒、及时补钾和对症处理以减少并发症；长期卧床的患者则需适当增加活动、保持尿液引流通畅、控制尿路感染。

（8）饮食钙的作用：新的观点认为，对含钙结石患者应给予适当的钙的摄入。以往限制饮食中钙的摄入导致肠道内可利用的草酸增加及草酸的吸收增加，使草酸钙的过饱和度上升。这样做可以减少一半尿石症患者。对绝经期妇女的研究发现，补充钙的摄入并没有对尿钙、尿草酸及尿枸橼酸水平造成有害的影响。在大多数绝经期骨质疏松的患者进食时补钙或补钙加雌激素都不会增加草酸钙结石形成的危险。

尿钙增加而尿草酸减少，使尿中钙/草酸的比例增加而不增加草酸钙的产生，理论上也就减少了尿石形成的危险。

饮食麸糠（dietary bran）：米糠可以与肠道内的钙结合并增加尿中的磷，减少结石的复发率。饭后口服麸糠10g，每日2次，可用于预防结石的发生。每天40g未加工的米糠，夏天再加双氢克尿噻，随访2年后75%的患者无结石复发。但可引起软组织钙化及甲状旁腺刺激。特别适用于Ⅲ型吸收性高钙尿。但忌用于感染结石患者。

（六）草酸钙结石的治疗

除多饮水、低草酸低脂肪饮食等外，还可选择以下药物治疗：

（1）枸橼酸盐：枸橼酸盐是预防复发性草酸钙结石的一种新的、有希望的方法，能显著增加尿枸橼酸盐的排泄，从而降低复发性结石发生率。它主要有两种制剂：枸橼酸钠钾（多用于欧洲）和枸橼酸钾（多用于美国）。一般认为，口服枸橼酸钾的剂量为20mmol，每日3次。近年的研究发现，枸橼酸钾能有效地治疗并发低枸橼酸尿的含钙结石，其作用明显优于枸橼酸合剂，并在临床中取代了枸橼酸合剂。大量饮水使尿酸浓度降低。应用枸橼酸钾（30~60mmol/d）可使尿草酸及尿尿酸都明显降低。枸橼酸钾在轻度至中度高草酸尿（<800mg/d）特别有效。特别是在低枸橼酸尿者。

（2）镁制剂：适用于低镁尿性草酸钙肾结石，对缺镁的结石患者补充氧化镁或枸橼酸镁可以增加尿镁和枸橼酸盐的排泄，达到理想的镁钙比例，降低尿草酸钙的超饱和状态，降低复发结石的发生率。也可与磷酸纤维素钠合用治疗Ⅰ型吸收性高钙尿。口服氧化镁300mg及维生素B$_6$可以完全阻止结石的形成。其他制剂有氢氧化镁（400~500mg），其主要的不良反应是胃肠道不适。

（3）磷酸盐：口服磷酸盐可增加尿磷酸盐的排出，通过降低维生素D而抑制肠道对钙的吸收，从而降低尿钙排出，并且增加草酸钙结晶抑制剂焦磷酸盐的排出，治疗含钙结石和高尿钙。

（4）磷酸纤维素钠：磷酸纤维素钠是一种离子交换剂。在大约85%的吸收性高钙尿和复发性肾结石患者中磷酸纤维素钠能降低钙在胃肠道内的吸收。磷酸纤维素钠在一些患者中可引起恶心和腹泻，也会减少镁的吸收。通过限制肠道内草酸钙的形成增加草酸盐的吸收，这也就增加了尿草酸的排泄。在肠道钙吸收正常的患者中，可引起钙的负平衡并刺激甲状旁腺。

（5）乙酰半胱氨酸：乙酰半胱氨酸能抑制TH黏蛋白的聚合、减少草酸钙晶体含量、预防肾结石的形成。口服乙酰半胱氨酸后最明显的变化是尿中的大晶体团块减少，降低了尿石形成的危险。剂量为每日3g，分4次服用。乙酰半胱氨酸的不良反应很小。

（6）别嘌呤醇：用以治疗高尿酸性草酸钙肾结石，剂量为300mg/d。可降低血尿酸及尿尿酸。由于亚稳区的升高，推迟了草酸钙的自发成核。

其他药物还有考来烯胺（消胆胺）、牛磺酸、胆绿醇、葡萄糖酸镁等。对饮食草酸盐及其前体过量的患者，应需避免摄入富含草酸及其前体的食物和药物。维生素B_6缺乏时，人体内的乙醛酸不能转变为甘氨酸，而经氧化转变成草酸。对由此引起的高草酸尿，可给予小剂量维生素B_6（10mg/d）。

（7）肠源性高草酸尿的治疗：肠源性高草酸尿的治疗包括直接治疗以纠正异常的生理。口服大量的钙（0.25~1.0g，4次/d）或镁控制肠道疾病引起的含钙肾结石，但会引起高钙尿。有机胶华可明显降低尿草酸，同时肠功能也有改善，结石复发也明显减少。考来烯胺（cholestyramine）也可用于治疗肠源性高草酸尿。它能结合肠道内的胆盐，减少对结肠黏膜的刺激及对草酸的高吸收。用中链三酰甘油替换饮食脂肪对吸收不良的患者有帮助。患者也可以显示由于肠道镁吸收障碍引起的低镁尿。低镁尿可增加尿中草酸钙的饱和度。口服镁可以纠正低镁尿，但可以引起腹泻。葡萄糖酸镁（0.5~1.0g，3次/日）。用枸橼酸钾（60~120mmol/d）可以纠正低钾血症和代谢性酸中毒，也可以使尿枸橼酸正常。枸橼酸钾溶液可加快肠道的转运。

大量液体摄入可增加尿量。必要时要加服止泻药。枸橼酸钙在理论上可以治疗肠源性高草酸尿。它可以在肠道内与草酸结合。枸橼酸钙还可增加尿枸橼酸及升高尿pH。它还可以纠正钙的异常吸收及对骨骼的不良反应。

（七）尿酸结石的治疗

尿酸结石占所有肾结石的5%~10%。75%~80%的尿酸结石是纯结石；其余的结石含草酸钙。男女发病率相等。

治疗的目的是降低尿中尿酸的浓度。主要的措施有：

（1）增加液体摄入：大量饮水以增加尿量，保证24小时尿量超过1 500~2 000mL。

（2）控制饮食：限制饮食中的嘌呤。主要限制红色肉类、动物内脏、海产品、禽类和鱼的摄入。

（3）碱化尿液：服用碱性药物以碱化尿液致尿pH在6.5~7.0，可增加尿酸的溶解度。首选枸橼酸钾，每日3g（30~60mEq/d），其次是枸橼酸合剂（每日60mL）和碳酸氢钠（每日6g）。也可用5%碳酸氢钠或1.9%乳酸钠溶液静脉滴注，后者应用较多，效果满意。可以每6~8小时应用碳酸氢钠650mg或每天3~4次平衡枸橼酸溶液15~30mL。碳酸氢钠的不良反应有胃肠气胀。

（4）别嘌呤醇：别嘌呤醇能抑制黄嘌呤氧化酶，阻止次黄嘌呤和黄嘌呤转化为尿酸。如果患者有高尿酸血症或尿尿酸排泄大于1 200mg/d，可给予别嘌呤醇300~600mg/d。别嘌呤醇的不良反应有皮疹、药物热或肝功异常。经过碳酸氢钠或别嘌呤醇治疗可使尿酸结石部分或完全溶解。

（八）感染结石的治疗

感染结石占所有结石的2%~20%。它可分为两种：一种是由尿路感染而形成的结石，其成分主要是磷酸镁铵及尿酸铵，也可混合有碳酸钙。一种是因原有的结石继发感染而逐渐增大的结石，其核心的成分多为尿酸及草酸钙，结石的外层则为磷酸镁铵及尿酸铵。

感染结石的治疗原则是彻底清除结石和根治尿路感染。对感染性结石的药物治疗主要包括以下几个方面：

（1）治疗感染：首先应根据细菌培养及药物敏感试验选择合适的抗生素。由于停留在晶体表面或晶体之间的细菌在停用抗菌药物后还有可能再感染。因感染结石而行手术治疗的患者中，40%以上术后存在持续尿路感染，故应长期用药。应用抗菌药物治疗后，尿中细菌的菌落如从 10^7 降至 10^5，可使尿素酶的活性降低 99%。

（2）使用尿素酶的抑制剂：应用尿素酶的抑制剂可以阻止尿素的分解，从根本上防止感染结石的形成。乙酰氧肟酸（acetohydroxamic acid）是尿素酶的有力的不可逆的竞争性抑制剂，能预防磷酸镁铵和碳酸磷灰石结晶的形成。剂量为 0.5~1.5g/d。口服后能很快被胃肠道吸收，一小时后达到最高浓度。不良反应为深静脉血栓（15%）、震颤、头痛、心悸、水肿、恶心、呕吐、味觉丢失、幻觉、皮疹、脱发、腹痛和贫血。乙酰氧肟酸妊娠妇女禁用。对感染结石而禁忌手术的患者，Griffith 推荐同时应用乙酰氧肟酸与抗生素。尿素酶其他抑制剂包括羟基脲（hydroxyurea）、丙异羟肟酸（propiono hydroxamic acid）、chlorobenzamidoaceto hydroxamic acid、nicotino hydroxamic acid、氟法胺等。

（3）溶石治疗：溶石治疗是通过各种管道（如输尿管导管、经皮肾造瘘管、术后留置的肾造瘘管等）向肾盂、输尿管内注入溶石药物来达到溶石的目的。进行溶石治疗前应尽可能彻底清除结石碎片，以减少溶石的困难。

（4）酸化尿液：酸化尿液可以增加磷酸镁铵和碳酸磷灰石的溶解度，从而使磷酸镁铵结石部分或完全溶解。同时还能增加抗生素的作用。主要的药物有维生素 C 和氯化铵。

对感染结石的手术治疗应该首选微创手术，即经皮肾镜治疗，特别是对复杂的铸型结石。必须完整地清除结石碎片以避免复发结石的形成。对有漏斗部狭窄或肾内解剖畸形的患者可行防萎缩的肾切开取石术。体外冲击波碎石（ESWL）比经皮肾取石术损伤小。据统计，对大的铸型结石，结合应用经皮肾取石和 ESWL 是最有效的方法。但 50%以上的患者在随访 10 年以上时有复发。如用开放手术加药物溶石，则平均随访 7 年，仅个别患者复发。

感染结石的治疗应着眼于预防复发，包括改善膀胱功能、尿液引流通畅和应用抗生素。在有残余结石时，上述措施难以奏效。因为在结石的裂隙有细菌及内毒素。应根据培养及药物敏感试验选择抗生素。

（九）胱氨酸结石的治疗

治疗的目的是使尿中胱氨酸的浓度低于 200mg/L。对胱氨酸结石的治疗可以采取下列措施：

（1）减少含胱氨酸食物的摄入：胱氨酸是由必需氨基酸蛋氨酸代谢而来的，应限制富含蛋氨酸的食物（如肉、家禽、鱼、奶制品），以减少胱氨酸的排泄。由于胱氨酸是一种必需氨基酸，对生长期的儿童不宜过于限制，以免对大脑以及生长造成一定的影响。严格限制钠的摄入也有利于降低胱氨酸的尿中浓度。

（2）增加液体的摄入：1L 尿大约能溶解 250mg 胱氨酸，应均匀地饮水以达到整天均匀地排尿（尤其夜间要有足够量的尿），并使 24 小时尿达到 3L。

（3）口服碱性的药物：碱化尿液至尿 pH 大于 8.4，是一个非常重要的措施。同时增加液体摄入，可以增加胱氨酸在尿中的溶解度，不仅能预防新的结石形成，而且能使已经形成的结石溶解。碳酸氢钠（15~25g/d）和枸橼酸钾（15~20mmol，每日 2~3 次）最常用于碱化尿液。乙酰唑胺（250mg，每日 3 次）能通过抑制碳酸酐酶而增加碳酸氢盐的排泄。

（4）口服降低胱氨酸排泄的药物：如 D-青霉胺（每增加 D-青霉胺剂量 250mg/d，可降低尿胱氨酸浓度 75~100mg/d）、N-乙酰-D-L-青霉胺、乙酰半胱氨酸、α-巯丙酰甘氨酸等，这些药物能与胱氨酸中的巯基（-SH）结合而增加其溶解度。也可口服谷酰胺（2g/d，分 3 次服用）降低胱氨酸的浓度。α-巯丙酰甘氨酸（MPG）能与胱氨酸结合形成可溶性复合物，使尿胱氨酸浓度低于 200mg/L。但它的毒性比 D-青霉胺低。卡托普利通过形成卡托普利-胱氨酸的二硫键复合物使溶解度增加 200 倍。应当指出的是，这些药物都有一定的不良反应，服用时如出现不良反应，应及时停药并作相应处理。

（5）大剂量维生素 C：其作用是使胱氨酸转变为溶解度较大的半胱氨酸。剂量为每天 5g。其不良反应是会增加草酸的形成而出现高草酸尿。

由于胱氨酸结石是一种遗传性疾病，必须坚持长期治疗。如上述措施无效而结石引起肾功能损害，应及时进行手术治疗。必要时可在手术的同时放置肾造瘘管以供今后溶石治疗时用。可用于溶石的药物有碳酸氢钠、N－乙酰半胱氨酸、氨丁三醇、D－青霉胺。

对胱氨酸结石用超声碎石和体外冲击波碎石治疗的效果不佳。这是因为胱氨酸是有机物质，晶体间结合牢固，对超声和体外冲击波都不敏感的缘故。另一方面，胱氨酸结石一般体积比较大，常为多发结石和铸型结石，勉强不仅碎石费时，排石也费时。碎石不彻底或排石不完全都有可能在肾脏内遗留结石碎片，并成为复发结石的核心。因此，对胱氨酸结石，应采用多种方法综合治疗。

四、手术治疗

（一）尿石症手术治疗的适应证

（1）较大的肾盂、肾盏结石（如直径大于3cm的结石或鹿角型结石）：这些结石现在多采用腔内泌尿外科手术（经皮肾镜碎石或取石）的方法，以前应用较多的开放手术取石已经留置输尿管内双J管后体外冲击波碎石的治疗方法现在已较少应用，但具体治疗方法的选择应根据当地的医疗水平决定。

（2）肾盂、肾盏内的多发结石：开放手术对一次性取尽结石比较有把握。

（3）已有梗阻并造成肾功能损害的肾盂、输尿管结石（如肾盏颈部有狭窄的肾盏结石、有肾盂输尿管交界处狭窄肾盂结石、有高位输尿管插入畸形的肾盂结石等）。对结石梗阻所致的无尿，应及时手术解除梗阻、挽救肾功能。

（4）直径大于2cm或表面粗糙的输尿管结石以及在某一部位停留时间过长估计已经形成粘连、嵌顿的结石。

（5）输尿管或膀胱憩室内的结石：必须在手术取出结石的同时切除憩室，否则结石会复发。

（6）对肾脏有严重并发症、全身情况不佳的患者，应选择手术治疗，以缩短治疗周期。

（7）一些多次体外冲击波碎石治疗未获成功或采用其他取石方法失败的患者。

（二）主要的手术方法

对有适应证的患者，应根据结石所在的部位；结石的大小、形态、数量；肾脏、输尿管的局部条件来决定手术治疗的方法：

（1）肾盂切开取石术：适用于较大的肾盂结石或肾盂内的多发结石。

（2）肾实质切开取石术：适用于鹿角形肾盂肾盏结石或肾盏内的多发结石、经肾盂无法取出或不易取净的结石。为了减少出血，一般选择在肾实质最薄的部位或离结石最近的部位切开肾实质。必要时还要采取暂时阻断肾脏血流、局部降温的方法来减少出血。

（3）肾部分切除术：对于局限于肾上盏或肾下盏的多发结石、特别是肾盏颈部有狭窄时，采用肾切开取石或肾盂切开取石都不能顺利取出结石时，可行肾部分切除术，将肾上极或肾下极连同结石一并切除。

（4）肾切除术：对一侧肾或输尿管结石梗阻引起的严重肾积水，肾皮质菲薄；并发感染并导致肾积脓，肾功能完全丧失者，如果对侧肾功能正常，可施行肾切除手术。

（5）输尿管切开取石术：直径大于1cm的输尿管结石、输尿管结石并发肾脏和输尿管积水或感染且非手术治疗效果不佳时，可施行输尿管切开取石术。应根据结石在输尿管的具体位置来选择切口的位置。输尿管结石手术的当天，患者进手术室前应摄一张腹部平片，最后核实结石的部位，以避免不必要的手术。

（6）甲状旁腺切除术：对原发性甲状旁腺功能亢进引起的结石，如是由腺瘤或腺癌引起的，就应行手术完整地切除；如果是由甲状旁腺增生引起的，就应切除4个甲状旁腺中的3个或3.5个腺体。

（三）腔内泌尿外科手术及体外冲击波碎石术

1. 经皮肾镜碎石术　经皮肾镜碎石术适用于体积较大的肾盂肾盏结石、铸形结石、肾下盏结石、有远段尿路梗阻的结石以及其他治疗方法（特别是体外冲击波碎石）失败后的结石。最适合经皮肾镜取石的是身体健康、较瘦、直径小于1cm的单发结石；位于轻度积水的肾盂中或扩张的肾盂内的结石。对大的鹿角型结石采用经皮肾镜取石和体外冲击波碎石联合治疗，效果也很满意。

患者需在全身麻醉、连续硬膜外麻醉或静脉麻醉下施行手术。先在腰部皮肤上做一个小切口，在X线或B超的引导下，通过切口将穿刺针插入肾盂，并通过穿刺针置放入导丝，再循导丝用扩张器扩大通道。随后，通过此通道放入肾镜及各种操作器械，在直视下进行各种检查和治疗。例如用取石钳直接取出一些较小的结石或体外冲击波碎石治疗后形成的碎石块；用碎石器（如液电碎石器或超声碎石器）先将体积较大的结石粉碎并同时将小的结石碎片吸出体外，再用取石钳取出较大的碎片。

超声碎石是利用超声换能器的压电效应将电能转换成声能（机械能），再沿着硬性探条传导至顶端，引起顶端震动，当探条顶端接触到结石时，超声波的高频震动能把结石碾磨成粉末状小碎片，或将结石震裂。超声碎石的探头一般是中空的，在碎石过程中可以同时用负压将已粉碎的结石碎片吸出来，使操作更方便，效果更好。且对膀胱、输尿管及膀胱壁等软组织不会造成损害。

通过进行超声碎石可以治疗相应部位的结石及体外冲击波碎石术后在输尿管内形成的"石街"。对超声碎石过程中形成的较大的结石碎片可用异物钳取出，以缩短手术的时间。

液电碎石是通过放置在水中的电极将储存在电容器中的高压电能在瞬间释放出来，使电能转变为力能，直接将结石击碎。液电的冲击力很强，碎石效果好。进行液电碎石时必须通过内腔镜（经皮肾镜、输尿管镜、膀胱镜等）在窥视下将电极放人体内，直接对准结石。可用于治疗肾结石和输尿管结石，也可用于治疗膀胱结石。对于尿道结石，一般需先将结石推入膀胱内，然后再用电极进行碎石，以免损伤尿道。

如因尿道狭窄、前列腺增生而不能置入膀胱镜时，就不能进行液电碎石治疗。另一方面，如结石数量较多、结石的质地特别硬或结石较大，就会延长操作时间，出现并发症，也不宜进行液电碎石。此外，对有急性泌尿系感染的患者，必须在感染控制后才能进行液电碎石治疗。

液电碎石操作简便、并发症少，对患者的损伤小、术后恢复也很快。它的主要并发症是穿孔。由于碎石过程中液电对尿路黏膜的损伤，术后偶有轻度的血尿，一般不需要治疗，会自行消失的。如果术后出现尿路感染，可以进行抗生素治疗。

此外，还可以进行气压弹道碎石术等手术。腹腔镜手术是近年来发展起来的一种先进技术，目前还只是用来治疗输尿管结石。

经皮肾镜碎石成功率高，治疗肾结石可达98.3%，输尿管结石可达82%，并有痛苦小、创伤小、适应范围广、患者恢复快等优点。它的主要并发症有术中及术后出血、肾盂穿孔、邻近脏器损伤、感染、肾周积尿等。

经皮肾镜碎石术的禁忌证包括：全身出血性倾向、缺血性心脏疾患、呼吸机能严重不全的患者、过度肥胖、腰肾距离超过20cm、不便建立经皮肾通道者，高位肾脏伴有脾大或肝大者，肾结核、未纠正的糖尿病、高血压、肾内或肾周急性感染者，小的肾内型或分枝型肾盂、严重脊柱后凸畸形等患者均不能作经皮肾镜取石，孤立肾患者不宜进行经皮肾镜碎石。另外，安装心脏起搏器的患者不能用液电碎石。

2. 经尿道输尿管肾镜碎石术　经尿道输尿管镜碎石也是一种经内腔镜治疗上尿路结石的非开放性手术方法。具体方法是先经尿道将膀胱镜插入膀胱，窥视下向输尿管内插入导丝，沿导丝用扩张器逐步扩张输尿管口，然后再沿导丝将输尿管镜经输尿管口向上插入输尿管，最后进入肾盂。可在窥视下进行各种治疗（如用套石篮套石、用超声或液电碎石、用异物钳直接取石等）。取石后，一般要留置输尿管导管（或双J导管）2～5天，以预防术后输尿管黏膜水肿、血块堵塞而造成的梗阻或疼痛。

经尿道输尿管镜碎石术是治疗输尿管结石的一种重要手段，尤其是对输尿管中下段结石，成功率很高。此外，对于体外冲击波碎石定位困难或治疗失败者，以及冲击波碎石后形成"石街"者，也有很高的成功率。

下列情况不宜经尿道输尿管镜碎石，如：有出血性疾病者、有前列腺增生症或尿道狭窄、各种原因造成的输尿管口狭窄及输尿管狭窄、输尿管扭曲等，因直接妨碍输尿管镜的置入而不能进行经尿道输尿管镜碎石。因此，术前要进行排泄性尿路造影（IVP）或 B 超检查，以确认没有上述异常情况。另外，有膀胱挛缩病变或急性泌尿系感染时也不能做。有泌尿系感染者，需待感染控制后再进行经尿道输尿管镜碎石术。

经尿道输尿管镜碎石术是一种安全、有效的方法，可以使患者免除开放手术所带来的痛苦，较开放性手术恢复快，住院时间短，并发症少。它的主要并发症是急性肾盂肾炎和输尿管损伤。

对输尿管上段的结石，还可通过肾脏顺行置入输尿管镜，进行碎石及其他治疗。

（四）化学溶石疗法

化学溶石疗法包括两个方面，一是通过口服药物的方法来溶解结石；二是通过各种途径将导管放到结石近段的尿路（主要是肾盂和膀胱），经过导管注入溶解结石的药物，使药物与结石直接接触来达到溶石的目的。临床上主要用于治疗尿酸结石和胱氨酸结石。

经过导管注入溶解结石的药物主要有 Renacidin、碳酸氢钠、EDTA 等。应根据不同结石的理化性质来选择相应的药物，如 Renacidin 是酸性溶液（pH 为 3.9）可与结石中的钙结合形成枸橼酸钙复合物，主要用于治疗感染性结石；碳酸氢钠和 EDTA 均为碱性药物，用于治疗尿酸结石和胱氨酸结石。

进行溶石治疗必须具备以下条件：①尿液应是无菌的，必须在尿路感染得到完全控制后才能应用灌洗溶液，以免在溶石过程中大量细菌释放出来而引起尿路感染；②溶石液体的流入及流出应当通畅；③肾盂内压力维持在 30cmH$_2$O；④没有液体外渗。如有液体漏出，则应停止灌洗；⑤要监测血清中镁的水平，避免发生高镁血症。等渗的枸橼酸液在 pH 为 4.0 时能溶解磷酸钙和磷酸镁铵，形成可溶性的枸橼酸钙复合物。Hemiacidrin 可供应用，但毒性大，甚至可引起死亡。肾盂首先用无菌生理盐水以 120mL/h 的速度，如灌洗 24 小时后，如无异常，才可开始进行溶石治疗。应仔细观察患者，如出现发热、腰痛、血肌酐、血镁、血磷升高等情况，即应停止灌洗。

（五）体外冲击波碎石

体外冲击波碎石（ESWL）是 20 世纪 80 年代的新技术，被誉为"肾结石治疗上的革命"。随着碎石机的更新换代和碎石经验的积累，肾、输尿管和膀胱结石均可进行体外冲击波碎石。

此外，体积特别大的肾结石由于形成的时间比较长，往往同时有各种并发症（特别是并发感染等），单独采用上述的任何一种治疗方法都不能解决问题。即使采用开放手术也不一定能将结石取净，有时还有可能因严重出血而不得不切除肾脏。最近，国外提出一种所谓的"三明治"治疗方法。即先采用经皮肾镜超声碎石术将结石的主体粉碎，尽可能把结石碎片冲洗干净，但仍保留手术时使用的隧道；接着用体外冲击波碎石将剩余的结石碎片击碎，待其自然排出；最后再通过隧道把不能排除的碎片用经皮肾镜取出。

坦索罗辛 0.2mg 可以有助于 ESWL 后结石碎片的排出、缩短结石碎片排出的时间、缓解排石时疼痛的症状。

五、其他结石

（一）妊娠时尿石症

一般说来，妊娠妇女患尿石症的并不多，发病率约为 1 : 1 500，与非妊娠者相同。右侧似比左侧多。复发率则与一般人相同。多见于妊娠的中后期。虽然妊娠本身不会导致尿石症，但增大子宫压迫引起的输尿管生理性扩张、使结石容易移动而导致肾绞痛和血尿。

妊娠期影响尿石症的危险的代谢因素是高钙尿、高尿酸尿和低枸橼酸尿。此外，机械因素和激素因素也是妊娠期结石形成的危险因素。

70% 以上的结石的主要成分是磷酸钙或混合的草酸钙，占育龄妇女中 30% 的育龄期非妊娠的妇女有轻度增加的尿 pH 及恒定的高钙尿，pH 增高有利于磷酸钙结石的形成。先前存在的结石的主要成分是草酸钙，在妊娠期则主要是磷酸钙。

值得注意的是妊娠期观察到的结石中草酸钙的比例明显减少。由于特殊的成石过程，从 Randall 斑发展为结石需要数月，而形成临床上有症状的结石则需要数年。因此，在妊娠后期形成的结石草酸钙结石的低发病率说明其另有机制。这些机制包括先前存在的特发性高钙尿、甲状旁腺功能亢进、过度补钙、尿 pH 偏高、呕吐及缺钾。

但是，妊娠期的一些生理改变影响了尿石症的发病率。在妊娠的头三个月，肾脏及输尿管开始扩张，可引起尿液的滞留，有利于结石的形成。妊娠期，肾血流量增加、肾小球滤过率增加 30% ~50%、增加钙、钠和尿酸的滤过。由于胃肠道钙的吸收增加，钙的排泄可增加一倍。大多数孕妇由于胎盘产生 1，25 – (OH)$_2$ – D$_3$ 升高增加肠道钙的吸收、PTH 的分泌受抑制而容易产生高钙尿，饮食中补充钙更进一步增加了尿钙的排泄。尽管妊娠期间处于高钙尿的状态，尿石的发病率没有明显的升高，这主要是由于妊娠期尿中抑制剂（如枸橼酸、镁和糖蛋白）的排泄也增加，抵消了结石形成的危险因素。由于妊娠早期体内孕激素水平上升，使输尿管的平滑肌松弛以及蠕动减弱的缘故，到妊娠后期还与增大的子宫压迫输尿管有关。90% 的孕妇在妊娠第 6~10 周时会出现生理性的肾积水，一直到分娩后一个月内才得以恢复。这些都可导致肾盂、输尿管扩张并增加感染的危险，同时也就增加了结石形成的危险。

妊娠期，随着子宫逐渐增大，腹腔内脏器的位置也随之发生变化，给尿石症的诊断带来一定的困难。例如由于阑尾向上移位，使与胆囊炎、憩室炎、右侧肾盂肾炎、阑尾炎难以鉴别。妊娠掩盖了肾绞痛的症状和体征，而表现为含糊的腹痛。不可解释的发热、不缓解的细菌尿、镜下血尿也会导致误诊。在诊断方面，由于 X 线照射会对胎儿产生许多不利的影响（尤以妊娠的头三个月最重要），应力求避免进行 X 线检查，而尽量采用 B 超和超声多普勒检查。但 B 超不能区分是结石引起的肾积水还是妊娠引起的生理性肾积水，采用彩色多普勒超声检查可以提高诊断的准确率。对输尿管下段结石的诊断，还可以作经阴道的超声检查。但超声检查有可能对胎儿听觉器官的发育造成潜在的影响，应避免反复多次进行。但是，如上述检查不能确定诊断，而延误诊断会对孕妇及胎儿带来更为不利的影响时，还是应该做 X 线检查的。这时可以采取一些措施来减少 X 线对胎儿的影响，如：可以只对患侧进行检查；对孕妇的骨盆进行屏蔽；减少摄片的数量等。磁共振（特别是应用快速成像技术）虽然可以得到准确的结果而对胎儿没有影响，但由于 MRI 对胎儿的潜在影响目前仍不清楚，故在胎儿高危期（特别是妊娠头三周）内最好不要做 MRI 检查。因此，该项检查仅限于解决疑难病例的诊断。

在治疗方面，对大多数孕妇来说，首选的是非手术治疗。可采用多饮水、卧床休息、服用止痛药等比较温和的方法，尽可能不用如总攻疗法等强有力的治疗。50% ~80% 的结石可以自行排出。但在妊娠的头三个月，应避免使用一些可能对胎儿有影响的止痛药，如可待因、美沙酮、非甾体抗炎药物（如吲哚美辛栓）等。对于有严重腰痛或腹痛者，多数情况下麻醉止痛是安全的，既可口服，亦可胃肠外使用麻醉剂，常用的哌替啶和吗啡未发现引起胎儿致畸的报道。对严重腰痛或腹痛但不并发有恶心、呕吐者、还可使用连续硬膜外麻醉以缓解输尿管痉挛及绞痛，促使一些上尿路结石排入下尿路甚至体外。如果一定要进行体外冲击波碎石，最好使用 B 超定位的碎石机。如症状没有改善，则可选用经皮肾取石术。输尿管镜检查有一定的危险性。可在局部麻醉下行超声引导下的经皮肾造瘘术。只有在特殊情况下（如持续疼痛、败血症、反复梗阻），才在严密的监视下行经皮肾取石术。对明确由于梗阻引起的感染，必须及时处理，以免引起自发性流产。必要时可放置输尿管内支架，通过术中 B 超确定支架的位置。只有 20% ~30% 的患者需要在妊娠期间进行药物治疗。通常用来预防结石形成的药物，如噻嗪类药物（对含钙结石）、黄嘌呤氧化酶的抑制剂（对尿酸结石）、青霉胺（对胱氨酸结石），对胎儿都有一定的不利影响，也应避免使用。对于严重腰痛或腹痛并发泌尿系感染或全身感染者，应选择安全、适当的抗生素予以抗感染治疗。对需要进行体外冲击波碎石者，最好使用 B 超定位的碎石机，以避免对孕妇和胎儿产生不利影响。

妇产科医生必须明白结石的预防，特别是既往有尿石症病史者，要作全面的血尿评价。对妊娠期形成的结石要进行成分分析以提供关于病理生理方面准确的信息，以提出详尽的预防措施。

（二）儿童尿石症

（1）未成熟婴儿的结石病：出生时体重小于 1 500g 的婴儿患肾钙化的概率较大。30% ~90% 的用呋塞米治疗的婴儿在超声检查时可发现肾钙化。早期，结石形成肯定与呋塞米引起的高钙尿有关；但也可发生在没有用过呋塞米的患者。其他于尿石形成有关的因素有：饮食钠、钙和维生素 D 的补充或应用肠道外营养液。应用激素或茶碱可引起高钙尿。很多未成熟婴儿有代谢性或呼吸性酸中毒而导致低枸橼酸尿。

在接受肠道外营养的这些婴儿中，尿草酸排泄增加。这可能与维生素 C 和甘氨酸转变为草酸有关。还包括异常的脂肪吸收、维生素 C 摄入增加、草酸代谢的其他旁路。对这些婴儿，应少用呋塞米或改用噻嗪类药物。

（2）儿童及青春期的肾结石：儿童肾结石的平均年龄为 8 ~ 10 岁。男女比例为1.5：1。随着经济的发展，人们的生活水平和生活质量发生了显著的改变，小儿泌尿系结石的构成也发生了变化，膀胱结石已明显减少，而上尿路结石则相对增加。在发展中国家，儿童尿石症的发病率为 5% ~ 15%，膀胱结石约占 30% 以上；而在发达国家仅为 1% ~ 5%。男女比例约为 3：1。肾结石的发病年龄主要在 10 ~ 14 岁；而膀胱结石则在 2 ~ 6 岁。

儿童肾结石相对少见，大多数儿童尿石症都是草酸钙结石。儿童肾结石少的原因：①儿童尿中草酸钙的亚稳区较高，导致结石核心形成的频率降低；②抑制剂（如枸橼酸和镁）的浓度在儿童比成人高；③儿童的 UMMs 抑制草酸钙晶体生长、聚集及黏附到肾小管上皮细胞的能力大于成人；④儿童的 UMMs 包括高浓度的 GAGs，它是草酸钙晶体聚集及晶体细胞黏附的强烈的抑制剂。

发生在儿童和青春期的肾结石中，10% ~ 40% 的患者有解剖畸形，其中最常见的畸形是肾盂输尿管交界处狭窄。其中 75% 并发有泌尿系感染。有时很难确定究竟是感染引起结石（磷酸镁铵结石）还是结石引起感染（一般为草酸钙结石）。脊髓脊膜突出和神经性膀胱是磷酸镁铵结石的主要原因。在没有解剖畸形的儿童，结石的类型与成人一样。63% ~ 86% 的患者有代谢异常。与小儿泌尿系结石形成有关的原因大致可归纳为：遗传、感染、地理、营养、代谢、解剖及特发性因素等七个方面。

在无感染和无解剖畸形的肾结石患者中，高钙尿是最常见的代谢异常。在大多数情况下，高钙尿占代谢原因的 75% ~ 80%。肾性高钙尿比成人高。20% ~ 25% 的患者尿酸排泄增高。在进行代谢检查时，大约 90% 的无解剖畸形的患者有原发性代谢异常。

在儿童尿石症中，由遗传及解剖原因引起的居重要地位。如肾小管性酸中毒、胱氨酸结石、肾盂输尿管连接部梗阻、输尿管狭窄、巨输尿管畸形、重复肾盂输尿管畸形、直肠膀胱瘘、脊髓脊膜膨出及神经源性膀胱等；此外，脊髓灰质炎、骨折、截瘫等长期卧床、活动较少等情况也是引起尿液淤滞、产生泌尿系结石的重要因素。

儿童尿石的成分都含有酸性尿酸胺，主要与尿 pH 低、饮水不够、尿酸的过饱和有关。它还会导致草酸钙的沉淀。在肾结石和膀胱结石中，70% 的结石同时含有这两种成分。因感染所致的泌尿系结石占儿童肾结石的 30% ~ 40%。变形杆菌是最常见的致病微生物，它能分解尿素产生氨从而碱化尿液，并导致感染结石的形成。

儿童肾结石很少有典型的输尿管绞痛。大约 70% 的患者是因泌尿系感染就诊时被诊断的。可有血尿、腹痛，仅不到 15% 的患者有典型的输尿管绞痛。有些患不可解释的血尿和高钙尿的患者在随访时发现有肾结石。代谢性尿石症的分布与成年人相似。草酸钙和磷酸钙最常见，尿酸结石占 5% ~ 10%，胱氨酸尿和原发性高草酸尿见于 1% ~ 2% 的患者。远曲小管性酸中毒常并发 1 型糖原储存病是儿童肾结石的罕见原因。

儿童的 X 线检查有一定的特殊性，即在 IVP 时，肾影密度不增加。因为 80% 的患儿有泌尿系感染，输尿管扩张、肾盏积水及其他结石梗阻引起的典型 X 线改变较常见。3% ~ 10% 的结石是可透 X 线的。有些医师建议对儿童不要进行 IVP 检查，以减少 X 线的暴露。可行 B 超检查。

由于儿童的尿石症比成人的危险性更大，且复发的可能性也大。因此，对儿童尿石症应进行详细的代谢检查。2/3 的患者需要正规的治疗亦取出结石。手术治疗后，复发率一般较低。一般应劝告患者多饮水。原发性高草酸尿或高钙尿可限制饮食中的草酸和钙，而不一定用中性正磷酸盐。高钙尿的儿童可用噻嗪类药治疗。治疗后 2 周，尿钙可以达到最低水平，3 个月后可保持较低的水平。

六、预防

尿路结石（尿石）治疗后，形成结石的因素并未得到解决，如仍有代谢异常，则会有结石复发。有25%～75%的尿石症患者在随访10～20年的过程中有结石复发，复发率为每年5%～7%，并有50%的患者在10年内有复发。因此，应当十分注意尿石症的预防工作。任何治疗如不能使结石的治愈率大于70%（在三年内），就应该认为是无效的。

预防尿石症复发的措施主要有：

（1）预防：根据尿石成分分析的结果及平片上结石的形态来判断结石的成分，有的放矢地制定预防的措施。

结石标本应作分析以确定其成分。尿酸或胱氨酸说明痛风素质或胱氨酸尿。磷酸镁铵、碳酸磷灰石说明感染结石。羟磷灰石为主说明肾小管性酸中毒或原发性甲状旁腺功能亢进。纯草酸钙或草酸钙及羟磷灰石则有好几种情况，包括吸收性及肾性高钙尿、高尿酸的含钙结石、肠源性高草酸尿、低枸橼酸性含钙结石及低尿量。

结石成分有助于指导代谢研究。对混合结石，其主要成分有指导价值。Pak等对1 400例有结石成分分析及完整代谢评价的患者进行分析，发现钙磷灰石和混合草酸钙及钙磷灰石结石都有肾小管性酸中毒及原发性甲状旁腺功能亢进的诊断，但没有慢性腹泻综合征。当磷的含量在草酸钙结石－草酸钙及钙磷灰石混合结石－钙磷灰石结石肾小管性酸中毒患者从5%增加到39%，原发性甲状旁腺素甲状旁腺功能亢进从2%增加到10%。纯的或混合性的尿酸结石强烈并发痛风体质，磷酸氢钙结石则并发肾小管性酸中毒，感染与感染结石之间及胱氨酸尿与胱氨酸结石之间都有密切的关系。

（2）小儿膀胱结石：主要的问题是增加营养（奶制品）。这里我们特别强调母乳喂养的重要性。

（3）大量饮水：饮水对预防尿石复发是十分有效的。多饮水可以增加尿量（应保持每日尿量在2 000～3 000mL），显著降低尿石成分（特别是草酸钙）的饱和度。据统计，增加50%的尿量可以使尿石的发病率下降86%。餐后3小时是排泄的高峰，更要保持足够的尿量。临睡前饮水，使夜间尿比重低于1.015。多饮水可在结石的近段尿路产生一定的压力，促使小结石排出；可以稀释排泄物以及一些与结石形成有关的物质（如TH蛋白）。但有人认为，大量饮水同时也稀释了尿液中抑制剂的浓度，对预防结石形成不利。实际上，在尿石形成的影响中，尿液的过饱和居于十分重要的地位；相比之下，大量饮水对抑制剂浓度降低的影响要小得多。

一般的推荐是大量饮水、低钠及低动物蛋白饮食、减肥，以获得最佳的24小时尿指标。碳酸饮料能增加尿枸橼酸水平，有助于增加对抵抗结石复发的保护作用。

安全的策略的采用改良的DASH（Dietary Approaches to Stop Hypertension）饮食，即推荐新鲜的蔬菜及水果、低脂奶制品。这些食品是低钠、低能量、低草酸。

（4）推荐饮食：饮食习惯对尿石症的发生有重要的作用。饮食改变及体力活动能明显减少复发性肾结石的发病率。

流行病学研究证明肾结石患者消耗大量的动物蛋白。动物蛋白摄入会增加肾结石的发病率。富人的蛋白摄入多，肾结石也多。蛋白摄入增加尿钙、草酸和尿酸，即便是正常人也增加尿石形成的可能性。限制蛋白摄入导致尿尿酸减少和尿枸橼酸增加。

钠的限制是预防复发性肾结石的重要内容。钠摄入增加可导致肾结石的发生。

研究证明高钠饮食（250mmol氯化钠/d）明显增加尿钠（从34～267mmol/d）、尿钙（2.73～3.93mmol/d）及尿pH（5.79～6.15），明显减少尿枸橼酸（3.14～2.52mmol/d）。最终结果是增加了钙盐在尿中的结晶形成。

Borghi等认为应限制钠的摄入至50mmol氯化钠/日，加上限制动物蛋白及适度的钙摄入限制钠的摄入可加上尿石症患者大约50%。

结石患者应根据热量的需要限制超额的营养，保持每日摄入蛋白的量为75～90g，以保持能量的平衡，降低尿石发生的危险。对有家族性高尿酸尿或有痛风的患者，应限制蛋白的摄入量为1g/kg。控制精制糖的摄入。忌食菠菜、动物内脏等食物。

（5）磁化水：有一定的防石作用。一般的水通过一个磁场强度很大的磁场后即成为磁化水。1973年曾有人发现将结石置于盛有磁化水的容器中会出现溶解现象。通过研究，发现水经过磁化后，水中的各种离子所带的电荷会发生变化，形成晶体的倾向明显降低，可以对尿石形成起预防作用。

（6）治疗造成结石形成的疾病：如原发性甲状旁腺功能亢进、尿路梗阻、尿路感染等。

（7）药物：可以根据体内代谢异常的情况，适当口服一些药物，如噻嗪类药物、别嘌呤醇、正磷酸盐等。对复发性草酸钙结石患者应避免摄入过量的维生素 C。

（8）定期复查：尿石患者在结石排出后必须定期进行复查。这主要是因为：①对绝大多数结石患者来说，排出结石后，造成结石形成的因素并未解决，结石还可能复发。②除了在手术时明确结石已经取净外，无论采用什么方法碎石，体内都可能残留一些大小不等的结石碎片，这些结石碎片就可能成为以后结石复发的核心。

（艾沛兴）

第三节　下尿路结石

下尿路结石包括膀胱结石和尿道结石。绝大多数膀胱结石是在膀胱内形成的，也有一部分在是从上尿路形成后再排到膀胱的。膀胱结石下降到尿道即成为尿道结石。只有一小部分尿道结石是在尿道内形成的。膀胱结石仅占所有结石的 16.2%；尿道结石占 3.8%。

一、膀胱结石

（一）膀胱结石的形成原因

膀胱结石可以是在膀胱内原发形成的，也可以是从上尿路下降到膀胱的。前列腺增生症、尿道狭窄、膀胱颈部梗阻等可以引起尿路梗阻的疾病都可以成为膀胱结石形成的原因。

（二）膀胱结石的成分和结构

膀胱结石的成分主要是尿酸或磷酸镁铵（感染结石）。这主要与患者饮水少、膀胱内产生酸性尿有关。从上尿路排入膀胱内的结石则常常是草酸钙和胱氨酸。绝大部分膀胱结石都具有鲕状结构或复合结构。

（三）膀胱结石的临床表现

膀胱结石的典型症状是间歇性、有疼痛的排尿、终末血尿；耻骨上区不适，可以是钝痛、胀痛，这些症状可在排尿的终末加剧。因为排尿时膀胱内的结石会随尿液的流动而移至膀胱颈口，堵住尿流通道，可引起排尿中断，患者必须改变体位后才能继续排尿。此时会出现剧痛，并放射至阴茎、阴茎头和会阴部，甚至发生急性尿潴留。小儿膀胱结石患者，当结石嵌顿时，常疼痛难忍，大汗淋漓，大声哭叫，用手牵拉或搓揉阴茎或用手抓会阴部，并变换各种体位以减轻痛苦。但在前列腺增生症并发膀胱结石的患者，不一定出现排尿中断的症状，结石常常是意外发现的。膀胱结石通常是单发的，但有尿路梗阻时，可形成多发结石。

由于排尿时结石对膀胱颈口的反复撞击，会导致局部黏膜损伤、炎症和恶变。结石和感染的长期刺激还可能使膀胱上皮增生而形成囊性或腺性膀胱炎，部分增生上皮向黏膜下结缔组织延伸而成 Brum 细胞巢，可能在此基础上演变为腺癌。有资料表明，膀胱结石与尿路鳞状上皮细胞癌之间的关系密切。

（四）膀胱结石的诊断

较大的膀胱结石可经下腹部和经直肠（男性）、经阴道（女性）的双合诊摸到。对尿道结石，男性的前尿道结石在阴茎或会阴部可摸到，后尿道结石则可经直肠摸到。女性患者经阴道可摸到结石及憩室。

X 线检查及 B 超检查在膀胱结石的诊断中十分重要。在腹部平片上，可见结石的阴影。亦可用 B

超检查。膀胱镜检查是检查膀胱结石最有效的方法。对 50 岁以上并伴有膀胱出口梗阻的男性患者的膀胱结石，还应考虑其他与引起尿滞留有关的因素，如尿道狭窄、前列腺增生症、膀胱憩室、神经性膀胱等。

（五）膀胱结石的治疗

膀胱结石的治疗主要为手术治疗，药物治疗一般无效。手术的方法主要为：

（1）膀胱切开取石术：对膀胱内的多发结石、大结石；围绕异物形成的膀胱结石；并发有前列腺增生症、膀胱肿瘤、神经源性膀胱及尿道狭窄的结石等，都应该进行手术治疗，并在取出结石的同时治疗并发的疾病。

（2）经膀胱镜机械碎石：一般适用于直径小于 2cm 的膀胱结石。如结石体积较大（直径大于碎石钳最大钳叶间距 2.6cm）、质地过硬、膀胱内有严重出血、膀胱容量过小、前列腺增生症并发膀胱结石、有尿道狭窄而无法插入膀胱镜时就不宜采用这种方法。另外，急性膀胱炎及儿童也不宜进行碎石术。经膀胱镜用碎石钳碎石的优点是操作简便、费用低、损伤小，但因为与碎石钳相匹配的膀胱镜的直径比较大，对尿道相对比较狭窄的患者来说，会对尿道造成一定的损伤。还可通过膀胱镜采用液电碎石、超声碎石、气压弹道碎石等方法。

（3）溶石治疗：Renacidin 可用于溶解磷酸镁铵或磷酸盐结石。冲洗耻骨上膀胱造瘘管或导尿管以预防结石形成。0.25% ~0.5% 的醋酸溶液灌洗每日两次或三次对长期留置导管的患者可防止磷酸镁铵结石复发。尿酸结石可用碱性溶液灌洗来溶解。

二、尿道结石

尿道结石仅占所有尿路结石的 1% 以下。大多数男性尿道结石是从膀胱下移到尿道的。故其成分与膀胱结石或上尿路结石相同。并发感染时原发的尿道结石含磷酸镁铵。因尿道狭窄等疾病时引起的原发的尿道结石罕见，尿道憩室内也可形成结石。在发展中国家，由于膀胱结石多见，故尿道结石也多见，通常为单发结石。女性尿道结石更少，这可能与女性尿道短且膀胱结石少有关，女性尿道结石常见于尿道憩室。

（一）症状

尿道结石常表现为排尿困难，常有排尿滴沥和排尿中断的症状，因不能排空膀胱而出现尿潴留。排尿时有明显的疼痛，疼痛可相当剧烈并放射到阴茎头。前尿道结石时，疼痛可局限于局部。可在阴茎表面触及一个疼痛性的肿块，并逐渐增大、变硬。后尿道结石有会阴和阴囊部疼痛，疼痛可放射到会阴或直肠。阴茎部结石可在疼痛部位摸到肿块，用力排尿有时可将结石排出。并发感染者尿道有脓性分泌物。男性尿道中结石除尿道有分泌物及尿痛外，在阴茎的下方可出现一逐渐增大且较硬的肿块，有明显压痛但无排尿梗阻症状。女性尿道结石的症状主要为下尿路感染，还可有性交痛。

尿道憩室内的结石可以没有症状。在憩室并发感染时，可有尿道溢液。通常对尿流无明显影响。女性尿道憩室结石，常有尿频、尿急、尿痛、脓尿和血尿；在阴道壁可触及质硬的肿块。性交痛为突出的症状。偶尔可有尿道溢液或溢脓，随后症状可得到缓解。

（二）治疗

应根据结石的大小、形态、位置以及尿道的情况来决定治疗的方式。前尿道的结石可用器械将其取出，也可经尿道镜进行碎石后再取出结石。有尿道狭窄者可先行尿道内切开术。在尿道内停留较长时间的大结石，可行尿道切开取石。停留在舟状窝的结石可行尿道外口切开并取出结石。对近期停留在后尿道的结石一般可先将其推回膀胱，然后按膀胱结石处理。对于体积较大的尿道结石无法将结石推回膀胱或造成排尿困难时，可行尿道切开取石术或经会阴部切口或耻骨上切口取出结石。憩室（包括女性尿道憩室）内的结石，可行憩室切开术取出结石，然后进行憩室修补术。

三、前列腺和精囊结石

前列腺结石是由在前列腺腺体或腺泡内的淀粉样小体钙化而形成的。淀粉样小体由层状结构、含有卵磷脂及白蛋白的含氮物质围绕脱落的上皮细胞而形成。无机盐（磷酸钙和碳酸钙）浸透淀粉样小体并使之转变为结石。因此，它的主要成分是磷酸钙和碳酸钙，其余20%为有机物（其中蛋白占8%左右、胆固醇占3.7%～10.6%、枸橼酸）。前列腺结石的体积很小，一般为2～5mm、圆形或卵圆形的小体，但数量可以很多（有时可多达几百个）。感染也可能与某些前列腺结石的形成有关。

前列腺结石常见于50岁以上的男性，并随年龄增高而增加。常常伴随有前列腺炎和前列腺增生症。前列腺结石一般不产生尿路的梗阻，也没有明显的临床症状。并发感染时可出现会阴部不适、阴茎部疼痛、性功能紊乱等与前列腺炎相类似的表现。可有终末血尿。感染严重时，可形成现前列腺脓肿，出现会阴深部及阴囊部疼痛、并伴有发热及全身症状。体格检查一般无阳性发现。

前列腺结石常在行X线检查或经直肠B超检查时偶尔发现。在X线片上可以看到前列腺的区域内有弥漫分布的致密阴影或呈马蹄形或环形的阴影。阴影围绕一个透亮的中心，也可为单发的大结石。B超检查也可以诊断前列腺结石，很多前列腺结石就是在因前列腺增生症或前列腺炎进行B超检查时被发现的。膀胱镜检查可发现前列腺增大，偶可看到前列腺表面有小的深褐色的结石颗粒。明显的前列腺结石在膀胱镜通过时可有摩擦的感觉，有时会突出并梗阻尿道。

无症状的前列腺结石无须治疗。并发前列腺炎时应治疗炎症。有明显症状者，可行经尿道前列腺电切汽化术或经耻骨上前列腺切除术。对多发结石和并发难治的感染者可行前列腺全切术和双侧精囊切除术。

精囊内的结石极其罕见。其核心常由上皮细胞和黏液样物质组成，沉淀一些含钙物质。结石表面光滑，质硬，直径为1～10mm。

精囊结石也可无明显症状。有些患者可有血精、勃起时有疼痛、射精时会阴部不适。

四、其他结石

（一）黄嘌呤结石

黄嘌呤尿是一种遗传性疾病而造成黄嘌呤氧化酶缺乏，阻断了次黄嘌呤氧化为黄嘌呤，再氧化为尿酸的过程。尿中次黄嘌呤和黄嘌呤的水平均高，而尿酸水平低。由于黄嘌呤的溶解度比次黄嘌呤低，故形成黄嘌呤结石。偶尔因服用别嘌呤醇治疗尿酸结石而抑制了黄嘌呤氧化酶，也可引起黄嘌呤结石。

治疗主要是大量饮水。

（二）硅酸盐结石

硅酸盐结石在人类极其罕见。仅见于服用大量含硅的抗酸药物（三硅酸镁）时。正常人24小时尿中硅的含量小于10mg/d，而服用三硅酸镁者可高达500mg/d。三硅酸盐经胃酸处理后转化为二氧化硅。硅酸盐结石可透X线，治疗为停止硅酸盐治疗。

（三）基质结石

基质结石主要见于由能产生尿素酶的细菌感染的患者中。变形杆菌感染最可能形成基质结石。由于可透X线，故可与尿酸结石相混淆。基质结石主要见于碱性环境，而尿酸结石则在酸性环境。由于基质结石不能被溶解，故只能用手术治疗。

（四）尿酸铵结石

有三种情况可以引起尿酸铵结石：①分解尿素的细菌感染时；②尿磷不足时；③发展中国家的儿童中饮水量低。治疗目的为根治尿路感染、取出感染结石、恢复正常的磷代谢。

（艾沛兴）

参考文献

［1］叶章群. 泌尿外科疾病诊疗指南. 第3版. 北京：科学出版社，2017.

［2］郭震华. 实用泌尿外科学. 第2版. 北京：人民卫生出版社，2016.

［3］朱有华. 泌尿外科诊疗手册. 第4版. 北京：人民卫生出版社，2013.

［4］夏术阶. 微创泌尿外科手术并发症预防与处理. 北京：人民卫生出版社，2013.

［5］张元芳，孙颖浩，王忠，等. 实用泌尿外科和男科学. 北京：科学出版社，2013.

［6］肖民辉，李伟，余闫宏. 泌尿系微创实用技术. 昆明：云南科技出版社，2014.

［7］张大宏. 经腹腔入路泌尿外科腹腔镜手术操作技巧. 北京：人民卫生出版社，2012.

［8］张旭. 泌尿系内镜检查. 北京：人民卫生出版社，2012.

［9］吴在德，吴肇汉. 外科学. 第7版. 北京：人民卫生出版社，2008.

［10］黄健. 微创泌尿外科学. 武汉：湖北科学技术出版社，2015.

［11］杨登科，陈书奎. 实用泌尿生殖外科疾病诊疗学. 北京：人民军医出版社，2015.

［12］孙颖浩. 实用泌尿外科手册. 北京：科学出版社，2016.

［13］邱建宏，孟晓东. 泌尿外科临床诊治路径. 北京：人民军医出版社，2014.

［14］夏穗生，陈孝平. 现代器官移植学. 北京：人民卫生出版社，2011.

［15］孙世澜，关天俊，袁海. 肾脏病新理论新技术. 北京：人民军医出版社，2014.

［16］王忠. 下尿路修复重建手术学. 北京：人民卫生出版社，2010.

［17］王尊松，崔美玉，王建宁. 肾脏病临床诊治. 北京：军事医学科学出版社，2010.

［18］吴阶平. 泌尿外科学. 济南：山东科学技术出版社，2009.

［19］陈芳萍. 泌尿外科患者的健康教育. 中医药管理杂志，2016（10）：139－140.

［20］赖力. 图解泌尿外科手术配合. 北京：科学出版社，2015.

［21］王永康. 现代泌尿系统及男性生殖系统诊断病理学. 山东：山东科学技术出版社，2012.

［22］郭应禄，周利群，孙颖浩. 泌尿外科内镜诊断治疗学. 北京：北京大学医学出版社，2016.

［23］李虹. 泌尿外科疾病临床诊疗思维. 北京：人民卫生出版社，2015.